Farben für Seele, Geist und Körper

Andrée Schlemmer

Farben für Seele, Geist und Körper

Ein neuer Weg zu Lebensfreude
und Gesundheit

Hallwag Verlag Bern und Stuttgart

Die französische Originalausgabe
ist unter dem Titel
„Vivre mieux et guérir par les couleurs"
im Verlag Albin Michel, Paris,
erschienen.

Deutsche Übersetzung: Mathias Weibel
Illustrationen: Jürg Reinhard

1. Auflage
Alle deutschen Rechte bei
© 1990 Hallwag AG Bern und Stuttgart
© 1989 Albin Michel S. A. Paris
ISBN 3-444-10375-1

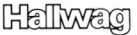

INHALT

•

Verzeichnis der erweckten Träume

VORWORT

•

von Dr. med. Jürg Reinhard

Was ist es, was der heilenden Wirkung der Farben auf Seele, Geist und Körper zugrunde liegt? Wie geht die Heilung genau vor sich? Warum ist es überhaupt möglich, daß Farben heilen? Was ist der Unterschied von einem Himmelblau zum Blau, das sich mit dem Pinsel anstreichen läßt? Was ist es, was die Melone, die Crevette und im Herbst die Lärchennadeln orange werden läßt? Was sind die Nuancen der Farbprozesse in der Natur? Wie inkarnieren sich Farberscheinungen vom Regenbogen zu den substantiellen, handhabbaren Farbpigmenten? Wie legt sich die Farbe um die Gegenstände? Kommt das Rot des Herbstes vom Himmel, von den Sternen oder aus den Wurzeln? Wie steht das Indigoblau aus der Wurzel der Indigopflanze mit dem Indigoblau des Nachthimmels in Verbindung? Warum sind die Edelsteine farbig, wenn sie doch im Dunkel der Erde liegen? Warum sehe ich im finstersten Tunnel im tiefen Schwarz kleine helle Punkte? Ist das eine Täuschung des Auges? Wenn ich schlecht geschlafen habe, warum blendet mich die Sonne dann mehr als sonst? Warum kann ich es länger aushalten, in die Sonne hineinzuschauen, wenn ich ein gutes Gewissen habe? Warum wirkt der Sternenhimmel antidepressiv, eine Nacht unter dem freien Sternenhimmel heilend? Ein Leben reicht nicht aus um all die Fragen zu stellen, die sich aus den Erscheinungen des Lichtes und der Farben ergeben, und schon gar nicht um sie zu beantworten.

Gerade beim Versuch auf solche Fragen Antworten zu finden geschieht etwas Merkwürdiges: Der Seligkeit und Heiligkeit der fragenden Kinderseele wird durch jegliches Antworten etwas geraubt. Das Bewußtsein tötet etwas ab. Das Glücklichsein hängt nicht mit den Antworten zusammen, sondern mit der Fähigkeit ehrliche Fragen zu stellen. Eines der größten Geschenke, das der Menschheit gegeben wurde, ist die über die letzten zwei Jahrtausende im Menschen entwickelte Fähigkeit zu fragen. Die Befreiung des Menschen und seiner Seele geht direkt mit dieser Fähigkeit zum Fragen einher – und parallel dazu das Glück. Antworten im üblichen Sinne macht nicht glücklich, es sei denn, die Antwort werde zur neuen Frage, zur Erweiterung.

Auf die Frage: warum ist die Birke weiß?, sollte die Antwort lauten: warum ist die Asche, der Schnee, die weiße Taube weiß? Was ist Rot? Darauf die Antwort: warum erscheint die Sonne beim Blick durch eine rußige, schwarze Scheibe rot? Warum greift mich der Stier an, wenn ich eine rote Jacke trage? Nicht selig machend ist die übliche Antwort der heutigen Wissenschaft, die sagt: Rot ist eine Wellenlänge der Frequenz... Denn mit dieser Antwort kann der Maler nicht besser malen, der Heiler nicht besser mit Farben heilen, und der Muni (Stier) kann schon gar nicht damit beruhigt werden. Auch der Dichter findet da keinen Ansatz zur Poesie. Je wissenschaftlicher die Antwort umso humorloser. Das freudige Lachen der mit Farben spielenden Kinder erlischt beim Berechnen von Wellenmodellen.

Genau da liegt aber das Heilende dieses Buches, daß es nicht zurück führt auf irgendwelche Antworten, sondern daß seine Antworten erweckte Träume, eigene Erfahrungen, ja ein erlebbares Stück Leben darstellen. Und dadurch wird dieses Buch so ungeheuer genau und sachgerecht: daß die Farberscheinungen nicht erklärt, sondern die Farbskalen erweitert werden, daß Farbphantasien angeregt werden, daß jeder zum Entdecker, zum individuellen Forscher wird, der seine Erkenntnisse nicht auf Modelle, sondern auf Phänomene zurückführt. Denn Modelle sind Vorstellungen und haben mit der Realität wenig zu tun, während Phänomene Realitäten sind. So wird ein Forscher der Zukunft nicht mehr mit Modellen arbeiten, sondern Phänomene auf Phänomene einfacherer Art zurückführen oder mit andern Phänomenen in Zusammenhang sehen lernen. Oder, anders gesagt, Antworten durch Fragen ersetzen!

Das Licht eine Welle? Eine Welle ist ein Wasser-Phänomen. Das ist eine Wahrheit. Geschichtlich hat sich das Wellen-

Modell des Lichtes dadurch ergeben, daß es gelungen ist mit Wellen zu rechnen, und daß es rechnerisch am einfachsten war, wenn man das Licht wie eine Welle behandelte. Die Lichtphänomene sind aber im Widerspruch zu diesem Modell, und so ist es zur Theorie der Transversalwellen und später zum Modell des Photons und des Quants gekommen, kurzum zu einem Ding, das verdächtig nach Materialismus aussieht, zu einem Objekt, einem Teil(chen), das aus dem Toten erklärt wird. Nun ist das Licht so wenig eine Welle wie ein Geranium ein Tiger ist. Ultraviolett-Licht, Farben und Infrarot-Licht sind nicht einfach Modifikationen einer Welle, sondern völlig verschiedene Wesen. So hat das Ultraviolett-Licht und Blau-Licht chemische Wirkung (z. B. beim Bestrahlen gelbsüchtiger Säuglinge). Dann gibt es die Farbenerscheinungen des Lichtes. Und das Infrarot-Licht führt zu Wärmephänomenen. So wenig wie Wärme, Chemie und Farben dasselbe sind, so fragwürdig ist es, wenn dies alles auf eine tote Schwingung zurückgeführt wird.

Geradezu absurd wird das, wenn man bedenkt, welche Weisheit im Wirken der Bienen im Sonnenlicht am Werke ist. Es wäre ein allzu einfaches mechanisches oder Murmelkügelchen-Denken, wenn dies alles auf Stoßeffekte von kleinen Photonen zurückgeführt würde.

Was sind die Bedingungen für ein wahres Forschen? Die wahren Forscher sind die künstlerisch empfindsamen Menschen. Denn nur Schulung des künstlerischen Empfindens, des Malens, Gestaltens, Musikmachens, des körperlichen, seelischen und geistigen Ausdruckes kann den Menschen genau machen. Das sind die wirklichen Hauptfächer der Schule und der Wissenschaft.

Die Frage: wieviel ergibt der Umgang eines Kreises dividiert durch den Radius? hängt nun einmal zusammen mit der Frage: wieviel Krumm ergibt Gerade? oder mit dem Phänomen, daß alles Lebendige mit den Umkreiskräften des Himmels zu tun hat und daß die Radialkräfte die Todeskräfte sind.

Kreisumfang gemessen mit dem Radius stellt die Frage: wieviel mal Totes ergibt Lebendiges?, eine nicht lösbare Frage! Denn in der Natur entsteht das Tote immer aus dem Lebendigen, auch der Stein. Der Ausdruck davon ist eine irrationale Zahl, d. h. die Frage kann gar nicht aufgehen, denn sie ist falsch gestellt. Eine Frage richtig zu stellen ist eine künstlerische Fähigkeit. So sind immer die Künstler die wahren Schrittmacher der zeitunabhängigen Wissenschaft gewesen. Denn wahre Kunst führt zu Imagination, Intuition und Inspiration, mit denen die Phänomene der Welt ins Wesentliche erweitert werden können.

Es ist dies der Prozeß, der von den Erscheinungen zum Wesen führt. Wer sich mit Farbe beschäftigt, wird sensibel, ja vielleicht hellsichtig werden und damit zum Wesen der Farben und des Lichtes vorstoßen, zum Wesen des unsichtbaren Lichtäthers, der in den Farben in Erscheinung treten kann.

Durch Betrachtung all dieser realen, nicht nur materiellen Phänomene kommen wir zur Frage, ob es nicht das Leben im Licht, das Seelische und Geistige im Licht selber ist, was in den Erscheinungen der Farben zur Wirkung kommt und so den Menschen aus seiner seelischen und geistigen Urheimat heraus heilt.

Alles Organische ist Licht, denn alles Organische ist brennbar und so rückverwandelbar zu Licht. Der Mensch ist ein Lichtwesen, eingehüllt von einem Lichtkörper, von einer Aura. Fast jeder Mensch kann diese Aura wahrnehmen, wenn sein Blick an den Rundungen eines Körpers, der vor einer weißen Wand in der Dämmerung steht, verweilt. Diese bei ungenauer Betrachtung leicht als Nachbildeffekt abgetanen Phänomene können genauer beobachtet werden. Pulsierende Farben werden wahrgenommen. Wird der Blick weiter entspannt, so sind auch noch zusätzliche Schichten der Aura wahrnehmbar. Halten Sie z. B. beide Hände vor den Himmel sich gegenüber und lassen Sie Ihren Blick auf den sich angenäherten, sich aber nicht berührenden Fingerspitzen ruhen, so können sie eine Art Fäden wahrnehmen, die sich zu den Fingerkuppen hinziehen und die Bewegung der Finger mitmachen. Es entsteht ein Bild wie wenn man über einen heißen Sandboden blickt, eine Art Fata-Morgana-Phänomen. Der hellseherisch Geübte wird je nach Zustand und Tätigkeit des Menschen differenzierteste Farberscheinungen in der Aura beobachten können, aber auch Farberscheinungen, die von Mensch zu Mensch wandern. Das Wunderbare daran ist, daß die Farben der Aura willentlich verändert werden können. Das wird mit diesem Buch direkt miterlebbar. Die Verwandlung zu lichteren und helleren Seelenstimmungen, die auch weit über den Menschen hinaus in den Raum ausgestrahlt werden können, ermöglicht es auf sich selbst und andere heilsam zu wirken. Das höchste Gut des Menschen nämlich, der freie Wille, in Liebe betätigt, heilt.

1. Kapitel

DER ZUGANG
ZU LICHT
UND FARBE

•

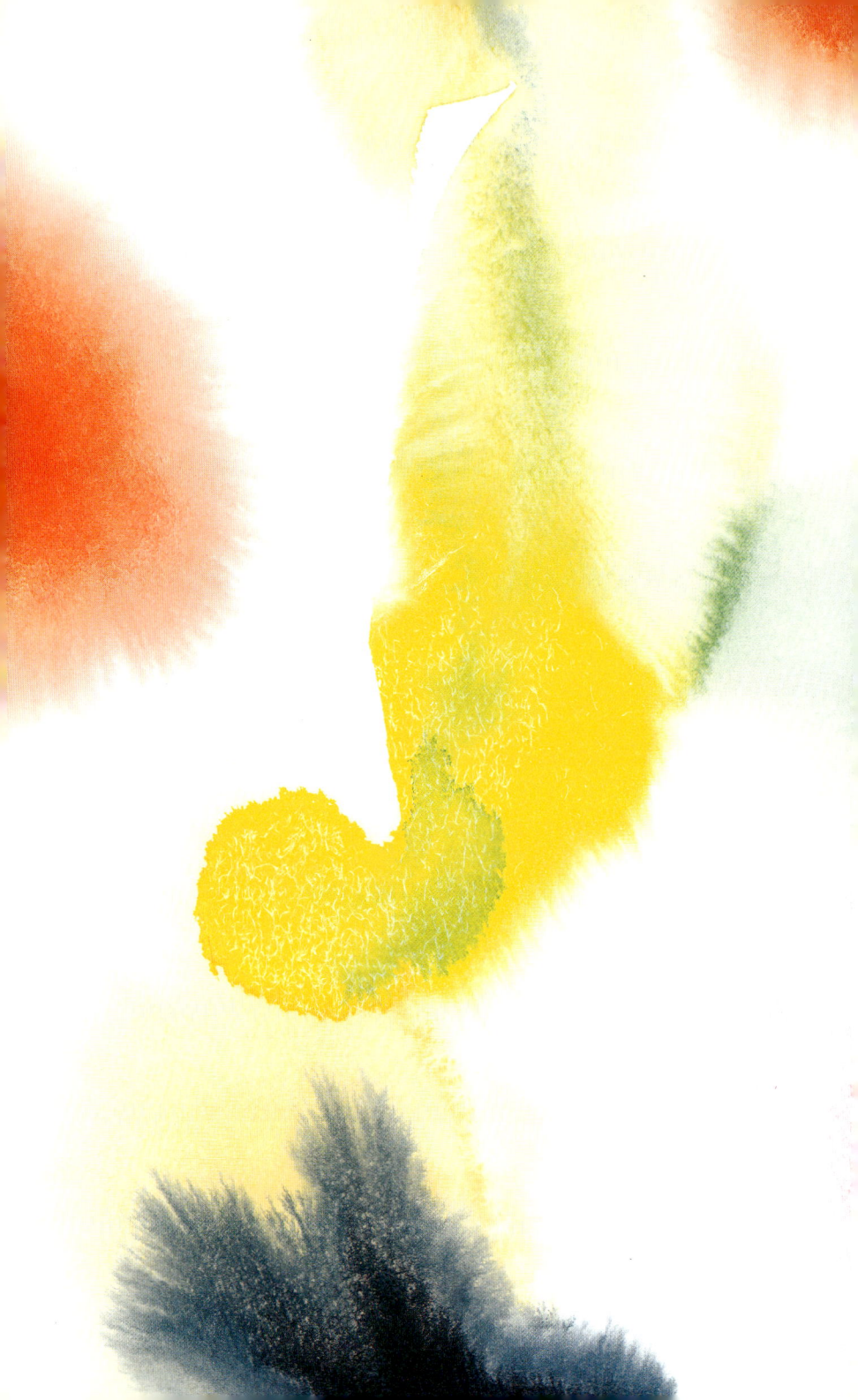

Eines ganz gewöhnlichen Tages, als ich auf einer Straße in Richtung Bretagne fuhr, drängte sich mir die Vision auf: Nach ein paar Sekunden klarer Schau, zwei drei Notizen, die ich in Eile auf einen kleinen Zettel hinschrieb, hatte ich sofort die Gewißheit, daß diesmal nicht ich etwas Großes, sondern etwas Großes mich gefunden hatte. Aus diesem Augenblick unverschleierter Sicht ist das Übungsspiel „Licht und Farbe" hervorgegangen, der Gegenstand dieses Buches. Diese Vision, die den Anstoß und die Richtung gegeben hat, der kurz darauf gefolgte Traum und die geduldig gesammelten Beobachtungen aller betrübenden Auswirkungen des Graus auf Leute und Dinge, all das ist in die Lehre und die Praxis des Licht-Farbe-Spiels eingegangen. Seit zehn Jahren haben sich Hunderte von Personen jeden Alters damit auseinandergesetzt.

Dieses Buch versucht darzustellen, was wir bei der Beschäftigung mit der Farbe entdeckt haben, indem es speziell unser Bewußtsein für die Rolle des Lichts in der Farbe weckt und dafür, was das Aussenden einer Farbe, unserer Farbe, für unsere Art zu leben mit sich bringt. Es handelt sich um ein Zusammensuchen, eine Neuorientierung, und nicht um eine neue Theorie. Dort, wo eine sichere Intuition fehlt, dienen uns die modernen Physiker mit ihren Entdeckungen über die Energie und die Maler mit ihren unerschöpflichen Forschungen bis zum Grunde der Farbenwelt oft als Stützen. Denn je feiner wir beobachten, desto wichtiger ist es, den goldenen Faden in der Hand zu behalten. Deswegen sind die Entdeckungen sowohl der einen als auch der andern kostbar.

Behutsam und voller Freude nähern wir uns der Farbe, denn sie stößt und trägt uns ganz in die Lebensströme hinein. Diese Übung stärkt uns durch die Erkenntnis, daß wir vom Licht gestützt sind. Manchmal erscheint diese Wirklichkeit in einem Blitz, doch nimmt sie erst im Verlauf langer Übung Gestalt an. Dadurch, daß unsere Beziehung zum Licht der eigentliche Gegenstand dieser speziellen Auseinandersetzung ist, sind es unsere inneren Sinne, die angesprochen werden, unsere Intuition, die sich vertieft, die Fähigkeit, uns ruhig zu öffnen. Dieses Buch beweist und demonstriert nichts. Es ist ein Aufruf, Skepsis und einzelne Einwände beiseitezulassen und Geschmack und Freude an dem uns allen gemeinsamen natürlichen Erbe zu finden: der lebendigen Farbe.

Die Vision

Gewisse Visionen sind von leuchtender Klarheit, und man erkennt augenblicklich, daß sie „gegeben" sind. Man hält zuerst den Atem an, entfaltet ihn dann von neuem und empfindet wie ein Gefühl von Dankbarkeit und Respekt in uns hochsteigt, das dauert.

Denken Sie an bestimmte Augenblicke klarer Vision. Was sie von anderen Wegen, mit etwas in Beziehung zu treten, unterscheidet, ist, daß sie ein reines, intensives, unberührtes Leben in sich trägt, daß sie ein Ganzes ist, zu nehmen oder zu lassen.

Sie zu lassen ist leicht: Gute Gründe und gute oberflächliche Ratschläge fehlen nie, um eine Vision abzuwehren, unter dem Vorwand, sie sei Illusion. Sie in uns weiterschwingen lassen? Dann nimmt sie uns in Anspruch, und sie gibt den Ton an. Sie ist keine Gebrauchsanweisung, aber sie gibt einen Anstoß und weist die Richtung. Dann ist es unsere Aufgabe, den Weg zu finden.

Dieses Aufnehmen der Vision braucht weder Rechtfertigung noch Erklärung. „Ich kann nicht etwas verteidigen was mir gegeben worden ist" antwortete Karlheinz Stockhausen jemandem, der ihn drängte, ein Werk zu erklären, das für ihn durch eine Vision geboren ist. Eine Vision akzeptieren heißt versuchen, sie zu leben, ihr konkrete Form zu geben, manchmal auch, sie möglichst getreu wiederzugeben.

Doch ist das möglich? Selbst wenn sie auf einer ganz gewöhnlichen Straße, an einem gewöhnlichen Tag gekommen ist? Versuchen wir es jedenfalls!

Zuerst, gleichsam als Ouvertüre, rhythmische Worte, wie Verkündigungen: „Alles ist Licht." „Es gibt nur Licht." „Wir sind Kinder des Lichts." Dann ein Kontrapunkt von blendenden Bildern und Erklärungen: Ich sehe eine Reihe von immensen Säulen, die gerillt sind, durchsichtig, funkelnd und gleichzeitig substantiell, aus einer Art „Licht-Substanz". Diese Säulen sind in einer bestimmten Reihenfolge geordnet.

Ich verstehe also: „Und dieses Licht organisiert sich in Säulen, in Lichtschäften, die die Ordnung der Welt bilden." Indem ich diesen Säulen entlang hinabsteige (deren Höhe oder Durchmesser ich nicht sagen kann, da sich hier nichts nach unserer Skala messen läßt) sehe ich, daß sie auf kubischen Unterbauen ruhen, Sockeln aus derselben Licht-Substanz, und daß diese weit unter der Ebene, wo wir Menschen leben, eingerammt sind.

Es bilden sich Worte: „Die Fundamente unseres Universums." In der Tiefe hat diese Licht-Substanz einen dunklen Glanz. Ja, das Universum wird von diesen Pfeilern geordneten Lichts gestützt.

Bis dahin sehe ich eine Architektur der Welt. Die Vision ist feierlich und einfach in ihrer Größe, außerhalb der menschlichen Normen. Dann gibt es eine Art Sprung, und ich bemerke, daß die Pfeiler und Sockel in tausend Lichtern und allen reinen Farben funkeln. Jede Kante leuchtet und schleudert farbenknisternde Feuer in den Raum. Die Säulen bestehen aus Licht, und diese Feuer bilden den Glanz, der es uns wahrnehmbar macht. Licht und Farbe sind untrennbar, die Farben dem Licht entsprungen. Ein großes Licht-Farbe-Spiel findet um uns, über und unter uns statt. Alles ist Schwingung und Lebensstrom.

Noch ein Satz: „Und das Licht bildet uns durch die Farbe."

Soviel zur Vision selbst. Ich habe sie so getreu wie möglich beschrieben, wenn mir auch einiges unfaßbar bleibt: die Gegenwärtigkeit, das Ausmaß, die Lebensintensität und vor allem der Charakter der Gleichzeitigkeit. In dieser Welt des

Lichtes, dem Fundament der unsrigen, ist alles lebendig. Alles schwingt und klingt wider. Jedes Element ist gleichzeitig begrenzt und nimmt am Zusammenspiel teil. *„Alles ist Licht."* *„Es gibt nur Licht."* *„Wir sind Kinder des Lichts."* *„Das Licht bildet uns durch die Farbe."*

Das sind die Worte, die Stufen, die ich sofort aufschrieb, ebenso wie die Reihenfolge, in der die verschiedenen Farben auf dem mir gezeigten neuen Weg angegangen werden konnten.

- Gelb zur großen Eröffnung, dann Blau und dann Rot;
- dann lange Weiß, in der Mitte dieser neuen Farbentonleiter;
- dann Grün;
- dann freie Reihenfolge der Farben nach ihrem Erscheinen;
- am Schluß der Skala der Regenbogen;
- und dann nur Schwarz, dann Violett.

Jede Farbe würde durch einen selbsterzeugten und geleiteten Traum dargestellt, der ihre Schwingung und ihren Charakter zum Spielen bringt und damit erlaubt, diese Farbe etwa wie eine Note in einer Tonleiter zu erkennen. Dadurch soll auch das Bewußtsein erlangt werden über die Bewegungen, die diese Schwingung in uns hervorruft.

Soviel von einem ersten Eindruck. Bald wurde er durch andere Erlebnisse, Erkenntnisse bereichert, vor allem durch dasjenige, das wir später beschreiben werden: die jedem innewohnende Fähigkeit, eine Farbe auszusenden, auszuschwingen.

Die Wirkungen der Vision

„Soeben hat man mir ein Arbeitsprogramm für mindestens 5 Jahre eingegeben!" sagte ich voller Freude zu meinem Reisegefährten, wie wenn es natürlich wäre, daß jemand, der weder Maler noch Fachmann auf dem Gebiet der Farbe ist, ein Farbenprogramm bekommt! Und tatsächlich war es natürlich, denn ich habe die Vision nicht erlebt, wie wenn sie einer andern Welt angehörte. Es ist diese Welt hier: wir, so wie wir in dem Moment waren, der Regen, die Reisemüdigkeit, der kümmerliche Tag auf dem Land und in den verschlossenen Städten, meine Erschütterung und die Freude über das, was ich wahrnahm, all das erhielt einen neuen Sinn. Ja, die Vision durchtränkte alles mit ihrer eigenen Energie und machte es plastisch. Es war eine dermaßen klare Offenbarung, daß ein jeder, der es wünschte, daran teilhaben konnte. Der von mir empfangene Impuls hatte nichts Persönliches. Dieser Lichttempel enthielt uns und die ganze Schöpfung. Ein Tempel, ein Planet, eine Menschheit. Was ich gesehen hatte, gehörte allen, und die Tatsache, daß ich es gesehen hatte, gab mir eine neue Verantwortung. Wie würde ich der mächtigen Beziehung von Licht und Farbe Gestalt geben, die mir auf diese Weise gezeigt und verkündigt worden ist? Ich sah die Mittel noch nicht, doch drängte und unterstützte mich ein derartiger Schub im Rücken, daß ich nicht anders konnte als die Entdeckung voranzutreiben.

Viele andere hatten wie ich diesen Durst nach Licht und dieses Bedürfnis, hinter die Erscheinungen zu sehen. Sie könnten mit mir suchen. Vielleicht war es sogar gut, daß ich am Anfang keine speziellen Kenntnisse auf dem Gebiet der Farben besaß, da ich so gezwungen war, mich an den ersten erhaltenen Antrieb zu halten. Dadurch würde ich auch die Früchte der Entdeckungen viel unbekümmerter teilen. Was die Worte betrifft, welche die Vision begleiteten, so werde ich mich an sie halten müssen, vor allem dann, wenn Vernunft, gesunder Menschenverstand und Gewohnheit wieder den ersten Platz einnehmen und versuchen würden, eine Wirklichkeit, der eine einfache aber klare Funktion im täglichen Leben zukommt, zu banalisieren oder ins Erhabene aufzubauschen. Es ist das Alltägliche – unsere Einstellung, unsere Taten, die Wechselbeziehungen unter uns –, was durch dieses Licht verändert werden kann, das von hoch oben und von sehr weit herkommt und hier unter unseren Füßen verankert ist.

Das Licht dort oben, weit weg über uns, können wir uns leicht vorstellen. Aber die Erkenntnis, daß das Licht in der Tiefe der Erde verankert ist, bestätigt gewissermaßen die Möglichkeit, daß wir das Licht in uns hinein, durch uns hindurch führen bis in unser tägliches Tun. Der freie Energiekreislauf des Lichtes von oben nach unten und von unten nach oben, die Ausbreitung dieser Energien in Feuern von tausend Farben – alles was ich im Augenblick dazu sagen konnte war „Fülle des Lebens". Viele andere hatten im Verlaufe der Zeit diese Wirklichkeit gesehen oder geahnt und sie erlebt und besungen. Wir wollen an diesen großen Enthüllungen teilhaben so wie es zur Zeit möglich ist.

Was mich aber wunderte, war, daß die Reaktion auf das, was ich erlebt hatte, ein klarer Antrieb zu dienen war. Warum dieses ungewohnte „Dienen"? Die Worte „Wir sind Kinder des Lichts" hatten wohl schon ihre Wirkung getan, indem sie ein so direktes inneres Bedürfnis weckten, das alle Einschränkungen hinwegkehrte. Jedenfalls war es genau das Wort „Dienen", das es ausdrückte. Wem dienen? Dem Licht. Und ich akzeptierte von Anfang an, auf eine Definition des Lichts, das mir in der Vision erschienen war, zu verzichten, denn was zählte war, den Ruf des Lichtes zu leben. Dieser Antrieb zu dienen, dieses „ja" zu meinem Innersten hatte denselben natürlichen Charakter wie die Atmung, und ich habe später auch bei andern gesehen, daß die Taten, zu denen er uns führt, spontan und frei sind und weder für einen selbst noch für andere Zwänge oder Druck erzeugen.

Tatsächlich sollte dieser Antrieb zu dienen ein Bezugspunkt für die Folge der Arbeit sein. Die Energie der Farbe zu erkennen, nicht um sie anzuwenden und dabei mächtig zu werden, nicht um etwas zu wissen was andere nicht wissen, um sie besser manipulieren zu können, sondern um klarer zu sehen und absichtsloser zu handeln.

Die Resonanz zwischen Licht und klarem Bewußtsein ist durch die jahrelange Übung immer stärker geworden. Heute präsentiert sie sich als Notwendigkeit. Das Gefühl der Machtlosigkeit gegenüber einem guten Teil dessen, was geschieht oder was man zu sehen bekommt, kann einem neuen Antrieb weichen: „Dort, wo du bist, so wie du bist, bringe dich mit dem Licht in Übereinstimmung, gönne seinen Farbspielen Aufmerksamkeit und erlaube ihm, in dir neue Verhaltensweisen wachzurufen, angezogen durch das drängende Bedürfnis nach Frieden, das uns alle einnimmt." Später erweiterte sich mein Bild durch die Lektüre einiger Zeilen von Alice Bailey: „Das Bedürfnis zu dienen ist in der Seele angelegt. Es ist unsere Teilnahme an der Entwicklungsarbeit der ganzen Menschheit. Wegen dieser schöpferischen Eigenschaft wird das Dienen eines Tages als Welt-Weisheit betrachtet werden. Es ist ein schöpferisches Bedürfnis, ein schöpferischer Impuls, eine enorme schöpferische Energie."

Es war nötig, hier ausführlich von der Vision zu sprechen, denn sie bildet den Ausgangspunkt, gibt die Richtung an und stellt auch die nötige Energie bereit um auszuharren. Sie hat gezeigt, aus welchem Blickwinkel die Erforschung von Licht und Farbe angegangen werden kann. Es geht nicht um Kenntnisse oder technische Beherrschung der Farbe zu persönlichen Zwecken, sondern um ein Spiel, das uns als suchende menschliche Wesen ganz beansprucht. Intimes Zusammenspiel und seine Resonanz allein führen zum Handeln.

In der Vision spielte sich alles auf der Ebene des Planeten ab. Der kurz darauf gefolgte Traum dreht sich um den Menschen.

Der Traum

Ich spaziere in einer unbekannten Stadt. Es ist Morgen- oder Abenddämmerung, denn es hat sehr wenig Licht. Ich komme auf einen großen Platz, wo sich viele Leute um ein hohes Podest herum versammelt haben. Man scheint im Begriffe zu sein, eine Statue von 4–5 Metern Höhe zu enthüllen, von der man im Moment nichts sieht. Alle warten schweigend. Ich versuche zu verstehen, was ich da zu tun habe.

Man gibt mir zu verstehen, daß ich diejenige bin, die den Schleier von der Statue ziehen muß. Ohne Zweifel ein Irrtum! Warum gerade ich, die ich doch nur eben da vorbeigehen wollte? Nein, es ist tatsächlich an mir, den Schleier zu heben, was ich auch tue, von dort aus wo ich bin. Wir werden alle noch stiller und halten den Atem an. Ich gehe einige Schritte zurück um die Statue besser zu sehen und... erkenne mein eigenes Gesicht!

Wie ist das möglich? Ich schaue genau. Doch tatsächlich, ich erkenne mich wieder! Ich drehe mich den Leuten zu, die um mich herumstehen, um sie zu fragen, was das bedeutet, und ich stelle fest, daß ein jeder von ihnen ebenfalls sein eigenes Gesicht erkennt. Es gibt keine Einzelheiten in dem Gesicht: „mächtig, lebendig" ist alles, was man darüber sagen kann. Es läßt die Lebensströme frei vorbeiziehen und es sind sie, die ihm Gestalt und Ausdruck verleihen. Der Körper der Statue steigt in einer Bewegung auf, groß und kräftig, vom Boden zu den Hüften. Der Rücken wirkt sehr lebendig: eher ein Modellkörper. Doch das Gesicht: Wie vertraut, wie bekannt ist es mir! Und trotzdem habe ich es weder im Spiegel noch auf einem Photo je gesehen. Es ist ein ganz frisches Ich. Und jeden von uns auf dem Platz nimmt die Betrachtung seines eigenen wiedererkannten Gesichts ganz in Anspruch.

Als Begleitung zu dem Traum heben sich dann deutlich die Worte ab: „Das neue Menschengesicht. Das neue Menschengesicht verbreiten."

Die Wirkung des Traumes

Die Farben sind da, uns dabei zu helfen, dieses erahnte Gesicht, das im Grunde eines jeden von uns möglich ist, freizumachen. Es ist wie das Aufgehen einer neuen Sonne bei Tagesanbruch. Im Traum hat es noch wenig äußeres Licht. Man sieht, daß dieses neue Gesicht lebt, aber es leuchtet nicht. Noch nicht! Vielleicht ist es an uns, dieses menschlichere Gesicht vorsichtig, Schritt für Schritt an den Tag zu bringen. Es ist schon in uns, da wir es ja erkennen. Es ist dort, still, hinter unseren verschiedenen Masken, und jede Erfahrung, jede intensive Begegnung läßt etwas klarer werden. Und auch der Blick der andern läßt es sanft hervortreten. Zug um Zug – die Beleuchtung ändert sich, und ich begreife die Faszination, die von den Selbstporträts eines Rembrandt oder Bonnard ausgeht: sie blenden uns in ihrer Unverhülltheit. Immer diese einsame Arbeit, die uns alle angeht! Das menschliche Antlitz! Das Spiel von Licht und Farbe wird uns helfen. Trotzdem ist jeder gezwungen, den Schleier selber zu lüften. Im Traum hatte ich zuerst jemanden gesucht, der es für mich tun würde!

Das Intimste, wäre das nicht dasjenige, was der andern bedarf, um zum Vorschein zu kommen, unser wahres Gesicht? Das ist es, was der Traum kurz nach der Vision zeigen wollte. Wenn das Hauptaugenmerk der Vision sich darauf richtet, sich mit dem Licht in Übereinstimmung zu bringen und zu dienen, so bringt uns der Traum auf die „Zusammenarbeit". Indem ein jeder sich bemüht, sein eigenes Gesicht zu entdecken, bereiten wir tatsächlich das „neue Menschengesicht" vor. In der Vergangenheit hatte ich mir öfters gesagt, wir hätten noch kein „menschliches Gesicht". Bei der Entdeckung der Konzentrationslager und dem Zusammenbruch eines Ideals hat mir diese Feststellung geholfen, nicht zu verzweifeln. Das „noch nicht" hallte wider wie eine Versprechung und wie eine drängende Aufforderung, darauf hinzuarbeiten, zusammenzuarbeiten, was Hand in Hand geht.

Was für ein Echo kann dieser Traum in Ihnen hervorrufen, verehrte Leserin, verehrter Leser? Jedesmal, wenn ich ihn erzählte, hielten einige Leute still und ergriffen inne, genau wie die Fremden im Traum, als sie ihr Gesicht erblickten.

Nach der Einweihung der Statue mit der Aufforderung, den Schleier zu lüften und das neue Menschengesicht zu verbreiten, gab es ein drittes Grundelement: Die lange, unfreiwillige Beobachtung dessen, was man „die Wirkung des Graus" oder den „Löscheffekt" nennen kann.

Die Wirkung des Graus oder der Löscheffekt

Die merkwürdigen Grauwirkungen, die oft Leute, Dinge oder Orte trüben wie eine Wolke, die über den Himmel zieht, haben mich immer erstaunt. Beobachtungen, die ich als Kind gemacht habe, erwiesen sich als nützlich zur Arbeit mit Licht und Farbe, indem sie einen Bezugspunkt zum Alltäglichen lieferten. Die Vision der Lichtpfeiler, dieses kosmische Licht ist meinem gewöhnlichen Bewußtsein weit voraus. Der Traum bringt ein erahntes inneres Licht ins Spiel, das jedoch noch nicht sichtbar ist.

Mit der Ernte der Beobachtungen über das Grau, das Matte, die Leblosigkeit, die uns so leicht überkommen – und mit denen wir andere bedecken – habe ich Anhaltspunkte und Erfahrungen über unsere gewöhnliche Schwierigkeit, unseren Sinn licht zu behalten, gewonnen.

Als ich Kind war, konnte ich schlecht übersehen, daß zwei Personen oft eine Art grauen, matten, trüben Schleier absonderten und um sich woben, obschon sie sich scheinbar über die Begegnung freuten. Oft flackerte im Augenblick des Zusammentreffens ein Feuer von Farben auf, das jedoch nicht anhielt. Und beim Auseinandergehen schienen mir die beiden Leute – manchmal auch nur einer der beiden – grauer, aber auch kleiner und „härter" als vorher. Manchmal blieb der graue Schleier in der Luft. Oft war er wie ein Spinnengewebe, oft wie eine Rußwolke und oft ein schwer auszumachender Schatten, der mich beunruhigte.

Es gibt das „Ergrauen", das Gegenseitig-aufeinanderlasten... und das Gegenteil: Immer wenn mein Onkel mit dem weißen Schnurrbart zu Besuch kam, hatte ich ein bißchen Angst... und trotzdem, wenn er dagewesen war, schienen mir das Zimmer, wo er mit meiner Mutter gesprochen hatte, und auch meine Mutter selbst voller Farbe. Und ich hatte Lust zu singen.

Diese Beobachtungen gehörten so zu meiner Weise zu sehen, daß ich kaum davon sprach. Wenn ich aber spontan eine Grauwirkung beschrieb, spürte ich ein Unbehagen, eine Unruhe bei meinen Eltern, und von gewissen Leuten wurde ich richtig angeschnauzt. Als Erwachsene hat mich das Phänomen des „Ergrauens" und „Erdrückens" bei Begegnungen von Menschen immer weiter beschäftigt, da ich auch mit Freude die Wirkung von Licht und Farbe erkenne. Jetzt weiß ich, daß auch ich mattes Grau absondern kann, und dies quält mich so sehr, daß ich mich frage, ob es nicht möglich ist, daß wir uns statt Dunkel „Licht bringen", wie eine Freundin von mir sagt. Wie damals, als wir uns bei einem Fest um den Tisch herum die Hände reichten, und als wir alle einen Augenblick still waren, sagte die zweijährige Marie deutlich: „Licht!" Wie klang da ihre Stimme, wie schwang sie in dem Dunkel, wo wir uns an den Händen hielten.

Wirklichkeit des Lichts, Wirklichkeit der Dunkelheit. Ist nicht eine der ersten Eigenschaften des Lichts, sichtbar zu machen, uns die Mittel zu geben, es zu erkennen oder zu wagen, es von nahem zu betrachten? Unter dieser Herrschaft des Lichtes wird die Erfahrung wie die Macht der Dunkelheit genau bestimmt, und ihre Wechselwirkungen machen den ganzen Reiz der Farbe aus.

Wie können Sie sagen,
Sie würden eine Farbe empfinden?

Farben entstehen aus Lichtwellen,
welche eine besondere Art
elektromagnetischer Energie sind (. . .)
Die Lichtwellen selbst sind ohne Farbe.
Die Farbe entsteht erst
in unserem Auge und Gehirn.
J. ITTEN

Die Farbe ist In-Brand-Stecken des Auges
S. FRANCIS

Die drei Grundelemente, die wir gesehen haben: die Vision (Herrschaft des Lichtes), der Traum (Entdeckung unseres neuen Gesichts), der Graueffekt (die Tendenz, zu „ergrauen") sind umso wichtigere Bezugspunkte, als der ganze Zugang zum Licht-Farbe-Spiel auf Unwägbarem beruht.

Es ist die Schwingung der Farbe, die uns interessiert. Aber wie nimmt man sie wahr? Im besten Fall direkt über einen empfindlichen Empfänger. Die Wahrnehmung ist mehr oder weniger klar, wenn sich die Empfänger auch durch die Übung stärken und verfeinern. Der Vorteil der direkten Wahrnehmung ist, daß man die Farbe nicht geistig oder durch gefühlsmäßige Interpretation belädt und damit verfälscht. Manchmal läßt sich die Schwingung tatsächlich so genau wie eine Note aufnehmen. Manchmal schaut man die Farbe auch aufmerksam, ohne vorgefaßte Idee an und nimmt doch nichts auf. Nach und nach wird man beim Sehen einer Farbe (später indem man sie wachruft) von deren freiwerdenden Energie beeindruckt sein. Die Farbe stellt diese zur Verfügung und kann damit in uns eine innere Bewegung auslösen, die sich dann auf der einen oder anderen Ebene manifestiert oder aber verhalten bleibt. *Ob sichtbar oder unsichtbar – diese Bewegungen sind wirklich.*

Von diesen durch die Farbe bewirkten Bewegungen zu sprechen heißt, daß wir nicht bloß Empfänger sind, sondern auch auf die Reize der Farbe antworten. Wenn die Wörter „Schwingung" und „Energie" hier in einem sehr weiten Sinn gebraucht werden, entspricht das der Natur unserer Annäherung. Zu einem späteren Zeitpunkt vielleicht werden die Genauigkeit und Sicherheit des „geübten Empfindens" engere Definitionen erlauben.

Sogar wenn die durch Schwingung hervorgerufene Bewegung wahrnehmbar und präzis geworden ist, bewegen wir uns noch im Unwägbaren. Dessen wird man sich sofort bewußt, wenn man jemandem diesen Tatbestand zu erklären versucht. „Ich verstehe nicht, wie Sie sagen können, Sie würden eine Farbe empfinden. Und noch weniger, wenn Sie sagen, Sie könnten sie aussenden, da ich ja weiß, was eine

Farbe physikalisch ist. Erklären Sie mir…" bestand jener Physiker, den ich auf einem Fest angetroffen hatte. Er schien tatsächlich begierig zu verstehen, so plagte ihn dieses „eine Farbe empfinden". Aber wie so etwas erklären? Ich nahm stattdessen ein gewisses Rot auf einer Rückenlehne in unserer Nähe, zeigte es ihm und strahlte es ihm so klar wie möglich zu. Würde er etwas empfinden? Wir haben uns getrennt und seine Frage ist stehengeblieben mit der gewissen Eindringlichkeit in seiner Stimme: „Wie ist das möglich?"

Unwägbar: „Was selbst auf der empfindlichsten Waage keinen wahrnehmbaren Effekt zeigt" sagte der „Petit Robert", und weiter unten: „…dessen Wirkung, wenn sie auch bestimmend ist, nicht genau abgeschätzt oder vorausgesehen werden kann." Mit diesen beiden Definitionen müssen wir uns zufriedengeben. Die erste vereitelt alle Anmaßung, und als Dienende sieht man schnell, daß Anmaßung blockiert. Was die zweite angeht, so haben wir beschlossen, diesem „wenn sie auch bestimmend ist" eine Chance zu geben. Ist das nicht befriedigender als das alte „über Geschmack und Farben diskutiert man nicht", das doch ein bißchen summarisch erscheint?

Es gibt jedenfalls eine Logik in dieser Annäherung ohne Wirksamkeitsgarantie: Um vorwärts zu kommen *muß man seiner Intuition vertrauen, diesem präzisen inneren Sinn,* der eine Art Feingefühl ist, auf verschiedenen Ebenen wirkend. Wenn die Einwände, die diese Annäherung hervorruft, nichts als rational sind, gibt es keine Möglichkeit, ihnen zu begegnen. Nur indem man die Rolle des Unwägbaren in unserem Leben akzeptiert, seine Feinheit, seinen Reichtum, seine Grenzen anerkennt, kann ein fruchtbarer Austausch stattfinden. Der kritische Geist und der Verstand sind im Verlauf der Forschungen nötig, aber als ein beobachtendes und prüfendes Element in einem Ensemble.

Zur Zeit wächst überall das Interesse an der Farbe, und es erblühen Methoden zu ihrer Anwendung: Begeisternde Forschungen über ihre therapeutischen Eigenschaften; allgemeine Sensibilisierung des Publikums durch die Medien usw.

Aber auch das Interesse großer Firmen, die ihre Führungskräfte in seriöse Seminare über die Farbe schicken, wo sie manchmal zusehends zu einer „Sache" mehr wird.

Diesen Seminaren fehlt der zehnjährige Knabe, von dem ich eine Zeichnung vor Augen habe. Er hat drei Jahre Yoga gemacht. Einmal, nachdem sie eine Sitzstellung lange eingehalten haben, fordert die Leiterin die Kinder auf, die Farben zu zeichnen, die ihnen während dieser Zeit vorgekommen sind: Der kleine Mann sitzt im Lotussitz zwischen einer blauen Fläche zur Rechten, einer gelben Fläche zur Linken, unter ihm eine rote freie Wolke, über ihm Türkisgrün. Das merkwürdigste sind violette Kissen in den vier Ecken, die die Beziehungen zwischen den Farben sichern. Darunter die Worte: „Alles dreht sich, außer dem Violett."

Das direkte Angehen der Farbe durch Versuche, Spiele, tägliche Beobachtungen, ist am fruchtbarsten. Weder Seminare noch Bücher können es ersetzen, sie würden uns höchstens unserer Entdeckungsfreude berauben. Eine lange Bibliographie am Ende eines Buches versichert einen Leser seiner Ernsthaftigkeit, aber hier – absolut einleuchtend, damit die Erfahrung ihre Frische behält – wollen wir eher sagen: „Lesen Sie nichts bevor Sie nicht selbst davon gekostet haben. Oder dann lesen Sie die Dichter und Maler in ganz kleinen Abschnitten, sie, die etwas wachrufen können ohne zu ermüden."

Während der ersten Experimentierjahre habe ich nein gesagt zu verschiedenen Aufforderungen, dieses oder jenes zu lesen, um das Beobachtungsfeld so frei wie möglich zu halten. Aber dann, welch eine Freude zu sehen, daß einige große Stimmen genau das prägnant und glaubwürdig formuliert haben, was wir geduldig erforschen! Unter diesen Stimmen – Dichter, Maler, Physiker – war „Die Kunst der Farbe" des Malers Johannes Itten unsere erste kostbare Begegnung.

Mit der Farbe in Beziehung treten – wie man jemanden kennenlernte, dem man wohlgesinnt ist – heißt ein Stück eigene Freiheit zu entdecken. Indem wir uns der Farbe mit möglichst geringer Versperrung aussetzen, erfahren wir, ob sie uns berührt und ob das, was sie berührt, Gestalt annehme. Was wir hier anregen, geht in diese Richtung. Einmal angefangen wird das Spiel immer reicher, sogar ohne unser Wissen.

2. Kapitel

FRAGEN VOR BEGINN

•

Vor ihm (dem Menschen)
ist das Licht unaufhörlich tätig,
seine Worte, seine Taten,
tanzen zwanglos im Raum.

LE CLÉZIO

•

Und ruft dieses Wort „Licht" bei Ihnen ein Echo hervor, verehrter Leser? Wenn Sie es laut aussprechen, was sehen Sie dann zuerst? Ist es das Licht einer Lampe, der Sonne, des Tages, einer Wasserspiegelung, eines Blickes, eines Leuchtturms, eines Sterns oder etwa ein sogenanntes gegenstandsloses „inneres" Licht?

Was ich hier Licht nenne, nennen Sie vielleicht Schönheit, Liebe oder Gott, jedenfalls etwas, das grenzenlos strahlt. „Ich bin mir nicht bewußt zu strahlen. Vielmehr scheint es mir, all diese Schönheit zu empfangen, von ihr stumm ergriffen zu sein. Es ist fast etwas Göttliches. Ich spüre vor allem durch die Elemente, besonders das Meer, daß ich Teil eines Ganzen bin, das mich umgibt", sagte die Frau eines Malers, überrascht, daß man ohne die Hilfe der greifbaren Farbe schöpferisch tätig sein kann, indem man diese Farbe einfach ausstrahlt.

Und Sie, glauben Sie, daß man die Farbe mit den Augen wahrnimmt? Nur mit den Augen? Auch mit der Haut? Mit den Augen und einem anderen Sinn, einer inneren Sehkraft? Ein innerer Sinn? Erinnern Sie sich an einen Augenblick, in dem Sie ihn gespürt haben?

Erinnern Sie sich zum Beispiel an einen Vorfall, wo Sie wie gestoßen gehandelt oder gesprochen haben, getragen, inspiriert, verwirrt oder gestört von einer Farbe?

Scheint es Ihnen möglich, daß die Farbe, die eine Energie ist, in Ihnen Veränderungen bewirken kann, daß Sie durch sie neue Bewegungen erleben und eine Situation verändern können? Wenn ja, dann wird dieses Buch Ihnen zweifellos etwas sagen.

Wenn Sie Blumen zum Schenken auswählen, drücken Sie dann etwas durch ihre Farbe aus, durch ihre Form? Etwas, das von Ihnen kommt und nicht von dem, was man Sie gelehrt hat?

Würden Sie so weit gehen, in Betracht zu ziehen, daß man mit jemandem über Distanz Kontakt haben kann, indem man eine Farbe aussendet, die mit der Person und der momentanen Situation in Beziehung steht?

Wenn wir schon bei den Fragen sind, wie antworten Sie auf diese: „Welche ist die Farbe Ihrer Kindheit?"

Spielt diese Farbe noch eine Rolle für Sie, oder haben Sie sie auf dem Weg verloren? Glauben Sie, daß sie Ihnen etwas geben kann?

Wenn man allein anfängt
Die Farbe ist eine Eigenschaft,
die man fühlen muß,
die man heraufbefördern,
die man denken muß.
EIN PHYSIOLOGE

Die Farbe muß gedacht, geträumt, ersonnen werden.
GUSTAVE MOREAU zu seinen Schülern, darunter Matisse

In den Kursen findet eine fortschreitende Arbeit statt, die sich über fünf oder sechs Jahre hinstreckt. Sie beginnt mit dem Kennenlernen der einzelnen Farben, vorausgesetzt, daß man überhaupt vom Spiel einer einzelnen Farbe sprechen kann. Dann kommen die Farbkombinationen, dann die Werte, die Strukturen, die Formen und die Beziehungen der Farben, der Sinn für den Raum, dann endlich – was schon am Anfang stand – nur noch die Schwingung.

Die Gruppe und deren Austausch, die Klarstellungen, die sie erlaubt, die praktischen Beispiele, die man mitbringt (Gegenstände, Dokumente), das Teilen bestimmter alltäglicher Erlebnisse, die Präsenz und die Stimme der Person, die zur Entdeckung führt, all das läßt einen reifen, selbst ohne daß man es bemerkt.

Aber für Sie, die Sie mit diesem Buch allein bleiben? Indem ich „Gelb" sage, begleiten und verstärken sich Wort und Schwingung gegenseitig. Können Sie es fühlen? Wenn ja, dann geschieht das *durch die Wirkung eines inneren Sinnes!* Ich habe versucht, Ihnen Mittel zum Zugang zur Farbe zu zeigen. Wenn sie Ihnen entsprechen, werden sie Ihnen erlauben, etwas zu entdecken, selbst wenn Sie allein, ohne fremde Hilfe, anfangen.

Kann man mit diesem Buch die Farben wirklich kennen und schätzen lernen? Ja. Denn die Farbe gehört zu unserem natürlichen Erbe. Wenn Sie anhand eines Buches das Klassieren von Käfern erlernen wollen, wissen Sie wahrscheinlich am Anfang darüber nichts. Mit der Farbe ist das anders: Sie dringen nicht erst mit der ersten Seite des Buches in diese Welt ein. Jeder von uns hat einen Vorrat von Farbleben zur Verfügung. Er ist da, ganz natürlich. Jeder von uns hat schon seit seiner Geburt eine reiche Geschichte von Beziehungen zur Farbe erlebt, vielleicht sogar schon vorher.

Von dieser Tatsache ausgehend kann man mit diesem Buch bestimmt lernen. Indem man sich darauf stützt, kann man diesen Farbenvorrat freimachen, so daß er schwingt und frei zirkuliert und so unser Leben mit Sinn und Freude bereichert. Wenn man anfängt, sich der Welt der Schwingung zu öffnen (hier derjenigen der Farbe), hört es nicht mehr auf. Das hat uns alle am meisten überrascht.

Dieses Buch lädt Sie ein, selbst mit der Farbe aktiv zu werden. Das Buch ist eine Stütze und ein Freund, mit dem man sich auf den Weg machen kann. Schon vor Ihnen sind während Jahren Leute in verschiedenen Ländern diesen Weg gegangen, ohne zu Beginn zu wissen, was daraus werden würde. Die Arbeit hat in Gruppen begonnen, aber das *Wichtigste ist die Achtsamkeit gegenüber dem Licht und der Farbe im täglichen Leben,* und dies ist eine Sache selbständiger Erfahrung. Zusammen mit Anregungen wie selbsterzeugten Träumen und anderen Übungen finden Sie Kommentare derjenigen, die herausgefunden haben, was sie mit der Farbe im Leben anfangen können.

Das Buch ist Frucht gemeinsamer Arbeit. Niemand kennt den andern, was uns nicht hindert, uns einander verbunden zu fühlen. Und wir glauben, daß diese erste Klärung, die Hunderte von Personen ununterbrochen durchgeführt haben, all jenen helfen wird, die sich jetzt allein auf den Weg machen.

Um vielleicht die Lektüre etwas lebendiger zu gestalten und damit Sie Bekanntschaft schließen mit denjenigen, die sich wie Sie für die Farbe interessieren, hier einige Angaben über den Vorgang eines Licht-Farbe-Kurses.

Ein Dutzend Personen sitzt in einem freien Zimmer. Ein Dutzend ist eine gute Zahl, da der Erfahrungsaustausch so ziemlich reich und verschiedenartig wird. Wenn es zuwenige sind – weniger als sechs Personen – fühlt man sich außerdem zu Beginn einander zu ausgestellt.

Wer kommt zu diesen Kursen? Eher Frauen als Männer. Durchschnittsalter: zwischen 28 und 45 Jahren. Da die Arbeit sehr intensiv ist, bleiben flatterhafte Leute nicht. Einige sind da, weil sie große Schwierigkeiten haben, andere wissen nicht, warum sie gekommen sind, wieder andere sind voller Feuer. Ein paar sind schon Farbenkenner, aber viele haben „nie daran gedacht", und alle machen wir uns gemeinsam auf. Dies bringt auch die Teilnahme der Freunde und Familienmitglieder mit sich, die bei bestimmten Gelegenheiten feststellen können, wie die Farbe einen bestimmenden Platz bei ihnen einnimmt.

Wir bleiben während des Kurses auch für die selbsterzeugten Träume sitzen. So bewahren wir eine gewisse Wachheit und vermeiden möglichst jede passive Beeinflussung, können uns leichter daran erinnern, was passiert ist, und es notieren.

Wir sitzen nicht im Kreis, wie man es in der Gruppe oft macht – diese Vertiefung verlangt, im Empfinden und Fühlen offen zu sein und gleichzeitig sich ins Persönlichste zu versenken. Man muß also zuerst bei sich, in sich sein, was im Kreis schwieriger ist.

Ein Satz und ein Farbdokument bringen die Lektion ins Rollen, indem sie die Schwingung hervorrufen, die die Arbeit des Kurses trägt. Auf einem großen weißen Blatt steht der Ausspruch eines Malers, eines Dichters oder eines Weisen geschrieben. Er wurde um der Tiefe und Reinheit seines Klanges willen ausgewählt. Am Anfang des Kurses mag er einigen als rätselhaft erscheinen.

Die Farbe des Tages kann durch ein Dokument oder ein Objekt vorgegeben werden, einfach genau was es braucht, um einen Ton, eine Intensität, einen Entwurf genau zu umreißen.

Unnötig zu sagen, daß der Leiter selbst sich vorbereitet, um die Farbnote, die er vorstellt, so klar wie möglich auszustrahlen. Diese Klarheit ist die Basis der Kollektivarbeit.

Dann kommt ein selbsterzeugter Traum, wie er später beschrieben wird (S. 47–51). Die Farbe von diesem Tag kommt in einer „Geschichte" vor, die jeder in sich geschehen läßt und die sich gemäß den Angaben des Leiters abspielt (oder auch nicht). Nach einer Zeit der Stille notiert jeder die Hauptpunkte des Traumes, um darauf zurückzukommen. Der Leiter kann helfen, die dynamischen Elemente herauszuschälen, denn die fruchtbaren Stellen erkennt man nicht unbedingt selbst.

Dann folgt ein Erfahrungsaustausch. Wenn der erzeugte Traum so stark berührt hat, daß einige Leute erschüttert sind, kommt es vor, daß man den Austausch auf das nächste Mal verschiebt oder in Einzelunterhaltungen stattfinden läßt. Man erzählt den Traum vollständig oder den Punkt, der beunruhigt, der Angst macht oder der begeistert. Da alle fühlen, daß es viel Vertrauen und Feingefühl braucht um zusammenzuarbeiten, gibt es wenig Kommentare. Man lernt zuzuhören. Der Leiter bleibt beim Zuhören so neutral und klar wie möglich.

Und diejenigen, die nie sprechen, sei es, daß sie meinen, sie hätten „nichts zu sagen", „sie würden ohnehin nie etwas sehen", sei es, daß ihnen der Hals zugeschnürt ist? Nun gut, man akzeptiert ihren Entscheid, ihren Rhythmus. Aber es kommt vor, daß der Leiter den einen oder andern dazu bringt, eine Barriere zu überspringen, was eine lebhafte Reaktion hervorrufen kann und manchmal hilft, einen Punkt von einer Blockade zu befreien. Es ist für niemanden leicht, gewisse Dinge zu sagen, die sich ganz einfach anhören, die man aber als sehr intim empfindet, Dinge, die nie ausgesprochen, oder wenn, dann schlecht aufgenommen worden sind. Ohne Respekt und Toleranz wäre die Arbeit in der Gruppe unmöglich.

Die Pausenzeit ist von großer Notwendigkeit. Die einen bleiben still, andere gehen im Kreis, um Eindrücke auszutauschen, um dem angehäuften Druck zu entkommen, eine Einzelheit zu klären oder eine Farbe zu schauen.

Im zweiten Teil werden die Punkte wiederaufgenommen, die der Farbe des betreffenden oder eines vorangegangenen Tages erlauben, ihren Weg zu gehen (Genauere Beschäftigung mit einem Farbton, einem psychologischen Hindernis usw.). Dann stellt jeder Teilnehmer schweigend oder mit Kommentar das oder die Objekte auf den Boden, die für ihn mit dem Tagesthema etwas zu tun haben. Die Fragen konzentrieren sich. Der Kontakt zu den Farben wird durch das gemeinsame Anschauen einer Farbe oder eines Farbenspiels viel reicher und präziser. Als in Paris in einer großen Gruppe von etwa 20 Personen zum ersten Mal jeder ein oder mehrere schwarze Objekte auf den Teppich stellte, waren selbst diejenigen überrascht, die professionell mit der Farbe arbeiten. Es war das erste Mal, daß die meisten unter uns wirklich „Schwarz" entdeckten.

Wir beschließen dann, welche Farbe oder Farbkombination bis zum nächsten Treffen in unserem täglichen Leben spielen soll und trennen uns nach zwei Stunden. Es ist die Zeit, die jeder nötig hat, um sich in Bewegung zu setzen und von seinen täglichen Sorgen Distanz zu gewinnen.

Hinter dem, was man in der Gruppe gesagt, getan oder gesehen hat, steht die spezielle Schwingung der besprochenen Farbe, so wie sie in uns nachklingt. Diese wird mit zunehmendem Übungsniveau der Gruppe immer klarer. Die Schwingung hält dann mehrere Tage nach dem Kurs an – und die Anfänger wundern sich darüber. Nach zwei oder drei Jahren Übung fühlen mehrere bereits vorher, welche Farbe an die Reihe kommt. Ein ganzes Beziehungsnetz entsteht so unter uns, sogar unter denjenigen, die sich nicht sehen und persönlich kennen.

Obwohl sehr verschieden voneinander, haben wir doch die Tatsache gemeinsam, daß die Farbe unserem Leben wirklich eine neue Qualität gibt. Und auch Sie, lieber Leser, sind willkommen in der großen Familie von Leuten, die durch sich selbst sehen wollen und die kleine Melodie des Webers nicht lächerlich finden, der das Wollgarn Farbe für Farbe anruft.

Blau, Blau, noch einmal
. . .

Rot, Rot, wo bist du?
Du, Schwarz, versteck dich nicht!
Steig auf, steig auf, oh Mondesweiß!
. . .

Rot, Rot, s'ist an dir!
Komm, komm, Himmelsblau!
Gelb, wo bist du bloß?
Schwarz, Schwarz, wir warten auf dich!
. . .

Rot, Rot, s'ist an dir!
Blau, Blau, wo bist du?
Grün, vergiß nicht . . .

DOMINIQUE REZNIKOFF

39

Vergessen wir nicht, daß wir das dabei entstehende Gewebe selber sind! Daß die Farbe im Wesentlichen eine Empfindung ist. Daß, wie Henri Matisse sagt, „die Grenze zwischen wahrgenommener und imaginierter Farbe nicht klar gezogen ist".

Sie können dieses Buch auch nicht zu Ende lesen, doch –

- Halten Sie sich beim Basisdreieck – Gelb, Blau, Rot – lange genug auf, so daß Sie wirklich jeder der drei Farben Raum gegeben haben, bis Sie z. B. fühlen, was die ganze Gelb-Familie als Schwingung gemeinsam hat, und auch, was dieser Schwingung jenen Gelbton verleiht. Charakter der Familie und individueller Akzent!

- Aus der Kraft und dem Reichtum dieses Basisdreiecks werden Sie das Weiß angehen können, in Wirklichkeit – und das ist ein Durchgang von höchster Bedeutung. Nicht Weiß überfliegen oder sich darin ertränken, sondern wirklich auf das Weiß zurückkommen, seine verschiedenen Strukturen kennenlernen, für sich unterscheiden zwischen Weiß des Lichtes und Weiß der Materie; um schließlich dem zu begegnen, was sich mit der Hingabe ans Weiße auftut: Ruhe, Entspannung von persönlichen Stellungnahmen, Aufgehen ins Weite, die Möglichkeit, sich frisch und neu in Bewegung zu setzen. Dann können Sie diese oder jene Farbe wählen, ganz wie Sie sich hingezogen fühlen.

- Aber, mit welcher Farbe Sie auch immer sich beschäftigen, notieren Sie zuerst Ihren Ausgangspunkt (Ihre Vertrautheit mit der Farbe oder Ihr Zurückweichen davor, die Rolle, die diese Farbe – oder ihr Fehlen – bis heute für Sie gespielt hat usw.).

- Wenn Sie den Namen einer Farbe aussprechen, versuchen Sie sich darüber klar zu werden, welche Intensität, welche Struktur, welchen Grad von Klarheit Sie sehen usw.

- Entdecken sie eine Farbe, die Sie interessiert, mittels Farbstiften, Pastellfarben, Aquarell, Ölfarbe oder Kreide. Suchen Sie Muster (Gewebe, Papier, Naturgegenstände, Kunstwerke usw.).

- Sobald Sie dazu in der Lage sind, interessieren Sie sich ebenso für Farben, die Sie abstoßen wie für solche, die Sie anziehen. Sammeln Sie dafür Muster in Ihrer Umgebung, schauen Sie sie an, erfühlen Sie sie, zeigen Sie sie zu verschiedenen Zeitpunkten.
- Wenn Sie mit einer Farbe vertraut geworden sind, rufen Sie sie ohne materielle Hilfe wach. Üben Sie diese Fähigkeit „wachzurufen", diese Vorstellungskraft, welche die Basis dieser selbsterzeugten Träume bildet, die wir Ihnen vorschlagen werden.
- Notieren Sie Ihre Beobachtungen über all das Neue, die neuen Wirkungen.
- Sie können Ihre Eindrücke mit andern teilen, die sich ebenfalls üben, ohne sich durch Uneinigkeit verwirren zu lassen. Denken Sie daran, was der „Petit Robert" über das Unwägbare sagt! Sie werden immer klarer erkennen, daß jeder die Farbe und mit der Farbe lebt, wie er selbst ist, gemäß seiner Reife, seinen Vorurteilen und den augenblicklichen Umständen.
- Seien Sie hingegen Ihrer Umwelt gegenüber diskret, vor allem am Anfang! Warten sie, bis Sie etwas Erfahrung haben, damit die Einwände und Spöttereien Ihnen nicht den Wind aus den Segeln nehmen! Man bewegt sich auf unbekanntem Gelände, und dies provoziert leicht Reaktionen bei denjenigen, die Ihre Suche verwirrt oder belustigt oder ganz einfach reizt. Exponieren Sie sich nicht, bevor Sie nicht ein Stück Weges gegangen sind. Es handelt sich um ein empfindliches Gebiet, wo man voller Vertrauen beobachten und versuchen muß.

Die Intuition und die Aufmerksamkeit stärken sich in der Stille.

41

3. Kapitel

GELB, EIN NEUER IMPULS

•

Man malt nie zuviel gelb

BONNARD

•

Die Stadt ist
von unendlichen Wiesen umgeben,
auf denen unzählige Butterblumen blühen –
ein Meer von Gelb –
Im Vordergrund
werden diese Wiesen
durch einen Graben voller
violetter Iris getrennt.

VAN GOGH

•

Gelb, du eröffnest uns das Forschungsfeld! Gelb, erste Farbe nach dem Licht! Obwohl es sich fast in der Mitte des elektromagnetischen Spektrums befindet und man normalerweise bei Blau anfängt, wollen wir hier mit Gelb beginnen, getragen von den Flügeln eines dieser gezackten Vögel von Matisse, gelb auf grauem Grund, der den Raum eröffnet, wenn man sich ganz von ihm tragen läßt. Wenn man sich dem Gelb hingibt, kommt sofort eine Art Fröhlichkeit und Erregtheit auf, denn Gelb reizt uns, erweckt unsere Lust nach Freiheit, öffnet etwas vor uns, in uns. Aber was?

Unsere Spiele mit Gelb und Licht haben früh begonnen. Haben Sie nicht als Kind einem Gefährten eine Butterblume unters Kinn gehalten und ihn dabei mit möglichst ernster Miene gefragt: „Magst du Butter?" (oder etwas Ähnliches, je nach Region). Sein Ja oder Nein war von Stille gefolgt. Dann, nach eingehender Betrachtung seines Kinns, der Urteilsspruch: „Ja, du magst Butter" wenn das leuchtende Gelb der Butterblume, vom Sonnenlicht erhellt, sich auf dem Kinn widerspiegelte, oder ein „Lügner", wenn man keinen gelben Widerschein sah.

In Anschluß an diese Spiele mit Licht und Farbe schlage ich Ihnen vor, die Rolle des Gelbs um Sie herum zu untersuchen, wie man sich auf den Empfang von jemandem vorbereitet, der für einen wichtig werden könnte, indem man leise seinen Namen ausspricht: „Gelb"...

Jeder der hier nahegelegten Punkte kann Gegenstand langer und stiller Vertiefung werden, wenn Sie daran Interesse haben. Auf Seite 65 werden diese Punkte dargelegt. Hier eine erste Kontaktaufnahme.

- Hat es Gelb auf Ihnen, in diesem Augenblick? Um Sie herum? In Ihrer Garderobe? In Ihrer Tasche? Auf den Wänden? In Ihrer Nahrung? Im Garten? An Ihrem Arbeitsplatz? Auf dem Kissen?
- Wenn es keines gibt, seit wann haben Sie Gelb vergessen oder es verdrängt?

45

- Wenn Sie seit langem kein Gelb tragen, weil „mir das nicht steht", würden Sie es nicht mit einem Fleck von Gelb versuchen, beispielsweise mit einem Foulard?

- Können Sie sich erinnern, eines Tages durch ein bestimmtes Gelb beeindruckt geworden zu sein? Was bewirkte es für Sie?

- Untersuchen Sie Gelb in seinen verschiedenen Strukturen: glatt, gekörnt, matt, glänzend usw.

- Wenn Sie laut aussprechen: Goldgelb, Zitronengelb, Kükengelb, Sonnengelb, variieren Ihre Eindrücke mit jedem Ausspruch, oder sind für Sie das alles nur Worte? Möchten Sie wissen, was Sie empfinden, wenn Sie die verschiedenen Varianten von Gelb wachrufen?

- Füllen Sie mit einem Farbstift, mit Aquarellfarben, Kreide oder was Sie sonst wollen, langsam und sorgfältig eine ganze Seite mit Gelb. Schauen Sie diese Seite aufmerksam an, von nahem, von weitem. Wenn Sie dann die Augen schließen, können Sie die Farbe genau wiederentstehen lassen? Behalten Sie während einiger Tage dieses Blatt vor Augen. Geben Sie vielleicht andere Blätter mit anderen Gelbtönen hinzu. Lassen Sie mit den verschiedenen Gelben, auch – vor allem – mit denjenigen, die Sie bei der ersten Begegnung wenig anziehen.

- Stellen Sie einen gelben Gegenstand, wenn möglich glatt und leuchtend, in einen dunklen Winkel oder auf etwas Schwarzes. Beobachten Sie, was geschieht und wie er auf Sie wirkt.

- Fühlen Sie eine Verwandtschaft zwischen Gelb und Gold oder sind diese beiden „Farben" für Sie verschieden?

- Die Augen geschlossen, das Gesicht weit offen, rufen Sie ein Butterblumenfeld wach / ein gelbes Seidenkleid / eine warme Sonne. / Öffnen Sie die Augen: Ist das Zimmer lichtvoller um Sie herum, oder hat sich nichts geändert?

- Lassen Sie sich dort von Gelb „rufen", wo es sich zeigt: Nahrung, Werbung, Bilder, Photographien, Landschaften u. s. w.. Sogar in Traumbildern: „Ich habe einen sehr schönen Traum mit Gelb gehabt; jemand Göttliches zeigte mir verschiedene

Gelbschattierungen anhand eines Fächers, der die Farben nach unten leitete, wo die Wirkung der Farbe wahrgenommen wurde. In der Mitte des Fächers war das Gelb metallisch, am Rande seidig und flaumig. Ich erwachte vor dem Ende des Traums. Ich habe die Wirkung der bestimmten Gelbtöne nicht feststellen können. Nur die göttliche Seite der Farbe und das Zusammentreffen mit dem Ferienbeginn, zu Beginn eines neuen Zyklus."

Wenn Sie mit Gelb zu spielen anfangen und sensibel sind, denken Sie an die Qualität, die Sie ertragen können. Die Farbe ist aktiv. Man kann sich vor zuviel Gelb ein bißchen ekeln (Leute mit empfindlicher Leber). Vorsicht auch bei grünlichem Gelb! Wenn Sie Gelb belästigt, kommen Sie für den Augenblick zu eher orangen Tönen. Denken Sie ebenso im folgenden erweckten Traum an die Qualität und Quantität des Gelbs, die Sie ertragen können.

Was ist ein geführter erweckter Traum?

Es handelt sich um einen Traum, etwas, was man sich sagt oder das uns innerlich gesagt wird, aber alles spielt sich im Wachzustand ab. (Solange man noch nicht sehr viel Übung hat, ist es nützlich, die Augen geschlossen zu halten, was mit einer gewissen nervlichen Anspannung am Anfang nicht immer einfach ist.)

Es ist eine Geschichte, eine Art versteckten Leitfadens, die man durch eine Abfolge von Bildern und Assoziationen hindurch verfolgt, die von demjenigen, der den Traum führt, geweckt werden. Diese Angaben und Anregungen werden mit lauter Stimme gemacht (oder wie hier im Buch durch die Lektüre der Traumabfolge mit traumähnlicher Aufmerksamkeit). Weder logischer Diskurs noch einfaches Umherschweifen im Inneren, bietet der erweckte Traum dieselbe Freiheit, dasselbe Durcheinander, die Spannung, die versteckten und offenkundigen Bedeutungen wie der nächtliche Traum, doch folgt er einem Weg, der vom Leiter vorgezeichnet wird. Dessen Vorgaben beruhen auf einer Abfolge und einer dynamischen Entwicklung, die er für nützlich oder nötig hält für denjenigen, der den Traum verfolgt. (In einem der folgenden Beispiele: Zu einem gewissen Gelb zurückfinden, das einem in verschiedenen Situationen dargeboten wird, um sich vom übermäßigen Gewicht der Vergangenheit zu befreien.) *Der Träumende, wohlverstanden, macht mit den Angaben was er kann und will.*

Unter dem Schock von gewissen Bildern, durch die Beachtung, die man den lebendigsten Elementen und den rätselhaftesten Momenten des Traumes schenkt, durch eine innere Arbeit, die größtenteils unbewußt vor sich geht, geschieht eine Veränderung im Erlebten oder im konkreten Leben, ein Positionswechsel. Was sich durch einen erweckten Traum vorbereitet, kann sich plötzlich oder nach und nach einem klareren Bewußtsein zeigen. Dort, wo man sich blockiert glaubte, kündigt sich ein neuer Weg an; dort, wo man sich darin erschöpfte herauszufinden, warum der andere dieses oder jenes getan hat, wird etwas von unserem eigenen Verhalten offensichtlich. Falsche Absicherungen brechen zusammen. Eine völlig neue Beleuchtung macht Gegenstände plastisch, die man zu kennen glaubte, kurz: Dieses oder jenes besonders aktive Element (erfreulich oder unerfreulich) des Traums wird endlich begreifbar.

Für denjenigen, der geträumt hat, zeichnet sich etwas Neues ab. In dieser neuen Beleuchtung versammeln sich Kräfte, und daraus gehen neue Taten hervor. Dies kann plötzlich und überraschend geschehen. Es kann sich aber auch innerlich vorbereiten, was uns glauben läßt, es würde nichts geschehen. Trotzdem hat der erweckte Traum eine Veränderung der Realität bewirkt, wie wir sie leben.

Der erweckte Traum ist eine innere Reise, deren Richtung durch denjenigen gegeben scheint, der die verschiedenen Bewegungen vorgibt. *In Wirklichkeit hat jeder in sich den Meister, der ihm den versteckten Faden entdeckt und so der inneren Reise ihren wahren Sinn gibt.*

Im geführten erweckten Traum in der Gruppe können Sie die Bilder-Assoziationen gehen lassen, weil eine Stimme Sie führt, während Sie träumen. Hier, als Leser, werden Sie aktiver sein, denn Sie sind derjenige, der die Anregungen gibt. Sie werden Entdeckungen machen, indem Sie die Fähigkeit üben, das Licht, die Farbe wachzurufen. So werden zwischen den bewußten und unterbewußten Aktivitäten wichtige Verbindungen entstehen.

In der Gruppe werden die starken Punkte, die im Traum erschienen sind, erhellende oder schmerzhafte, wieder aufgenommen, besprochen, um sichtbar gewordene Energiespiele zu erhellen und vielleicht ins Ganze einzubeziehen. Diese Arbeit ist allein schwieriger zu bewältigen, doch zielt die Absicht vor allem daraufhin, die Fähigkeit des Wachrufens zu entwickeln und zu bereichern, indem man sie gleichzeitig beweglicher und präziser werden läßt. Voraussetzung ist, daß Sie sich vorher eingehend bemüht haben, die Farbe im Spiel kennenzulernen. Die innere Aufmerksamkeit verfeinert und vertieft sich. Die Entdeckungen über sich selbst macht man wie zusätzlich.

Praktische Anregungen für die erweckten Träume

Falls Sie verwirrt sind, hier einige praktische Anregungen zum Erleben dieser erweckten Träume. Sie gelten für alle, die hier vorgeschlagen werden. Hier die Stufen:

a) Eine lange Zeit der Ruhe vor sich zur Verfügung haben.

b) Den erweckten Traum lesen, Wiederlesen, bis das Zusammenspiel des Ganzen ein bißchen vertraut ist.

c) Sitzen, die Augen geschlossen halten, den erweckten Traum erleben gemäß dem, was Sie von der Lektüre behalten haben. Oder die Kassette anhören, falls Sie eine Aufnahme gemacht haben. Oder auch die Stimme von jemandem, der Ihnen die Angaben machen kann.

d) Am Schluß des Traums das Erlebte nachklingen lassen.

e) Endlich die starken und lebendigsten Punkte kurz notieren.

• Körperstellung: Sich gut hinsetzen / einige freie Atemzüge / der Rücken aufrecht, frei – Sie haben das Gefühl, an den Haaren in Kopfmitte von oben gehalten zu werden – ruhig den Text lesen. (Für den erweckten Traum mit Gelb, der sich in drei Teile gliedert, vielleicht zuerst alles lesen, dann auf jeden Teil zurückkommen, der für sich selbst einen erweckten Traum darstellt. Die andern Teile in ihrer Reihenfolge nehmen.) – Jeder im Traum mögliche Schritt, jede Bewegung ist durch das Zeichen / markiert, das ein Satzelement kennzeichnet.

• Halten Sie bei jedem solchen Zeichen einen Augenblick inne.

• Lassen Sie die Bilder sich entwickeln, wenn es welche gibt, die Gedanken, wenn sie sich einstellen, so wie sie sind. Wenn diesmal nichts erscheint, nehmen Sie auch das an.

• Ja, lassen Sie das spielen, was spontan erscheint. Es ist dieses spontane Spiel, das kostbar ist.

• Denken Sie daran, daß in einem erweckten Traum alles möglich ist, sogar, ihn zu unterbrechen, wenn Sie fühlen, daß Sie an dem Tag nicht bereit sind, gewisse Dinge zu sehen. Sie wissen, daß Sie allein es tun können. Wir geben Ihnen verschiedene Anregungen. Darunter sind solche, die Sie überraschen werden.

• Um eine Bewegung in ihrer Ganzheit in sich aufzunehmen, lesen Sie eine Passage so oft als nötig, bis sie lebendig wird. Wenn der Text des erweckten Traumes die Gestalt einer zusammenhängenden Geschichte annimmt, legen Sie das Buch zur Seite, schließen Sie die Augen und – indem Sie Element für Element wachrufen – lassen Sie den Traum sich abspielen, ohne sich durch das Überspringen eines Abschnitts oder das Verlassen des vorgegebenen Rahmens verwirren zu lassen! Interessant ist, wenn etwas geschieht, das Sie am Ende des Traums auf die eine oder andere Weise ein bißchen anders werden läßt.

- Wenn ein Abschnitt vergessen oder ausgelassen worden ist, da Sie zuviel Mühe hatten, einen Schlüsselpunkt zu erleben, ist es immer möglich, darauf zurückzukommen, indem man das ganze noch einmal abrollen läßt.
- Am Ende des Traumes empfehle ich Ihnen, die entscheidenden und besonders beeindruckenden Punkte – ob sie gefallen oder nicht – knapp zu notieren.

Ein anderes Vorgehen: Sie richten sich ein wie oben beschrieben und jemand, mit dem Sie vertraut sind, liest Ihnen den Traum vor, indem er Ihnen Zeit gibt, jedes Element zu erleben. Wenn die Person, die liest, schon für die innere Arbeit sensibilisiert ist, wird sie den erweckten Traum auf ihre Art beim Vorlesen miterleben. Den Rhythmus des Lesens bestimmen Sie.

Es ist auch möglich, den Traum auf Kassette aufzunehmen, indem man ihn langsam liest und die langen Pausen zwischen den Abschnitten berücksichtigt.

Sich den Traum selber vorgeben oder ihn von jemandem vorgegeben bekommen und erleben erschließt verschiedene Möglichkeiten. Beide Arten sind interessant.

Ein Traum mit Gelb als Hauptperson

Nach einer gewissen Zeit der Sensibilisierung auf die Farbe Gelb machen Sie sich an den erweckten Traum auf der folgenden Seite, der in der Tat eine Art innerer Reise ist.

51

Ein erweckter Traum mit Gelb

1. TEIL

- Sie befinden sich in einer weiten Landschaft, die Sie entweder kennen oder sich vorstellen / Sie gehen / von weitem sehen Sie ein Haus / ein Haus, das auf Sie eine anziehende Wirkung ausübt.

- Nähern Sie sich dem Haus, schauen Sie es sich gut an: seine Lage, seine Ausrichtung, seine Form / seine Umgebung / seine Farben / ein Detail, das Ihnen auffällt / was Sie vom Inneren erraten können u. s. w.

- Sie können auch beschließen, das Haus zu überfliegen, um zu sehen, wie das Dach ist.

- In einem bestimmten Augenblick beschließen Sie, GELB in die Landschaft und das Haus zu geben / Sie sagen deutlich: „GELB".

- Sie geben GELB dorthin wo Sie es wollen, dort wo Sie können, das GELB, das Sie wollen, und mit den Mitteln, die Sie haben / Sie verändern Ihre erste Vision, indem Sie eine GELBE Nuance herbeirufen – ein bestimmtes GELB – dort, wo Sie wollen oder wo es Ihnen möglich ist.

- Nun wechseln Sie Position, gehen zurück, nehmen Distanz und betrachten das Haus und die Landschaft von neuem, jetzt mit Ihrem GELB.

- Gibt es einen Unterschied / welchen Unterschied? / in Bezug auf das Haus? / auf die Landschaft? / auf Sie?/

2. TEIL

- Gleicher Anfang wie für den ersten Teil bis zum Augenblick, in dem Sie sich dem Haus nähern.

- Nun treten Sie ins Haus ein / durchschreiten die Zimmer / berühren die Gegenstände / Vielleicht ist es ein bekannter Ort? / Vielleicht erkennen Sie den Ort wieder?

- Nachdem Sie durch das Haus spaziert sind und es gut aufgenommen haben, sagen Sie „GELB", tauchen Sie sein Inneres, alles was möglich ist, in GELB.

- Was geschieht? / um sie herum? / in Ihnen?
- Nehmen Sie einen gelben Gegenstand in die Hand, gehen Sie zum Fenster und schauen Sie sich die Landschaft an. Wie ist sie? Hat sie sich verändert?
- Merken Sie sich die andern, nicht gelben Farben, die vielleicht eine wichtige Rolle spielen in Ihrem Traum.
- Geben Sie darauf acht, ob es Ihnen Freude macht, mit GELB zu sein / ob es Ihnen entwischt / ob Sie es schlecht fühlen / usw.

3. TEIL

- Nehmen Sie ein altes Haus, voll von Erinnerungen.
- Tauchen Sie es in GELB, LICHT-GELB oder SUBSTANZ-GELB
- GELB bis in die dunklen Winkel / GELB über die alten Erinnerungen, über gute und schlechte.
- Helfen Sie dem alten Haus, GELB aufzunehmen./ Es hat es nötig.

Nach jedem dieser erweckten Träume lassen Sie das Geschehene in sich deutlich werden, ohne sich Erklärungen darüber geben zu wollen. Lassen Sie vielmehr Bewegungen, Eindrücke zum Vorschein kommen, die als lebendiges Ganzes einen Sinn haben und die sich wahrscheinlich in Ihnen verändern, wenn Sie sie nicht festbinden, indem Sie sie kontrollieren wollen.

Denken Sie bei der ganzen Vertiefung in Licht und Farbe daran, daß Spiel und Frische gut zusammengehen mit „Beobachten – Empfinden".

53

Ein paar Kommentare nach einem erweckten Traum mit Gelb

„Warum soll ich Gelb in ein Haus geben, das mir so gefällt, wie es ist?" fragt eine ältere, sehr lebhafte Person recht heftig, die entdeckt, daß ein großer Teil ihres Lebensmuts aus der Freude hervorgegangen ist, die ihr Licht und Farbe gegeben haben. Aber so weit gehen und dort Gelb hinzugeben, wo es einem so wohl und vertraut war, nein!

Und wenn Sie es versuchten, um zu sehen?

Bei der nächsten Begegnung sagt sie mir folgendes: „Vorher liebte ich mein Haus so, wie es war, mit all seinen Erinnerungen. Ich hatte ziemlich Mühe, Gelb hineinzugeben, es wollte nicht bleiben. Endlich nahm ich eines, das nicht dick war, sondern transparent, fast Licht, und welche Überraschung! Ich habe in meinem Haus allerhand schwere und tote Ecken gesehen. Vorher hätte ich sie „gemütlich" genannt! Und das Gelb ging überall hin und führte mir viele Dinge vor Augen, die ich befreien konnte, indem ich allem Leben, ein frisches Leben einflößte."

Und wenn Sie das gleiche versuchten mit dem Verwandten, von dem Sie seit langem eine festgefahrene (schlechte!) Meinung haben? Wenn Sie diese Meinung in Gelb tauchten? Was die Möglichkeit selbst betrifft, ein Haus, eine Meinung in Gelb zu tauchen, denken Sie daran: Wenn es auf die eine Art nicht geht, gibt es andere, auf die Sie es versuchen können. Hier einige gescheiterte Versuche, das Haus im obigen erweckten Traum in Gelb zu tauchen:

„Ich habe alles briefkastengelb eingefärbt. Dadurch bin ich erstickt." „Mein Ölgelb war dick, schwerfällig, widerlich. Ich habe es aufgegeben." „Meines: ein bohrendes Zitronengelb. Ein bißchen ging noch, aber als Sie sagten ‚überall-..."

Manche Leute glaubten zu verstehen: „das Haus gelb färben" und haben sich deswegen auf eine greifbare Farbe begrenzt. Mit dem Wort „tauchen" sahen andere, daß Gelb sich wie von selbst einstellen konnte – als Welle, Licht. Denken wir daran, daß wir viele Mittel zur Verfügung haben, und wenn auch die Aufforderung lautet „tauchen Sie das Haus in Gelb", sind es wir selbst, die wissen müssen, wieviel es braucht und wann wir aufhören müssen, welchen Gelbton wir wählen usw.

„Es gelang mir in keiner Weise, Gelb wachzurufen. Nachdem Sie geraten hatten, wenn man mit Gelb Schwierigkeiten hätte, sich die Hände mit einem frischen Eigelb einzureiben (in Gedanken), fand ich den rechten Ton, und mein Ofen, der normalerweise unerträglich schwarz ist, wurde erträglich, es gab eine Entspannung im Sonnengeflecht, die allzu weißen Fensterrahmen milderten sich, und die Augen konnten sich beruhigen." Doch das Interessanteste an diesem Spiel mit dem lichtgelben Haus betrifft den räumlichen Sinn. Für einige entfernen sich die Mauern mit Gelb, alles wird leichter, sogar die Möbel verschwinden: „Man atmet, fühlt sich gut"! Aber auch für andere: „Sogar das Dach hebt sich ab, mich befällt Schwindel."

Diese paar Erfahrungen werden hier nicht als „Modelle" beschrieben, sondern um die Anregungen für diejenigen ein bißchen verständlicher zu machen, die noch nie auf diese Art in einer Gruppe gearbeitet haben.

Heben wir hier die spezielle Beziehung von Gelb mit dem Raumsinn und dem, was in der Vergangenheit festklebt und das es zu lösen gilt, hervor. Dieser Aspekt ist um so stärker, als Gelb mehr Licht als Materie ist: durchsichtiger, schwingender. Dieser ersten Wirkung der Lichtgelbe schließt sich die ganze Skala der nahrhaften, konsistenten, weichen Gelbe u. s. w. an, die ebenfalls eine besondere Wirkung zeigen, die jedoch immer im Einklang steht mit der Eigenschaft der Gelb-Familie, der lichterfülltesten der Farben. „Und was hilft es mir, mein Zimmer in Gelb zu tauchen?" werden Sie vielleicht an dieser Stelle sagen. Geduld! Lassen Sie die Licht-Farbe-Spiele sich abspielen! Amüsieren Sie sich!

Die Farbe arbeitet von selbst, sogar nachts!

Gestern bei der Vorbereitung des Kapitels, das Sie jetzt lesen, habe ich den ganzen Tag GELB geschrieben, das Wort GELB ausgesprochen, Gelb vibriert. Heute morgen stelle ich beim Erwachen fest, daß Gelb weitergearbeitet hat! Gelb hat mich diesmal behutsam angespornt, meine Position zu wechseln: Entmutigt und eingeschüchtert von der langen Reihe schmerzhafter Konflikte mit einer Verwandten hatte ich mich schließlich in mein Schneckenhaus zurückgezogen, obwohl ich wußte, daß ich eines Tages daraus hervorkommen müßte. Nun gut, Gelb ist mich in meinem Schneckenhaus holen kommen! Behutsam, doch ohne nachzugeben, hat es mir kleine Stöße versetzt, wie ein Haustier einen anstößt, um einem etwas begreiflich zu machen. Während der Nacht fühlte ich diesen leichten Druck gegen die rechte Seite, mich umzudrehen. Zuerst nehme ich nur den Stoß wahr, und nach und nach sehe ich, woher „es" kommen könnte: Ich sollte eine Kehrtwendung machen. An der besonderen Art des Stoßes − seiner beständigen Leichtigkeit, seiner dynamischen Freiheit − erkenne ich, daß es GELB ist, das mich stößt und immer weiter stößt.

Am folgenden Tag gab es im Schneckenhaus kein Bleiben mehr! Der Schlag, den mir Gelb mit seiner Offenbarung versetzt hat, zwingt mich, herauszukommen und die Angst und den an den Konflikt gebundenen Zorn dem Tag auszusetzen. Gelb hat mit seiner eigenen Energie bewirkt, daß ich, anstatt mich im Dunkeln zu ducken, ans Licht kam und meine Einstellung änderte. Man könnte genauer sagen, daß Gelb die Schwingung ausgelöst hat und ich diese Veränderung nur noch als beständige und bewußte Bewegung leben mußte. Eine Arbeit, in der Tat! Aber Gelb hat sie in die Wege geleitet.

Am Schluß dieses Kapitels werden Sie zusammenfassende Kommentare über die speziellen Wirkungen der Energie von Gelb finden.

Statt durch Worte durch die Farbe Gelb antworten
In den Gelbstrom eintreten, sich von Gelb durchtränken lassen, in gewissen Situationen durch Gelb statt durch Worte antworten – hier was einige unter uns sofort versucht haben: „Mein Sohn (9) weigert sich manchmal strikt, zur Schule zu gehen. Wir begegnen diesen Krisen auf alle Arten, doch nachdem ich gefühlt hatte, daß mich Gelb befreite, habe ich für ihn dazu gegriffen. Im letzten Augenblick wollte er nicht gehen. Er brach in Zorn aus und weinte. Statt ihm zuzureden sage ich mir „Gelb". Ich rufe ein helles Gelb über meinem Kopf wach. Sobald es präsent genug ist, lade ich meinen Sohn ein, daran teilzuhaben. Fünf Minuten später erklärt er: „Nun gut, ich gehe hin." Das ist dreimal hintereinander so passiert."

„Es gibt nur einen Moment im Tag, wo meine Tochter mühsam ist: beim Zu-Bett-gehen. Wir haben auf alle Wege versucht, übereinzukommen, vergeblich. Eines Abends, wie ich daran denke, was über das Gelb gesagt worden ist, beschließe ich, es zu probieren. Um durch das Betragen von M. nicht abgelenkt zu werden, gehe ich in den Gang und ohne auf ihre Proteste und ihr Weinen, das selten ist, aber dann ausgiebig, achtzugeben rufe ich Gelb. Ich sende es ihr zu. Das kostet Energie. Zum ersten Mal hört M. zu meiner Überraschung auf zu weinen. An einem andern Abend dieselben Proteste und dieselbe Heftigkeit von ihrer Seite. Ich „antworte" schweigend mit Gelb. M. hört nicht nur auf zu weinen, sondern fängt sogar an zu singen! Also das ... Beim dritten Mal brauchte es viel Zeit. Von selbst wurde das Gelb golden wie ein wolliges Material, das hinter ihr einen kleinen Löwen bildete. Als sich das Goldene gut festgesetzt hatte, war sie eingeschlafen. Was mich aber am meisten verwirrte, war das vierte Mal. Ich war müde und nervös und hatte keine Lust mehr, ruhig mit Gelb vorzugehen. Während ich sie vorbereitete und sie mit Händen und Füßen um sich schlug, sagte ich ihr plötzlich, die Hände gegen sie ausstreckend, „Gelb!". Sie hört auf zu weinen und beschäftigt sich mit einem Spielzeug. Ich verstehe überhaupt nicht, was passiert, stelle nur fest. Und ich merke vor allem, daß ich achtgeben muß, mich nicht für allmächtig zu halten! Dort z. B. fängt das Wort ‚Dienen' an, mir etwas zu sagen."

„Ich rufe ein dumpfes, leicht grünliches Gelb herbei, wenn ich mich nach dem Erwachen ein wenig ausruhe, um Atmung in eine schmerzhafte Stelle meines Körpers zu bringen."

Was hat für mich diese Farbe für einen Sinn?

Der Sinn eines Wortes
ist für mich nicht so klar
wie derjenige einer Farbe.
GEORGIA O'KEEFE

Der Sinn eines Wortes, der Sinn einer Farbe … und das feine Gespür, das es braucht, um diesen Sinn zu finden; das besondere Leben, das dieses Wort, diese Farbe für mich auslösen: All das ist Kunst!

Mit welcher Farbe auch immer Sie sich beschäftigen, notieren Sie Ihre Beobachtungen ganz einfach, ohne sie zu ordnen oder irgend etwas erreichen zu wollen. Genauigkeit ist wichtig, denn die Farben sind Elemente einer anderen Sprache, und bescheidene, aber gut notierte Beobachtungen verleihen den kombinierten Licht-Farbe-Spielen später Reichtum und Weite.

Die hier gemachten Anregungen können auch dazu dienen, andere Farben anzugehen.

Indem Sie für jede Farbe einen Zettel herstellen, bauen Sie Ihre Grundskala auf aus den Farben, so wie Sie sie sehen und erleben. Wenn Sie Geschmack daran finden, werden Ihre Bemerkungen wahrscheinlich immer reicher und gleichzeitig klarer werden. Auf Seite 65 finden Sie praktische Anregungen für Ihre Farbenzettel.

Ich wünsche mir vor allem, daß die gemachten Angaben Sie nicht daran hindern, die Farbe zu genießen, sie gar zu schmecken, wie es Shanta (4½) tut, für die ich soeben einen

Kreis auf ein Blatt Papier gezeichnet habe. Sie hat ihn gelb ausgefüllt. „Gelb ist zum anfangen", sagt sie und tut so, als ob sie mit den Fingern von der Farbe nehmen und davon essen würde. Sie streicht sich mit verklärtem Gesicht über den Bauch. „Ist das gut!" Die Farbe schmecken, die lebendige Farbe, und das Licht herausnehmen! Erste Schritte haben wir schon als Kind gemacht. Suchen wir den Schatz wieder auf! Wenn Sie zuwenig Vertrauen in Ihre Wahrnehmungen haben, wenn Sie über das, was Sie fühlen, in Zweifel sind, wenn Sie Angst haben, etwas auszusprechen: Lassen Sie sich Zeit!

Am Anfang kommt in den Gruppen im Augenblick des Erfahrungsaustausches ein Satz immer wieder, nämlich: „Was ich sagen werde ist wahrscheinlich blöd, aber..." „Ich habe dies oder das empfunden, aber ich bin wahrscheinlich völlig daneben." Neben was? Neben dem Leben? Indem wir den verschiedenen Empfindungen Aufmerksamkeit schenken, so wie sie sind, und uns mehr für die Farbe als für unsere eigene Person interessieren, geschehen zwei auf den ersten Blick widersprüchlich scheinende Dinge: Die Stimme der Intuition wird sicherer und findet leichter ihren Ausdruck, und gleichzeitig sehen wir immer klarer, daß diese intuitive Stimme mit einem Bewußtsein des Risikos einhergeht. Es ist das Risiko, unserem Innenleben Gestalt zu geben. Das Risiko, uns zu entdecken, einfach uns selber zu sein, macht uns Angst. Wir zittern vor dem bestimmten nackten Wort, das falsch oder zu gut verstanden werden könnte. Trotzdem ist dieser Zustand von Wahrheit und Demut auf eigene Weise beredt. Sie haben vielleicht mit Erstaunen oder Interesse festgestellt, wie in solchen Augenblicken gleichzeitig das Gefühl von Zerbrechlichkeit und Autorität aufkommt. Anais Nin und Philippe Jaccottet sprechen als Kenner über die Rolle des Risikos in unserem Leben und unserem Ausdruck. „Was ich zu sagen habe ist zerbrechlich wie Schnee und kraftvoll wie die Sintflut." (Anais Nin)

„Ich kann mich nicht hindern, anzuhalten, in mir eine dumpfe Stimme anzuhören, die nicht diejenige des Alltags ist, die befangener, zögernder und trotz alledem stärker ist." (Philippe Jaccottet)

Indem wir das Risiko, etwas Intimes, etwas Wichtiges zu sagen mit Worten, die scheinbar nicht gewichtig genug sind, akzeptieren, am Ende gar genießen, breiten wir unsere Flügel aus. Denn die Kraft des Lichtes stützt und führt unser Tun. Denken Sie daran: „Alles ist Licht. Wir sind Kinder des Lichts."

Einsatz der gelben Farbe

Nach den Beobachtungsübungen im täglichen Leben, den erweckten Träumen, den Spielen mit Gelb, wirklich erst nachher – wenn Sie sich nicht der Entdeckungsfreude und ihrer Kraft berauben wollen – sollen Sie diese Kommentare über die speziellen Wirkungen der gelben Energie (der ganzen Familie, mit ihren besonderen Eigenschaften, je nach Ton) lesen und sie mit den Punkten vergleichen, die Ihnen selbst aufgefallen sind.

Gelb

- bewirkt eine plötzliche Erhellung und leuchtet wie ein Scheinwerfer voraus.
- zeigt einen offenen Weg vor uns (von hinten nach vorn).
- hebt von der Vergangenheit ab, löst die Festgefahrenheit, die durch Vergangenheitsrückstände entstanden ist.
- legt die Fähigkeit frei, voranzugehen, befreit.
- unterstützt den Schwung, auf diesem neuen Weg zu gehen.
- Mit dieser Befreiung und der Bereitschaft voranzugehen entsteht ein neues Verständnis der Situation. Man sieht klarer: Gelb wirkt besonders fein auf der Ebene des Kopfes. Klarer Kopf. Freude zu lernen, zu verstehen. Beziehung mit dem offenen, weiten, hellen Geist.
- Am Ende von Gelb: Freude, mit dem Licht zu handeln. Erste Schritte zu einer ichfreieren Position.

- Wichtiger Hinweis: Der Richtungsimpuls kommt immer vom Licht.
- Das Licht, das Immaterielle, die intellektuelle Aktivität.

Gelb: Das Neue, die Klarheit, die Freude, die Erleichterung

Wann soll man im besonderen gelb herbeirufen?

- Wenn man von einem Element der Vergangenheit ergriffen und festgehalten wird und freier zu handeln wünscht: Licht-Gelb.
- Wenn man hart ist im Urteil, unzufrieden mit seinen schwerfälligen Vorurteilen und man die Notwendigkeit sieht, sich neuer Einsicht zu öffnen: Licht-Gelb.
- Wenn man Angst vor dem Neuen hat und doch von ihm angezogen ist oder sich gezwungen fühlt, ihm Raum zu geben. Wenn man sich verwirrt, trübe und schmutzig fühlt und begierig ist, sich zu waschen: Licht-Gelb.
- Gelb weckt, erleuchtet, erneuert – Drang voranzugehen und zu erkennen – sich mit Gelb auf den Weg machen.

4. Kapitel

IHRE FARBENZETTEL

•

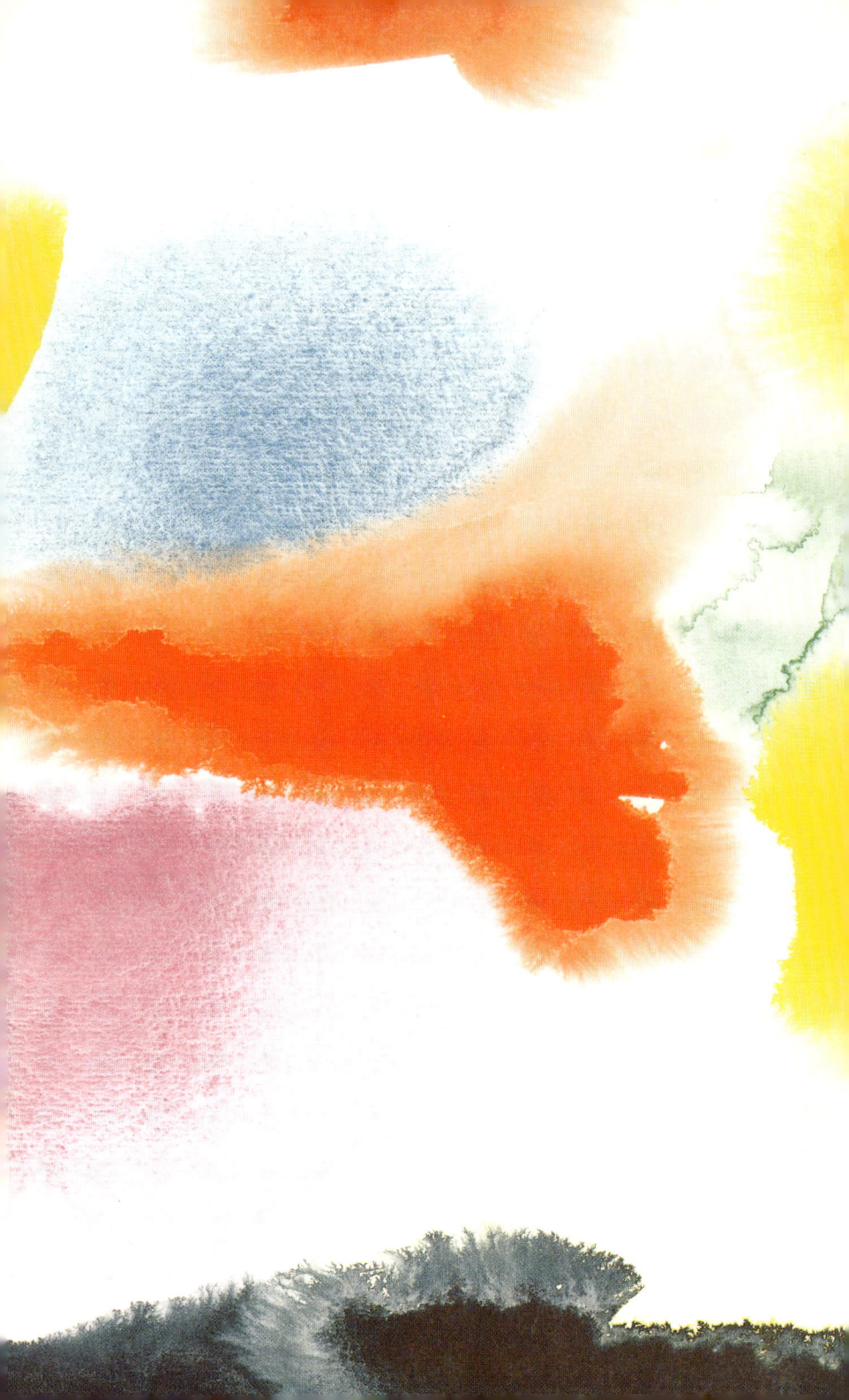

Diese unvollständige Liste ergänzt die Anregungen von Seite 45. „Beobachten" wir hier im besonderen Sinn von „aufmerksam betrachten um zu erkennen" verstanden. Oft gibt sich die Farbe durch flüchtiges, leichtes Streifen zu erkennen. Manchmal ist sie auch ein Bad, in das man sich hineintaucht. Denken Sie an gewisse Sonnenuntergänge und ihren Widerschein auf einer ganzen Landschaft.

Das Erleben der Farbe

- Gegenüber der Farbe um sich herum und in sich aufmerksam werden.

- Wahrnehmungen, die die Farbe betreffen: die verschiedenen Nuancen oder Tönungen einer Farbe in Gegenständen, Leuten, Situationen, in Bezug auf Ihren Körper, auf Sie. Nuancen, die Sie beeindruckt haben.

- Muster von Farbtönen, die Sie berührt haben: Karten, Gemälde, Photos, Gewebe usw.

- Achten Sie auf die Strukturen und ihre Wirkung auf Sie.

- Machen Sie sich eine Farbenskala: Versuchen Sie, die Nuancen auf verschiedene Arten zu „klassieren", und stellen Sie sie nach Möglichkeit mit Farbstift, Kreide, Öl usw. selbst dar,
  vom ganz dunklen bis zum ganz hellen (Gelb, Blau, Rot usw.),
  vom ganz dicken zum ganz durchsichtigen,
  vom ganz matten zum ganz lebhaften.

- Achten Sie besonders auf die Farb-Ensembles (Form – Struktur – Farbe) und darauf, wie sie Sie ansprechen.

- Spielen Sie auch damit, eine Farbe zu nennen und damit innerlich genau wachzurufen, z. B. „Goldgelb", „Moosgrün", „Kirschrot" usw.

- Stellen Sie sich Situationen vor, wo Sie einen Augenblick mit der Farbe leben, z. B. Gelb in einem Zug.

- Notieren Sie die Worte, Ideen und Assoziationen, die Zitate, auf die Sie stoßen. Schränken Sie sich in diesen Spielen mit der Farbe nicht ein, entdecken Sie ihren Umfang und Reichtum.

- Doch das wohl fruchtbarste und lustigste Spiel besteht darin, selbst Stifte, Pinsel, Kreiden zur Hand zu nehmen und die Farben und Formen zu finden, die uns etwas sagen. Auch dann – und vor allem dann – wenn man uns einst gesagt hat, wir könnten nicht zeichnen! Dann genießt man das Spiel mehrerer Farben in Verbindung. Je nachdem wie sie kontrastieren oder übereinstimmen, wie sie aufeinander ansprechen, wie sie im Raum stehen usw. Dann wird einem genauer bewußt, wie sehr das Spiel des Lichtes in der Wirkung einer Farbe bestimmend ist.

- Etwas Nützliches ist auch ein Spiel von einfarbigen kleinen viereckigen Tüchlein aus indischer Seide, die man in großen Warenhäusern billig erstehen kann. Ihre lichten Farbtöne, ihre sanfte, leichte Schmiegsamkeit, ergeben eine kostbare Farbtonreihe. Sie können „Akkorde" bilden, darauf zurückkommen, die Farbe in der Hand behalten, ihre Wirkung (auf Körper, Empfindung, Gefühl) genauer untersuchen, alles was Sie von der Farbe aufnehmen; je lichtvoller der Ton, desto reicher an Leben der Impuls.

Es ist eine Freude, mit den Foulards zu spielen, und der Genuß kommt davon, daß man eine Farbe oder einen Ton selbst zum Schwington bringt und aussendet. Und zudem erlauben die Seidentücher, von einem lebendigen, lichtvollen Ton auszugehen und diesen Ton mit einer gewissen Genauigkeit und Klarheit zum Schwingen zu bringen.

Ein Freund, der immer auf Reisen ist, hat die Freude an den Farben entdeckt. Er öffnet vor mir einen flachen Koffer, der keine Akten, sondern einen Haufen von kleinen Seidenfoulards enthält. „Da ich nicht viel Zeit habe, mich mit den Farben zu beschäftigen, habe ich mir gesagt, ich würde mich zurechtfinden, wenn ich mir eine Reihe dieser Pochetten kaufte und jeden Tag die Farbe wählte, die mir nötig scheint. Jetzt mache ich sogar Pochette-Kombinationen, ich beginne zu verstehen, welchen Sinn ich an einem bestimmten Tag einer Farbe gebe. Ich zeige sie mehr oder weniger, je nachdem wo ich hingehe,

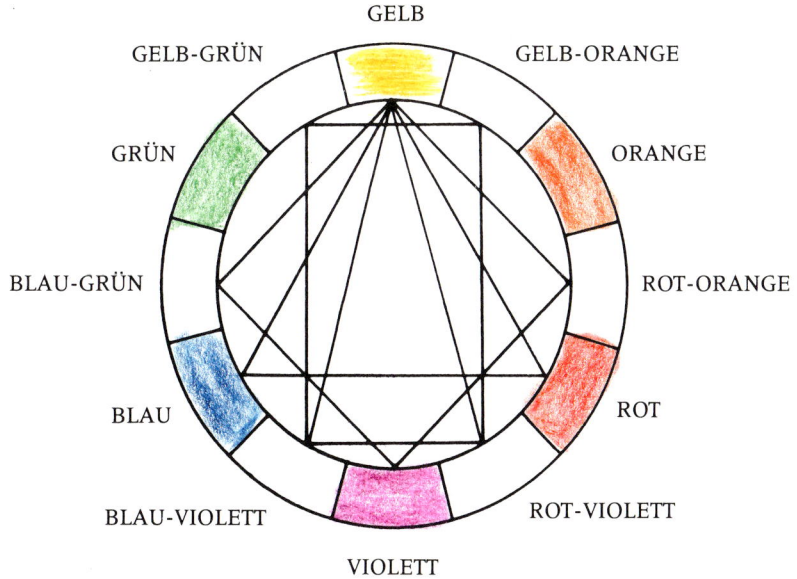

GELB

GELB-GRÜN

GELB-ORANGE

GRÜN

ORANGE

BLAU-GRÜN

ROT-ORANGE

BLAU

ROT

BLAU-VIOLETT

ROT-VIOLETT

VIOLETT

Hinter dem Reichtum, dem Gewimmel der Farbenwelt gibt es eine natürliche Ordnung. Das illustriert hier der chromatische Kreis von Johannes Itten zum Spiel der sich gegenüberliegenden Komplementärfarben.

und es kommt vor, daß den Teilnehmern bestimmter von mir organisierter Sitzungen nach ein zwei Tagen ebenfalls bewußt wird, warum z. B. diese eine violette Pochette besser am Platz ist als die gelbe des Vortags.

Wenn die Farbe fehlt

Denken Sie an ein Erlebnis im Grauen, ohne Relief, ohne Leben, mit einem Gefühl von Unzufriedenheit und Beklommenheit. Würden Sie sagen, daß das Licht fehlte? Daß die

Farbe fehlte? Wenn ja, welche Farbe? Woran haben Sie es bemerkt? Haben Sie darauf versucht, die fehlende Farbe zum Schwingen zu bringen? Oder haben Sie „etwas anderes" versucht? Was ist zum Vorschein gekommen? Gab es Veränderungen? In Ihnen? In der Situation? Wenn in Ihnen die Farbe fehlt, woher kommt das? Notieren Sie Ihre Beobachtungen über diesen Mangel und gegebenenfalls auch darüber, was passiert, wenn Sie die Farbe gerufen haben, sei es eine Entdeckung, ein Erfolg, ein Rückschlag. Hier gilt es, die Beobachtungsgabe zu üben.

5. Kapitel

BLAU!
RÜCKKEHR IN SICH SELBST
DIE BLAUE SÄULE

•

Das Blau von Cézannes Himmel
ist ein wahres Blau.
Wenn man es anschaut,
hat man das Gefühl von Blau.
Es ist kein Himmel,
es ist ein Blau.
Ein Blau, das Himmel wird.
Sein Himmel ist blau,
und sein Blau ist Himmel.

EDOUARD PIGNON

•

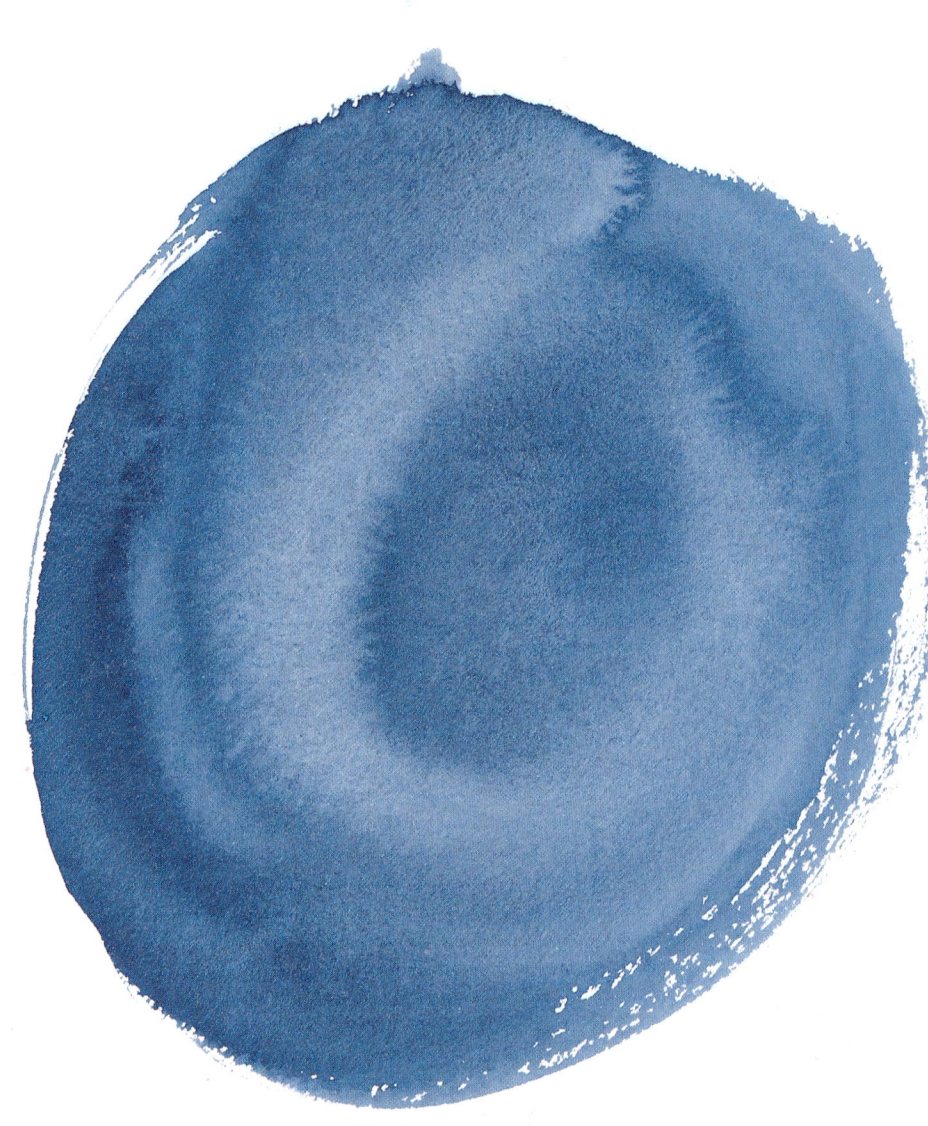

Das intensive Blau der Wüstenbewohner. – Wir haben es zuerst in Marokko kennengelernt. Seit ich diesen Umhang gesehen habe, habe ich das Gefühl, wenn man so etwas um die Schulter trage, könne man überall hingehen. Der Mann, der ihn hat, sagt nichts, ich weiß nicht einmal, ob er bereit ist, ihn zu verkaufen. Ich muß warten. Der Umhang ist weit, mit Kapuze, der Saum mit schwarzen Litzen besetzt. Ich zögere mit dem Kauf, denn ich habe den Eindruck, dem Mann ein wenig von dem Schutze abzuverlangeñ, auf den er in dem Land, wo er lebt, natürlich ein Recht hat, während ich ...

Nach einer langen Zeitspanne, in der scheinbar nichts geschieht, legt er den Umhang auf die Schultern, nimmt die beiden unteren Ecken, hockt sich im gleichen Zug auf die Fersen nieder, läßt den Umhang um sich herumfliegen und kreuzt die beiden Stoffstreifen vor seinem Gesicht. Wie ein Zelt verteilt sich die ganze Weite um ihn herum. Er bleibt ruhig und sagt: „Am Abend gehst du in dein Haus zurück."

Ich konnte den Umhang kaufen. Er war mir ein Haus auf vielen Reisen, dann habe ich ihn verschenkt. Durch ihn habe ich angefangen, auf starkes Blau besonders zu achten.

Dieses starke und vibrierende Blau kommt von weit her über meinem Kopf, und ich empfinde es als eine Lebenssäule, an die ich mich lehne. Es ist das Blau, das im Mausoleum der Galla Placidia in Ravenna dominiert, wo es in Verbindung mit Gold die Tiefe des leidenschaftlichen, stillen Herzens berührt, das dort Kräfte sammelt.

Das dunkle Lapislazuli Blau, diese mächtige Himmel-Erde-Verbindung, stützt und nährt uns, indem es auch einem aktuellen Wort eine neue, tiefere Bedeutung verleiht: der Solidarität. Blau verbindet.

Die veränderlichen Blaue des Himmels, des Ozeans oder eines Bergsees. Blaue, in denen milchige Weiße schwimmen. Der blaue Anzug des Astronauten. Blaue der Arbeiteranzüge und die Kombinationen der Sportler im Meer, in den Bergen, unter der Erde, Kombinationen mit Gelb und Rot. Blau des Malers Matisse, das sich in dem Weiß der Kapelle von Vence offenbart.

Im Hintergrund jeden Blaus immer diese feste, starke Lebenssäule.

Welche Energie fühlen Sie in dem Blau, das im Augenblick zu Ihnen spricht, in all den Sorten von Blauschwingungen, in Kombination mit anderen Farben, in der Luft, im Wasser, im Boden, in der Flamme, in einem Kinderblick, als Kraftsäule in unserem Rücken? Was steckt hinter dem Blau?

Die Übung mit Blau

Wenn Sie soweit sind und Ihr Interesse fürs Blaue geweckt ist, öffnen Sie den Fächer der Beobachtungen, der möglichen Wahrnehmungen wie für Gelb (siehe Seite 45 u. 65).

Schöpfen Sie aus Ihren Schätzen, schauen Sie sich um! Vielleicht werden Sie über die anfängliche Begrenztheit Ihrer Palette erstaunt sein. Und trotzdem, wie viele Blautöne!

- Von einem klaren Himmelsblau zu einem tiefen und intensiven Blau.
- Von einem matten zu einem glänzenden Blau.
- Von einem durchsichtigen zu einem dumpfen Blau.
- Von einem Blau in Plastik zu einem in Wolle, Seide, Baumwolle. Die Farbe durch Anschauen und Berühren kennenlernen.
- Ein gewisses bestimmtes Blau nehmen (Gegenstand, Druck usw.) und es verschiedenen Beleuchtungen aussetzen: im vollen Licht, hinten in einem Zimmer usw.
- Das gleiche Blau zu verschiedenen Zeiten. Diesmal ist es Ihre „Beleuchtung", die sich verändert (Laune, Einstellung, Gesundheit usw.)
- Blau tragen und die Wirkung erfühlen. Ziehen Sie aus Ihrem Foulard-Spiel das Blau, das Sie heute anzieht. Haben Sie es ausgewählt, weil es Ihnen aus ästhetischen Gründen steht (Gesichts-, Haar-, Augenfarbe usw.), oder weil es Ihnen etwas

sagt, weil Sie es nötig haben, selbst wenn Sie von dem, was Sie sehen, gar nicht begeistert sind?

- Sie kennen den Ausdruck „Diese Frau ist ein Blaustrumpf". Man findet jetzt feine Strümpfe im Blauton. Wenn Sie, liebe Leserin, welche getragen haben, was halten Sie denn von dem Ausdruck? Und die Kleinkinder, die man blau kleidete, wenn es Knaben, und rot, wenn es Mädchen waren!
- Wenn Sie ein Geschenk nach der Farbe auswählen können und sich für Blau entschieden haben, wissen Sie warum?
- Gehen Sie unter dem Sternenhimmel spazieren, und erleben Sie das Blau des Nachthimmels.
- Gibt es Sorten von Blau, die Ihnen ein wirkliches Gefühl von Raum, von Entfernung vermitteln? Arten von Blau, die Sie weit weg führen? Fühlen Sie sich sicherer, wenn Sie durch Blau eine Distanz gewonnen haben? Diese Distanz, die erlaubt, sich wiederzufinden, sich zu befreien.

Mit Blau gewinnt man gleichzeitig Rückhalt und Auftrieb.

Wenn die „Befreiung" tatsächlich stattfindet, kehrt man früher oder später mit erneuerten Kräften zu den aktuellen Aufgaben zurück. Wenn die Distanznahme einer Flucht, einer Selbsttäuschung gleichkommt, gibt es keine neuen Kräfte, um in die Praxis zurückzukehren und zu handeln.

So bewirken gewisse Arten von Blau, die einem verschwommenen Ideal entsprechen, in denen man „schwimmt", nur eine scheinbare Befreiung, da sie unbeständig und ohne Leben sind.

- Malen Sie eine Blautonskala in senkrechten Streifen oder in waagrechter Aufeinanderschichtung, vom feinsten bis zum kräftigsten Ton. Malen Sie die Blaue, die Sie sehen, diejenigen, die Sie empfinden, und bei jedem Ton können Sie etwas wie einen winzigen Impuls feststellen, der von demjenigen des vorhergehenden Tons verschieden ist. Oder dann geschieht während einiger Streifen nichts, und plötzlich berührt Sie ein bestimmter Ton, stößt Sie, liebkost, erschreckt

Sie usw. Was bewirkt seine Berührung? In anderen Worten, wozu fordert er Sie auf? Kommt Ihnen eine Geste, ein Wort, um die besondere Bewegung auszudrücken, die der Kontakt mit diesem bestimmten Blau ausgelöst hat?

Das Spiel hört da auf, wo Sie sagen: „Ich mag nicht." Trotzdem wäre es schade, nicht weiterzusuchen . . .

• Lassen Sie die Wahrnehmung jedesmal frei geschehen. Nichts wollen. Wenn nichts geschieht, stellen Sie dies fest. Dieses „Nichts" kann verschiedenes bedeuten, z. B. daß tatsächlich nichts Feststellbares berührt worden ist / daß Sie nicht präsent waren / daß eine noch unbewußte Zone berührt worden ist / daß es so nahe an einem empfindlichen Punkt war, daß Sie sich durch dieses „Nichts" verteidigen / daß etwas geschehen ist, für das Sie keine Worte haben.

Ja, plötzlich kann man bei dieser Annäherung innerlich gestoppt werden. Die Aufmerksamkeit wird sehr fein. Man läßt den Atem gehen. Man sieht nicht klar, man ahnt, in der Tiefe. Wir lassen die Schwingung in uns spielen, sind wir doch auch ein Schwingungsfeld.

• Wenn Sie unterschiedliche Wirkungen auf sich feststellen, können Sie sagen, wo dieser „Unterschied" wahrgenommen worden ist? Im Körper? Um den Körper herum? Im Gefühl? In Gedanken? Bleibt von der Wahrnehmung etwas wie eine Welle, die nach der Farbe dahinrollt? usw.

Der erweckte Traum in Blau, in vier Teilen

1. TEIL

- Sie wählen ein BLAUES Element (Stein, Gegenstand, Gemälde, Druck, Gewebe) aus einem intensiven, tiefen BLAU, das von Licht vibriert. Legen Sie es sich zur Seite, ohne sich um es zu kümmern.
- Sie bereiten sich vor – wie für den Traum mit Gelb angegeben: sich einen ruhigen Moment an einem ruhigen Ort aufsparen / sich strecken, langsam und tief atmen / sich setzen, den Rücken in seiner ganzen Länge aufrollen, gut aufrichten, sich an den Haaren in Kopfmitte gehalten fühlen.
- Rufen Sie eine Landschaft wach. Was gerade kommt und Ihnen erscheint. Sie gehen in dieser Landschaft herum / schauen sie von einem Hügel aus an / überfliegen sie / bleiben ohne Bewegung in der Landschaft / fühlen sie, entdecken sie, genießen sie.
- Sie achten darauf, was Sie in der Landschaft anzieht und berührt, was Sie – vielleicht – verwirrt oder erschreckt. Sie suchen Ihren Platz in der Landschaft. Sie stellen sich dort auf. (Denken Sie daran, daß im erweckten Traum alle Situationen und Bewegungen möglich sind und Sie nicht allein hier gegebenen Anregungen folgen müssen.)
- Herrscht eine Farbe, ein Ton oder eine Farbkombination vor? Nachdem Sie mit der Landschaft diese erste Bekanntschaft geschlossen haben / öffnen Sie sanft die Augen / strecken Sie sich / atmen Sie / dann notieren Sie die Punkte, durch die Sie angesprochen wurden.

2. TEIL

Sie betrachten das BLAUE Element, das Sie wegen seiner Intensität, seines Lichts gewählt haben: Tauchen Sie ruhig und lange in das BLAU hinein, atmen Sie und strecken Sie sich.

3. TEIL

Sie schließen die Augen von neuem und kommen zur Landschaft zurück oder zu der Landschaft, die sich jetzt darstellt. Ist es die dieselbe Landschaft? Dasselbe Relief? Gibt es Unterschiede? Dieselben Farben? Derselbe Hauptton? Dieselbe Tiefe?

Fühlen Sie sich gleich oder verschieden? Haben sich Beleuchtung und Licht geändert? Sind Sie zu Ihrem Platz zurückgekehrt, oder sind Sie anderswo?

Strecken Sie sich sanft, und öffnen Sie die Augen. Was bleibt Ihnen nun von diesem Gang durch BLAU?

Notieren Sie, was Sie beeindruckt, die markanten Punkte: eine Veränderung in der Landschaft = Veränderung in sich selbst.

4. TEIL

- Stellen Sie sich nun vor, Sie befinden sich in einer kleinen Gruppe von zwei bis zehn Personen, in der Sie sich unwohl fühlen (unruhig, bedrückt, erregt).
- Nun rufen Sie BLAU herbei.
- Sie „kleiden" sich BLAU.
- Geben Sie BLAU hinter sich, in den Hintergrund, um Ihre Schultern, auf sich.
- Wenn möglich und nötig, BLAU in sich. Sie sind jetzt im Einflußbereich BLAU.
- Bringen Sie das BLAU zum Schwingen, das Sie in Ihrem Rücken, über dem Kopf und im Hinterkopf stützt, vielleicht ganz leicht um Ihre Schultern herum, im Nacken.
- Und mit BLAU gehen Sie in die Gruppe zurück. Sie treten in die Gruppe ein, nachdem Sie BLAU geworden sind.
- Und Sie erleben.
  Sie schauen.
  Sie nehmen Ihren Platz in der Gruppe wahr.
  Sie stellen fest, was passiert.
  Was man tut.

- Strecken Sie sich, öffnen Sie die Augen langsam, um den Kontakt mit dem BLAU aufrechtzuerhalten, das lebendig bleibt.
- Machen Sie Notizen.

Die Wirkungen des erweckten Traums, einige Kommentare:

Nachdem man das Tiefblau des zweiten Teils betrachtet hat, gibt es oft eine Intensivierung. Die Landschaft selbst enthüllt in der Tiefe weitere Ebenen, der Blick dringt weiter, sieht räumlich, alles ist lebendiger. „Als ich sie in Blau tauchte, sah ich hinter der ersten so etwas wie eine zweite Landschaft. Zuerst war ich draußen. Dann ist alles in einem tiefen Blau versunken. Ich war darin, gegenwärtig. Die Landschaft mit all ihren Ebenen schien sich zu entfernen, aber sie füllte sich mit Licht. Ich sah klarer." Wenn die erste Landschaft bewegt war, so war die zweite vielleicht ganz einfach weit und ruhig.

Ein paar Kommentare zum vierten Teil, wo man sich blau kleidet und zur Gruppe zurückkommt:
- „Als ich in Blau erschien, schmolzen die andern zusammen. Ich hatte Lust zu lachen. Sie wurden ganz klein, und dann fühlte ich mich gut. Ich wurde riesenhaft, von einer Kraft... Ich hätte Berge versetzen können. Die Leute waren wie kleine Pilze. Ja, ich fühlte mich größer als die andern. Das erlaubte mir, sie zu lieben.
- Sie zu lieben oder sie zu überfahren?
- Pause – Zuerst war die Versuchung, sie zu überfahren, da, zugegeben. Aber stärker war doch der Antrieb, sie zu lieben."
- Fragen an die Teilnehmer:
  „Fühlten Sie sich mit Blau leichter verletzbar?"
  Was die einzige einstimmige Antwort hervorrief:
  „Leichter verletzbar? Im Gegenteil: geschützt!"
  Ein Schutz, der Sie einschließt oder ausschließt?
  „Nein, ein umfassender Schutz."

- Manche Leute sind darüber erstaunt, daß Blau befreit, ihnen ihre Größe zurückgibt, auch eine gewisse Kraft, jedoch den Kontakt zu den andern unterbricht. Daher ein Unbehagen. Im dritten und vierten Teil des erweckten Traumes spielt Blau auf zwei Arten. Es gibt Befreiung, Rückhalt, Distanz, daher Schutz, Nüchternheit, klarere Sicht, dadurch daß man mit sich selbst wieder Kontakt findet und in seine Basis zurückkehrt.

In jeder Situation von Unbehagen ist es eine unentbehrliche Bewegung: zuerst sich selbst finden, ohne sich um den Kontakt mit den andern zu kümmern.

Dann kann man dank dieser Befreiung, dadurch daß man sich selber besser fühlt, auf den Platz zurückkehren, auf andere Art den Kontakt mit den andern wiederaufnehmen, mit einer andern Haltung, von einer guten Entfernung aus.

Diesen Eindruck des Unbehagens, weil Blau Distanz gibt, diese Forderung, die in der Direktheit von Blau enthalten ist, muß man akzeptieren! Blau ist nicht bequem. Je näher eine Farbe beim Licht ist, je reiner und direkter sie ist, desto anspruchsvoller ist sie.

Reines Blau, in einer Beziehung, erlaubt nicht, sich mit Lügen abzufinden. Wenn man sich der Schwingung von Blau öffnet, enthüllt es einem auch die Lügen einer Situation, die wir vorher nur als „Unbehagen" wahrgenommen haben. Indem es uns zeigt, was verborgen war, kann es uns dazu treiben, durch einen Positionswechsel (Distanznehmen, Zentrieren) Abhilfe zu schaffen. „Mit Blau höre ich auf, mich aufzuregen, um das Richtige zu tun und mit den Leuten zu sprechen. Ich ziehe mich ein wenig zurück und lehne mich sogar gegen eine Mauer, das Blau in meinem Rücken." Befindet sich vielleicht dort die Beziehung zwischen „Blau" und „Geduld"? Jedenfalls zwischen Blau und Ausdauer.

Was geschieht mit dem Eintritt von Blau?

Haben die hier gegebenen Beispiele, in denen Blau ins Spiel gekommen ist, etwas Gemeinsames? Vielleicht die Tatsache, daß uns Blau zu einer gewissen Stille, in einen Raum von Stille zurückführt. Merkwürdig, daß sich das Wort zurückführen aufdrängt, hat man doch nicht den Eindruck, von der Stille herzukommen.

Blau führt mich also in Stille zurück, in mich, mitten in die erlebte Situation. Normalerweise sind es Situationen, in denen man sich aus Mangel an innerer Richtung von seinen persönlichen Reaktionen überrannt sieht. In der Mitte zu sein, mit der Situation eins werden, ist etwas Neues. Bis jetzt waren die Situation und die andern auf der einen Seite der Glas- oder Eisenwand und ich auf der andern.

Mit Blau entspannt und öffnet sich etwas. In diesem wiedergefundenen Ganzen schmilzt das bloß Anekdotische – mochte es vorher noch so wichtig erscheinen – oder zerstreut sich von selbst. Von einem Augenblick zum andern hat die Landschaft sich geändert und zeigt eine Ordnung in einer neuen Perspektive. Was wichtig ist, wird frei.

Blau stellt eine Ordnung her. Eine Ordnung ohne Vorschriften, deren Wirkungen zuerst im Körper spürbar wird: ein Seufzer der Erleichterung, die Atmung wird frei, die Spannung in den Augen, im Kiefer, im Sonnengeflecht läßt von selbst nach, ein entschiedener Strom zieht durch den Rücken, alles Wirkungen, die die Lektüre einer polizeilichen Verordnung nicht immer hervorruft!

Der blaue Strom hat mich in sich „nach Hause" zurückgeführt. Ich bade mich bewußt darin, und da ich klarer sehe und freier bin, ergeben sich Worte, Gesten und nötige Taten ganz natürlich. Wenn mir weder Worte noch Gesten noch konkrete Taten möglich sind, nun gut, dann bleibe ich in dem blauen Bad, in der vollen, nüchternen Stille, wachsam und hellhörig auf einem Gelände, das von dem ganzen Reaktions- und Vorurteilsschutt befreit ist.

Beispiele aus dem täglichen Leben

Blau und die Kraft, ruhig zu bleiben: „Ich erhalte oft internationale Telefonanrufe wegen Verträgen, die sich um enorme Summen drehen. Oft lasse ich mich von nervösen, eiligen Leuten anrempeln und beschimpfen. Ich bin soweit gekommen, den Satz ‚Guten Tag, hier spricht... Tumbuktu...' zu fürchten. Nach unserem Licht-Farbe-Kurs sagte ich mir: ‚Schauen wir, ob Blau etwas ausrichten kann!" Wenn man mir jetzt ein Gespräch über eine lange Distanz ankündigt, atme ich, sage und lebe BLAU... und dann lasse ich sie schreien. Ich bleibe ohne Anstrengung ruhig. Erstaunlich, nicht?"

Blau und der Schutzsinn: „Nach einem Überfall, der mir auf der Straße zugestoßen war, wurde ich die ganze Nacht immer weiter von Bildern heimgesucht. Gegen morgen kam mir ein wolliger Schal in den Sinn, den ich am Vortag gekauft hatte, ein Schal von einem derart intensiven Dunkelblau, daß ich mir gesagt hatte: ‚Für wen wird er sein! Auf jeden Fall für jemanden, der in einer schwierigen Situation steckt." Ich legte den Wollschal aufs Bett und ließ das Indigo-Blau wirken, seine Fülle, seine Geradlinigkeit. Endlich kamen Tränen, zusammen mit dem Wort ‚Schutz'. Als ich das Wort einmal gesagt hatte, merkte ich, daß es ‚Schutz für uns alle zusammen" war. Zwei volle Tage blieb dieses Blau wirksam. Ich stellte einen Kristall auf den Schal – das Bedürfnis, gewaschen zu sein – dann kam der Augenblick, in dem ich dem blauen Schal ein gewisses zartes, ganz menschliches Rosa zur Seite stellen konnte... und dann war ich wieder eher bereit, in die Menge zurückzukehren. Aber jetzt – weil ich mich verletzlicher fühle? – kleide ich mich blau, wenn ich in der Menge oder in den dunklen Winkeln der großen Städte bin."

Blau, um sich zu beruhigen und zu stärken: „Blau vor dem Einstieg ins Flugzeug und Blau jedes Mal, wenn ich einen Flughafen betrete. Im Flugzeug drin ein helleres, flockigeres Blau."

Lapislazuli-Blau: „Wenn Sie das Glück haben, einen in der Hand zu halten – seit den Kriegen in Afghanistan ist es schwieriger geworden – behüten Sie ihn, betrachten Sie ihn, geben Sie ihn Ihren Nachbarn weiter, wie ich es getan habe, und fragen Sie sich, wo er in Ihnen ein Echo hervorruft, was er erweckt. Wir haben das in einer kleinen Gruppe gemacht. Es war unser Abendprogramm. Es ist etwas geschehen. Ein neuer Impuls ist daraus hervorgegangen."

Eine blaue Säule für eine lange Zeit der Krankheit: „Während einer langen anstrengenden Zeit nach einer Operation hatte ich eine Zeichnung vor Augen, die mir ein junger Freund gemacht hat. Er dachte an mich, er wollte mich unterstützen. Eine der Zeichnungen ist eine Art Springbrunnenbecken aus leichten blauen Dämpfen mit viel Weiß darin. Es ist flockig, sanft und frisch, ich bade darin. Ich vergesse: durch das Blau geht ein grüner Zick-zack-Blitz. Die andere Zeichnung ist eine kleine grüne Fläche aus frischem grüngelbem Gras. Unten an der Seite luftspendendes Weiß und auf dem ganzen Rest ein rieselndes Himmelblau. Das stärkt mich."

Blau, um sich zu befreien: „Durch das Anschauen eines bestimmten Blaus – mit Gelb und Rot – an der Ausstellung von Staël habe ich ,gesehen', daß ich mit meinem Freund brechen mußte. Gesehen ja, aber die Kraft? Kann ich Blau zu Hilfe nehmen, dasjenige, das ich in diesem Bild gesehen habe? Kann das funktionieren?" – Was Sie darin gesehen haben, ist das nun in Ihnen drin? Hat Blau allein zu Ihnen gesprochen? Hat es Licht in diesem Blau? Und die gelben und roten Flecken, von denen Sie gesprochen haben? Sie bilden einen Teil dieses Schlags, dieser Erschütterung, die Sie sagen läßt ,Ich muß mit meinem Freund brechen'. Geben Sie auf dieses schwingende Ganze weiter besonders acht! Lassen Sie es machen. Zu gegebener Zeit werden Sie erkennen: ,Jetzt ist es soweit'."

Blau ist „umfassend": „Die Grundnote, die für mich alle diese Blaue durchzieht, ob transparent oder undurchsichtig, dunkel oder leicht, ist umfassend. Etwas Allumfassendes in meinem Alltag."

Blau und Gelb zusammen
Die Farben sind Kräfte
HENRI MATISSE

Was ergibt das? Schon können wir Farben zusammenbringen. Eine Farbe spielt nicht allein. Wenn wir sie isolieren, dann nur um jede Note der Farbtonleiter besser kennenzulernen, doch sind sie alle im Zusammenspiel mit dem Licht und unter sich interessant.

Die Begegnung von Blau und Gelb kann einen Schock verursachen. Setzen Sie entschiedenes und reines Gelb und Blau nebeneinander. Was für eine Energie wird dadurch frei? Was kann man mit den beiden Bewegungen zusammen anfangen? Wozu treibt dies mich an?

Wie kann man diese beiden Bewegungen in sich haben, diejenige von Gelb, die nach vorn geht, und diejenige von Blau, die nach hinten geht? Wie diese Spannung ausgleichen? Es ist an Ihnen, es zu versuchen.

Betrachten Sie die Energie, die durch diese besondere Spannung frei wird, in Mode und Werbung, die oft mit solchen Blau-Gelb-Wirkungen spielen. Unterhalten Sie sich damit, zu schauen und sich damit zu beschäftigen, welche Energie in einem Zusammenspiel verfügbar wird, die anderen Mitspieler des Ensembles zu erkennen, die anderen Farben, ob sichtbar oder unsichtbar.

„Ich wollte nicht zu Gelb zurückkommen, da ich sehr Mühe hatte, es zu lassen. Während Blau . . . Aber ich habe eben gesehen, daß meine schlechte Laune mit dieser Weigerung, Gelb anzunehmen, zusammenhängt. Was wird es noch an ‚meinem' Blau verändern?" „Blau und Gelb zusammen, welch unästhetische Kombination! Und trotzdem, wenn ich davon spreche, sehe ich, daß ich mir ausgerechnet ein blau-gelbes Foulard um den Kopf binde, wenn ich düstere Gedanken wälze und daraus herauskommen will! Eine gelbe Rose in einer blauen Vase, die ich in meinem Zimmer gefunden habe, hat die Müdigkeit und die schlechte Laune einer langen Reise weggefegt."

„Meine Versuche mit Gelb und Blau: Ich habe das Indigo-Blau genommen, dasjenige, das hält, inspiriert, verbindet, und ein lichtvolles Gelb. Ich untersuchte, welches ich als Hintergrund sähe und welches seinen Platz vorne fände. Vor dem dunklen Hintergrund von Indigo-Blau nimmt Gelb einen klaren, direkten Glanz an. Es weiß, was zu tun ist: von oben beleuchten und gegen das Ziel zeigen, den Impuls und die Vision geben, die zum Vorangehen nötig sind. Blau seinerseits schien mir dieses Gelb zurückzuhalten und ihm gleichzeitig eine breite und gute Basis zu sichern, für alle Menschen. Gelb gewann so an Richtung und menschlichem Sinn."

„Die Quelle von Blau und die Quelle von Gelb scheinen mir fast eins zu sein, doch gehen die Farben vom Ursprung an auseinander."

Einsatz der blauen Farbe

- Blau: Eine feste, volle Energiesäule, die von oben kommt. Die Säule ist auch senkrechter Fluß gesammelter Energie!
- Blau gibt uns unseren Platz zurück, führt uns gleichzeitig nach hinten, in den Grund, und nach oben.
- Das Gefühl, wieder ins Licht gesetzt zu werden (in der Höhe, wie auf einem Berg) und in sich zurückzukehren (in das Tiefinnere des eigenen Hauses, nach Hause, und nicht mehr bloß „auf den Balkon"). Diese Doppelbewegung empfindet man wie eine Rückkehr zur Quelle, wo man den Sinn der Richtung und des Heiligen wiederfindet.
- Physisch: Dieser Strom richtet uns wieder auf, dehnt uns und bringt uns leicht zurück. Die beständige Kraft von Blau ist vor

allem im Rücken, im Nacken und im Hinterkopf spürbar. Sie erlaubt, eine Grundstellung ohne Anstrengung einzuhalten.

- Man kann sich an die blaue Säule anlehnen oder auch ganz Teil der transparenten Säule sein (verschiedene Wirkungen).
- Die blaue Strahlung nährt, stützt. Sie ist anspruchsvoll. Es ist eine direkte Strömung, ohne Abstriche, die in vibrierenden Blauen etwas vom Schwert haben kann.
- Blau führt uns zu unserem Wesen zurück, nicht zu unseren Rollen.
- Blau bringt eine überpersönliche Ebene zum Schwingen. Man sieht „wie von einem Berg hinunter". Der Abstieg kann dann einige Schwierigkeiten bereiten!
- Gefahr: klarer sehen, etwas sehen, was andere nicht sehen, sich stark fühlen... Man könnte sich zum täuschenden Gefühl der Überlegenheit verleiten lassen, zur Versuchung der Macht, und bum! fliegt man vom Berg! Oder vielmehr: Der Berg besteht nurmehr aus Pappkarton.
- Dieses Höhenblau, dieses Ozeanblau, ist für uns alle zusammen. Auch am Lapislazuli-Blau berührt mich besonders, daß es für mich jenem grundsätzlichen Wert der „Solidarität" Körper gibt, diesem Wert, der schwingt, wenn man ganz einfach sagt: „Wir arbeiten zusammen". Daran, was „auf dem Berg" gesehen und erlebt wird, nehmen alle zur selben Zeit teil.

Während wir vom Berge herabsteigen und dabei eine Blume von dort oben mit uns tragen, bereiten sich in uns die für den Alltag nötigen Taten ruhig vor. (Diese Bewegung wird später mit dem erweckten Traum mit Blau und Violett genauer erklärt werden.)

- Die Bewegung von Blau treibt uns nicht voran wie Gelb. Blau sammelt die Elemente, verinnerlicht sie und vereint sie in eine Senkrechte und in die Tiefe.
- Blau: kosmischer Raum, Tiefe, die alles enthält.

Blau: Das Sammelnde, das Umfassende, die wiedergefundene Richtung

Wann soll man im besonderen Blau herbeirufen?

- Wenn man sich klein fühlt, verwirrt, erregt, und nicht mehr klar sieht.
- Wenn man ohne Richtung ist, entwurzelt, schwer desorientiert, wenn man keine Hoffnung mehr hat.
- In einer Situation, die eine große innere Kraft verlangt, vor allem wenn sie andauert.
- Wenn sich etwas Schlimmes einstellt, wo auch immer, und wenn man praktisch nichts tun kann, sich aber beteiligt fühlt; wenn man das Bedürfnis hat, die in Leidenschaft gezogenen Personen oder die Situation als Ganzes zu stützen usw. (Bemerkung: Eine Farbenschwingung gibt man nicht wie einen Gegenstand. Man erweckt sie in sich, lebt sie und kann auf natürliche Weise den andern, die andern, einbeziehen. Durch das Licht und durch das Licht in der Farbe können wir – so glaube ich – die Farben auf kurze wie auf lange Entfernung mitteilen, teilen.)
- Wenn alles belanglos, wertlos, matt scheint. Wenn man mit sehr negativen Personen zu tun gehabt hat.
- Ein Wort, das gut mit Blau zusammengeht: sich erneuern, neu ausrüsten.
- Blau = Tiefe und Reinheit des Raums. In der Nacht, wenn die Sterne glänzen, wenn alles klar, rein, ruhig und voller intensiver Schwingung ist, dann findet das große blaue Bad statt.

6. Kapitel

EINE FARBE IN SCHWINGUNG VERSETZEN, EINE ILLUSION?

•

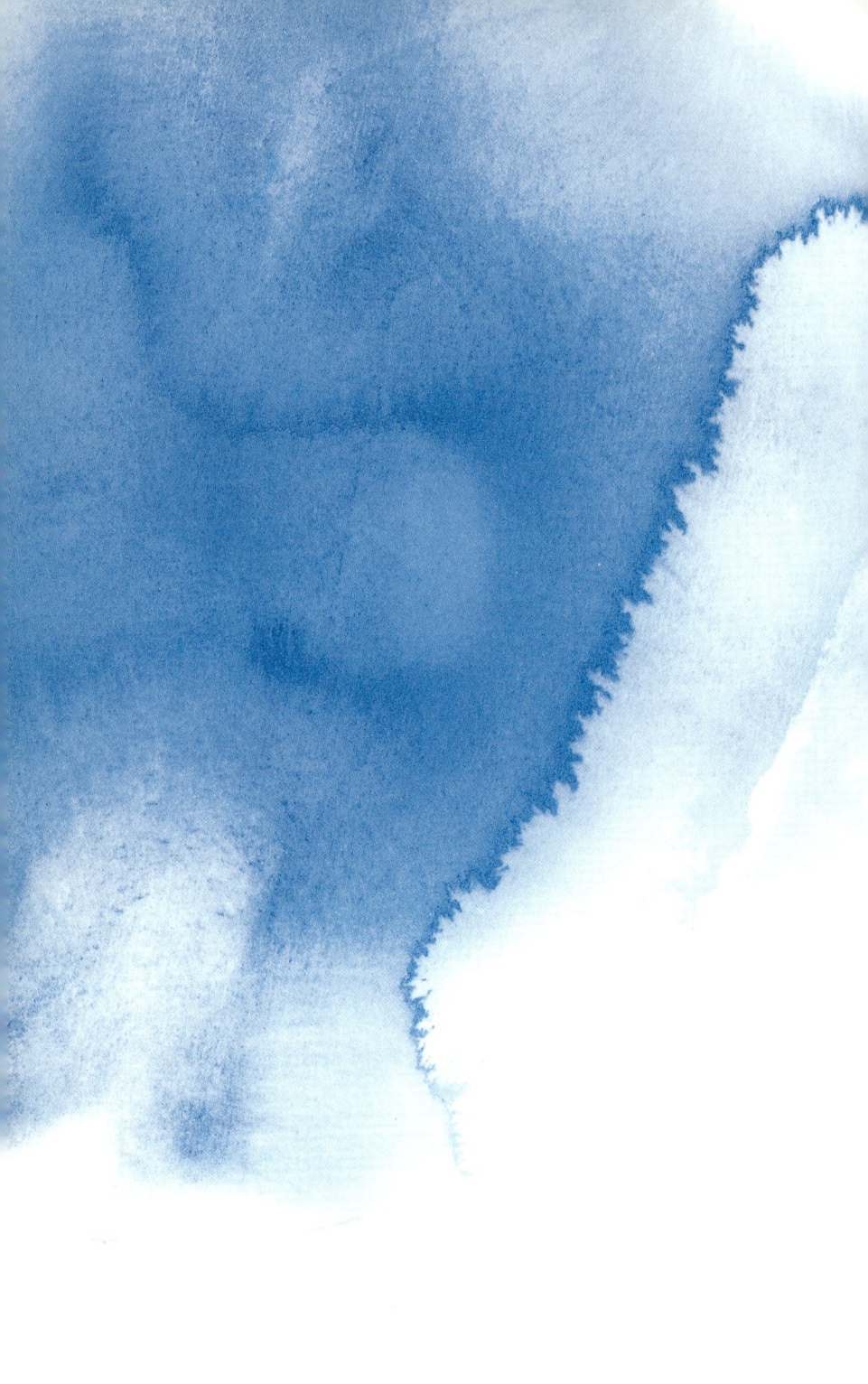

An diesem Punkte der Lektüre angelangt, lieber Entdeckungsgefährte, glauben Sie, daß es wirklich möglich ist, eine Farbe auszusenden, z. B. einem Kind mit Gelb zu antworten? Und daß das wirkt? Haben Sie damit selber eine Erfahrung gemacht? Worum handelt es sich? Ist es nicht eine Illusion, zu glauben, wir hätten in uns die natürliche Fähigkeit, eine Farbe in Schwingung zu versetzen? Anders gesagt, von einer passiven, von Reaktionen aller Art begrenzten Haltung zu einer aktiven, d. h. einer wachen, freien Haltung überzugehen? Und daß dieser Haltungswechsel fühlbar ist, selbst wenn er zur Klasse des Unwägbaren gehört?

Versuchen wir – was nicht leicht ist – zu verdeutlichen, was wir unter folgenden Worten verstehen:

einen Licht-Farbe-Strom wachrufen, dann *eine Farbe aussenden,* und schließlich

eine Farbe in Schwingung setzen oder gar *eine Farbe innehaben,* was schon eine gewisse Meisterschaft verlangt.

Fangen wir mit der Möglichkeit an, einen Licht-Farbe-Strom wachzurufen. Sie haben bemerkt, daß das Wort wachrufen in den Anregungen oft wiederkehrt. („Das Morgenlicht in Ihrer Straße oder in den Bergen wachrufen" usw.) Was ist der Unterschied zwischen wachrufen und aussenden? Sagen wir: Wachrufen ist die Voraussetzung.

Unter den verschiedenen Bedeutungen, die der „Petit Robert" erwähnt, kann man diese behalten: „Wachrufen: Heraufbeschwören, kommen lassen./ Wecken, auferwecken, erregen./ Jemandem im Geiste durch Bilder und Ideen-Assoziationen erscheinen lassen." Und in unserem Zusammenhang: Sich einem Licht-Farbe-Strom hingeben, was bedingt, die egozentrische Haltung zu lassen, sich einer unpersönlichen, überpersönlichen oder einer umfassenderen Ebene zu öffnen. Tatsächlich ist die Bewegung der Hingabe dort einfach und natürlich, wo unsere Aufnahmebereitschaft frei ist. Was man das „Geben und Nehmen" nennt, ergibt ein Ganzes. Wir finden etwas von unserer tiefen Natur wieder: Die Strahlung.

Sehen und Wachrufen: Nach und nach habe ich das Wort „sehen" in den erweckten Träumen aufgegeben. „Sehen" vermittelt oft das Gefühl, man müsse „wie mit den Augen, etwas draußen sehen", und wenn man nichts sieht, dann geschieht nichts! Wie wenn die Farbe keine Welle, sondern ein fester Gegenstand wäre. Wie wenn sie sich draußen vor uns befände, wie wir auch dazu neigen, zu denken, Personen, Dinge und Situationen seien nur außerhalb, grundsätzlich vor uns. *Wachrufen ist weniger sehen als vielmehr der Blick gleichzeitig nach innen und nach außen, eher ein Zuhören.* In einem Forschungszentrum der kanadischen Universität Alberta haben Photobiologen festgestellt, daß das Licht auf den Blutdruck, den Puls und den Atemrhythmus von neun Studenten – darunter zwei Blinde – die gleiche Wirkung erzeugt. Die Schwingung wurde von allen wahrgenommen, sogar von denjenigen, die nichts „sahen". Und wie sollte man denken, mit der Berührung ihres Blutes, ihres Pulses, ihres Atems mit dem Lichte gäbe es nicht auch ein Echo in ihrem Empfinden?

Wenn Sie sagen: „Ich sehe darin nichts" oder „diese Farben sagen mir nichts, es geschieht nichts", denken Sie an die Blinden von Alberta!

Nachdem wir damit angefangen haben, das Farbenlicht zu rufen, eine Farbe wachzurufen und uns dabei des Reichtums und der Präzision unserer Empfindungskraft bedienen, können wir nun

Eine Farbe aussenden

Vor mir beginnt eine Rose sich zu öffnen und sich zu entfalten. Die Rose erweckt verschiedenste Arten von Eindrücken, doch ist es die Farbe, die mich in Bann hält. Ich komme von der Stadt zurück, und dieses Rosa erscheint mir vielleicht als die Note, die im Tohuwabohu der Straßen fehlte. Gut! Ich schaue diese Rose an... ich versuche, Ihnen zu sagen, auf welche Arten.

Erste Position: Ich sehe die Rose gut an, diese rosa Rose, die im Begriffe ist, sich zu öffnen. Das Spiel von Schatten und Licht auf den Blütenblättern, in der Mitte, diese unaussprechliche Farbe... Ich möchte... möchte..., ich verspüre ein Bedürfnis, diese Rose zu ergreifen um sie mir einzuverleiben. So stark daß... ich diese Farbe verschlinge! Sie fällt in mich hinein... und das ist alles.

Ich habe sie verzehrt.

Zuerst war dieses lebendige Rosa vor mir, so schön, daß ich es haben wollte, und dann das Bum! der Farbe im Moment des Verschlingens, darauf – wenn ich genau hinschaue – eine Enttäuschung: „war das alles!" Und wenn ich die Rose jetzt anschaue, scheint sie mir weniger lebendig als vorher.

Zweite Position: Die Rose, das Rosa, das Licht in der Rose... und ich antworte ihnen. Das Rosa und ich in ein- und derselben Bewegung, demselben „Gesang". Das Rosa wird dargeboten, geschenkt, vibriert, wie soll man sagen? Durch dieses stille Einverständnis zwischen der Rose und mir strahlt es.

Eine Freude zu entdecken, daß diese Bewegung des Strahlens „natürlich" ist, daß sie eine quellende Frische mit sich bringt und nicht an die Zeit gebunden ist. Dieses Rosa ist immer gegenwärtig, ich könnte es selbst in die Menge mitführen, wenn ich das nächste Mal hingehe.

Der Positionswechsel, der Gang von einer „passiven" zu einer „wachen" Position, der eine Art Purzelbaum ist, wird als wirkliche innere Bewegung erlebt, die von einer korrekten Körperposition unterstützt und verdeutlicht wird: Ein genauer Ausgleich auf der Höhe der Taille – der Rücken ist nicht mehr hart oder schlaff, er richtet sich von selbst auf – ein leichtes Zurückweichen, eine Dehnung, alle diese feinen und deutlichen Bewegungen sind Antwort auf die Lebensströme, die durch die Kopfspitze und die Basis der Wirbelsäule kommen.

Diese Dehnung und Befreiung wurde bewirkt durch den Anhauch und die Gegenwart dessen, was von jenseits unserer persönlichen Grenzen bis in unser Innerstes klingt. Von dieser Position aus kann man vom Aussenden einer Farbe sprechen.

Sender zu sein – wenn wir die Rose als Beispiel nehmen – heißt mit der Rose singen, selbst die Rose sein, anstatt sie zu verschlingen, zu verzehren. Um Sender zu sein, gilt es zuerst, guter parasitenfreier Empfänger zu sein, der den Strom wohl durchziehen läßt.

Was ich von der Rose bekomme, was sie mir gibt, und meine bewußte ruhige Antwort: das alles zusammen ergibt die Sendung.

Theoretisch könnte man irgendwo und in irgendeiner Situation in der Position des „Senders" sein. In der Praxis stellen alle, die sich schon seit Jahren üben, fest, daß es liegend schwieriger ist als aufrecht, was uns auch empfänglicher gemacht hat für die Bedürfnisse der Kranken und Bettlägerigen. Schwieriger auch, wenn man in Eile ist, unruhig usw.

Das führt uns zur Bemerkung, die dieses Kapitel hätte eröffnen können: Man muß vieles fallenlassen, um eine Farbe „singen" zu können!

Die Quelle dieser Sende-Fähigkeit liegt im Lichte. Und da die Farbe nicht unbedingt in gebündelter Form erscheint, suchen wir sie im Schwarzen – wie der Clown Dimitri in der Zirkusarena, der beim Hinausgehen sorgfältig die vom Zelte heruntergefallenen Lichtflecke aufhebt und zusammensammelt.

Der Mann, der zur Sonne wurde, ein anderes Beispiel für unsere Fähigkeit auszustrahlen.
Diese wahre Geschichte von einem Manne, der zur Sonne wurde, hat der Schriftsteller Pierre Derlon erlebt. Er hat mit den Zigeunern gelebt, und man fragte ihn, wie er gemerkt habe, daß er ein Heiler sei.

„Gewisse Tatsachen haben mich geprägt, aber ich mußte eine Prüfung bestehen. Mein Prüfer hat mir diese Aufgabe gestellt: ‚Du wirst deine Gewohnheiten ändern und bei Tag arbeiten. Auf das Fenster deines Ateliers wirst du eine Pflanze stellen. Es ist an dir, durch deine innere Haltung zu bewirken, daß diese Pflanze sich nach dir richtet und nicht nach der Sonne. Jeder neue Trieb wird sich so gegen dich drehen, gegen das Innere des Ateliers, und nicht gegen die Sonne.- Als dies geschehen war, sagte der Prüfer zum Manne, der zur Sonne geworden war: ,Du hast die Hälfte der Prüfung bestanden. Jetzt wirst du die Pflanze ihrem natürlichen Gesetz wieder überlassen.- Als die Pflanze sich dann wieder ganz natürlich der Sonne zuwandte, wußte ich, daß ich ein Heiler war."

Eine erstaunliche Geschichte, nicht? Ein Beispiel von Strahlung, das nicht leicht zu imitieren ist! Zur Sonne werden – „Dieses Kind ist ein wahrer Sonnenstrahl" – und sich nicht mit ihr verwechseln!

Die Herausforderung der Tulpen

Nach dem Mann, der zur Sonne wurde, ein anderes konkretes Beispiel für das Spiel „Geben und Nehmen", Eindruck – Ausdruck.

Es gibt mehrere Arten, einer Erklärung oder Herausforderung der Farbe zu antworten. Ich gehe durch die Gärten einer Stadt, am Seeufer. Letzte Frühlingstage. Plötzlich ein deutlicher Stillstand, wie wenn ich gegen eine unsichtbare Mauer gestoßen wäre. Vor mir ein rechteckiges Beet, bepflanzt mit Tulpen von einem derart gewaltigen Rot, daß mir der Atem stillsteht. Ich bleibe auf der Stelle, einen Meter entfernt, angehalten von den Schwingungen dieses Rechtecks von roten Blumen.

Ich versuche hier, die verschiedenen Bewegungen zu beschreiben, die im Moment der Begegnung rasch aufeinanderfolgten:

Zuerst ein Rotstoß in Brustbeinnähe, wie wenn ich gegen einen starken regelmäßigen Widerstand angehen müßte: Es verschlägt mir den Atem, die Tulpen lehnen sich gegen mich.

In dem Rot dieser Tulpen mit Namen „Rotkäppchen" – armer Wolf! – laufen verschiedenartige orange Flammen. Es brennt und bohrt.

Mich schützen, wie? Womit mich umgeben, was mich nicht einschließt? Platz wechseln? Ja, tatsächlich: Indem ich mich leicht verschiebe, schlägt die Sonne nicht mehr in der Weise auf die Tulpen, daß sie ihre Farbe bis zum Maximum steigert. Aber wenn ich auf meinen Platz zurückkehre, welche Farbe aussenden? Ich versuche es mit Rot – einem weniger heftigen –, mit dem ich einen Umhang um mich bilde. Nicht sehr überzeugend.

Indem ich, ein bißchen beruhigt, die Tulpen-Gegner weiter anschaue, ahne ich jetzt, daß diese Herausforderung auch eine dargebotene Energie, einen möglichen Austausch bedeutet. Warum mich an die Haltung „mich schützen" klammern? Und warum mich über mein Aufgeregtsein aufregen? Indem ich diese Aufregung akzeptiere, beruhigt sie sich, und die Atmung normalisiert sich. Ich beginne, Spaß zu haben. Die rote Energie der Blumen benützen, um diejenige in mir drin freizumachen, versuchen, Rot heraufzuholen. Auf meine Art und meinen Mitteln gemäß der Tulpe und ihrem Übermaß antworten.

Dieser Positionswechsel ließe sich so verdeutlichen: Im ersten Teil der Begegnung weiche ich zurück und suche eine Zuflucht. Dann betrachte ich die Situation und akzeptiere, was ich die „Gewalt" der Tulpe nenne, das Echo auf die meinige! Ich kann dann mit diesem Rot in Beziehung treten, der Tulpe begegnen und mein eigenes Rot vibrieren. Keine sichtbaren äußerlichen Bewegungen, aber eine deutliche Stärkung. Wenn die roten Tulpen an der Sonne vor Lebensenergie außer sich sind, stärke ich diesen Morgen meinen Mut, indem ich mich ihnen gegenüberstelle.

In der Tat erinnerte mich diese rechteckige dynamische Form an die Infanterieformationen in den Geschichtsbüchern: im Rechteck auf dem Marsch, stark, unerbittlich. Rot,

Krieg, Flammen, Gefahr. Trotzdem reichte es, mich um dreißig bis vierzig Zentimeter zu verschieben, damit die Sonne die Tulpen anders berührte und das Rot Lebensflammen ausstieß.

Mit der Farbe gegenwärtig sein durch einen Positionswechsel von passiv zu wach

a) Sich eines Bruches, einer Verschließung, einer Verhärtung bewußt werden, was eine Rückkehr in sich selbst bedingt.

b) Wünschen, bereit sein, beschließen, Position zu wechseln.

c) In die Situation achtsam und teilnehmend zurückkehren.

Je öfter ich dieses Zusammenspiel bei banalen Gelegenheiten des täglichen Lebens erlebe, desto leichter erkenne ich meine Art, diese Art „zerbrechlich wie Schnee und stark wie die Sintflut."

Der Durchgang des Lichtes durch das Prisma und das Spiel der Farben in der Physik. Was wir davon innerlich erleben können.

Im Kristall werden die Farben
des Himmels dank eines unsichtbaren Bandes
auf der Erde behalten.
GASTON BACHELARD

Licht, Farben, Thema und Grundlage dieses Buches und der vorgeschlagenen Übungen; Verwandlung des Lichtes in Farben; was kann man über diesen Vorgang in der Physik sagen, und in uns? Betrachten Sie die Abbildung hier gegenüber: Ein durchsichtiges Prisma auf schwarzem Grund. Das dreieckige Prisma empfängt auf seiner linken Seite oben einen feinen Strahl von weißem Licht. Was geschieht damit, einmal im Prisma drin?

Auf seiner rechten Seite und in verändertem Winkel öffnet das Prisma einen Fächer von Farben, der durch den ganzen dunklen Grund hindurchgeht. Um zu verstehen, was passiert, erinnere ich mich:

95

Das Prisma hat zwei interessante physikalische Eigenheiten.

Die Versuche Newtons haben gezeigt, daß ein weißer Lichtstrahl, der durch eine Öffnung hindurchgeht und in einem bestimmten Winkel ein im Dunkeln aufgestelltes Prisma berührt, sich in ein Bündel von farbigen Strahlen teilt. Dieses nennt man Spektrum. Es handelt sich um das Phänomen der Brechung.

Derselbe Lichtstrahl ändert nach der Berührung mit dem Prisma auch die Richtung, und zwar in Abhängigkeit von der Differenz der Dichte.

Diese beiden Phänomene erklären sich dadurch, daß jede Farbe eine andere Wellenlänge hat: Die verschiedenen im Licht enthaltenen Wellen verlangsamen sich in verschiedenem Maße, wenn sie eine dichtere, jedoch wie das Prisma immer noch transparente Umgebung berühren, und bewirken so die Öffnung des Farbenfächers: der Regenbogen.

Indem er auf die Farbstrahlen ein zweites Prisma hinstellte, stellte Newton das weiße Licht wieder her, und bewies damit, daß es das Licht ist, das die Farben enthält, und nicht das Prisma.

Hier also in einigen Worten das physikalische Gesetz, das die Wandlung des Lichts zur Farbe durch das Prisma erklärt. Aber könnten wir nicht uns selbst als eine Art Prisma betrachten? Dieser Gedanke steigt beim Betrachten der Abbildung in mir auf.

Wir erkennen, daß das physikalische Licht uns berührt, uns erleuchtet. Aber wir werden in unserem Innern von einem unendlich viel durchdringenderen Lichte erleuchtet, reinem weißen Lichte, aus göttlicher Quelle.

Was geschieht unter dem Impuls dieses andern Lichts? Gibt es in mir ein Prisma, ein Zentrum, wo sich dieses reine weiße Licht verwandelt und einen Farbenfächer produziert, für den ich mitverantwortlich bin? Welche Rolle spielt der dunkle Grund in dieser Verwandlung von Licht in Farben?

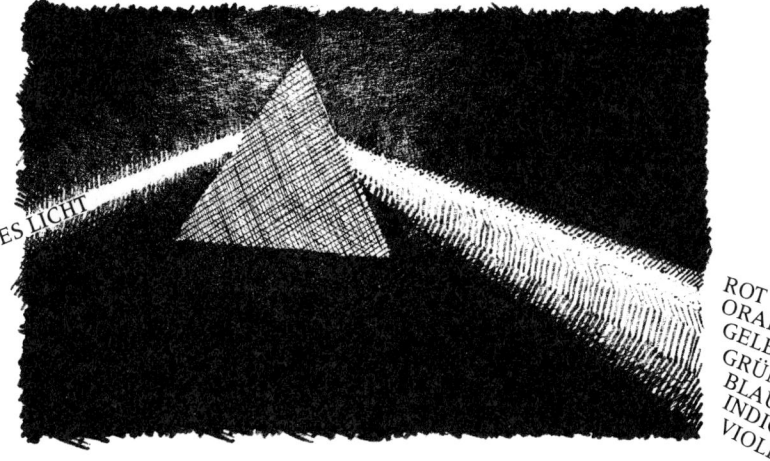

WEISSES LICHT

ROT
ORANGE
GELB
GRÜN
BLAU
INDIGO
VIOLETT

Ein durchsichtiges Prisma empfängt (links) einen feinen Strahl weißen Lichtes. Dieser geht durch das Prisma hindurch, und wenn er es (rechts) verläßt, öffnet er sich zu einem Fächer von Farben: Violett, Indigo, Blau, Grün, Gelb, Orange, Rot.

Ich betrachte noch diesen fruchtbaren Punkt, wo sich im Prisma auf dunklem Grund unter dem Einschlag des Lichtes ein Fächer von reinen Farben öffnet, und das Herz wird wachsam. Wenn der Durchgang in mir frei ist, entfaltet sich der Farbenfächer zu gegebener Zeit: Je nach Notwendigkeit und Möglichkeit des Augenblicks fangen eine oder mehrere Farben wie von selbst an zu schwingen.

Die Erfahrung dieser Bewegung läßt mich sagen: „Ich sehe in mir ein Prisma, einen strahlenden Juwel, der das Licht empfängt." Man könnte hinzufügen: „. . . und der es in Form von Farben offenbart!" Oder in Form von Klängen. Doch hier ist es die Farbe, die uns interessiert.

97

7. Kapitel

ROT!
EIN GROSSZÜGIGES FEUER

•

An einem klaren und kalten Wintermorgen in der Frühe –
das schläfrige Haus hält seine eigenen Farben noch in sich
versteckt – rufe ich Rot wach. Draußen, dort wo die Sonne im
Begriff ist aufzugehen, geht der Himmel von gewissen grau-
blauen Tönen zu gold-pfirsichfarbenen Tönen über: das große
subtile Spiel.

Mit Rot zieht eine Welle vorbei! Mehr Leben und Wärme in
den kalten Füßen. Mehr Kraft unten in der Wirbelsäule,
vollere Arme, und ich weiche weniger zurück vor der zu
bewältigenden Arbeit, die ich vor mir habe. Dies geschieht
nicht auf einen Schlag, sondern wellenweise.

Oft treibt mich Rot zu singen. Rot ist großzügig und risiko-
freudig, und ich, warum sollte ich mich weiter in meiner Ecke
verkriechen? Rot zieht die Kinder an. Es zieht uns an und
macht uns Angst. Doch wie schade, sich dieser Feuerskraft zu
berauben!

In diesem Augenblick stelle ich verwundert fest, daß Rot
gleichzeitig auf Füße (Wärme) und Atmung (Mut) einwirkt.
Wodurch kann es diese beiden verschiedenen Aspekte berühren? Das Rot, das ich wachrufe, ist von einer kraftvolleren,
stärkenden, festen Struktur und wirkt dadurch in den Füßen.
Und die Welle ist viel schneller, durchsichtig – könnte man
sagen, wie ein Lichtfeuer? – und wirkt auf den Atem.

Um die Aktivität des heute sehr notwendigen Anteils von
Rot zu erhalten rufe ich einen gewissen Kreisel wach, einen
kleinen japanischen Kreisel, kirschrot, glänzend, mit zwei
azidgrünen Blättern, auf den meine Hand in einem
Warenhaus gestoßen war, wo ich ein Geschenk für einen
Bekannten suchte. Es hatte nichts unter den möglichen
Geschenken, und plötzlich, als ich schon aufgegeben hatte,
gab mir der Kreisel ein Zeichen. Er leuchtete in meiner Handhöhle, frisch, herausfordernd: „Wagst du mich auszusu-
chen?" Ein Kreisel für einen Universitätsprofessor!

Ich habe ihm den Kreisel geschenkt, ohne ein Wort, verle-
gen. Ganz verpackt ging er von meiner Hand in die seine. Wir

sprachen nie davon. Spielte er irgendwo in seinen Angelegenheiten den kleinen Wirbelwind aus roter und grüner Energie? Hatte er ihn weggeworfen? Monate später trifft ein Brief ein: „Kommen wir auf diesen Kreisel zurück! Zuerst ‚vergesse' ich ihn während Wochen in einer Tasche, lege ihn dann auf den Bürotisch, nehme ihn immer öfter zur Hand, und er spricht zu mir, stößt mich, verwirrt mich. Ich beginne zu sehen, was er sagen will, so sehr zentriert in seiner Rundum-Bewegung. Er führt mich zur Erkenntnis, daß ich schon seit langem keinen Mittelpunkt mehr habe, daß ich gut daran täte, zu schauen, was im Mittelpunkt ist, den ich seit so vielen Jahren vergessen hatte. Ist es das Rot, das Grün, die Form, das Holz, der Glanz, das Gewicht, das Spielzeug, seine Bewegung, die wirkt? Ich weiß es nicht. Ich weiß nur, daß der verdammte Kreisel mich immer weiter in Bewegung hält."

Rot für den Aufbruch

Rot versteht sich in der Tat darauf, eine Handlung vorzubereiten und sie dann zu unterstützen.

„Für mich ist der Anfang das Härteste. Ich quäle mich, fühle mich unfähig, zu schreiben, zu malen, beides das gleiche. Also versuchte ich es mit einer roten Kugel, da wir im Kurs davon gesprochen hatten. Am Abend lege ich sie neben mein Bett und schaue sie vor dem Einschlafen an. Ich nehme sie am Morgen und stelle sie auf meinen Arbeitstisch. Nun gut, der Schritt tat sich ganz von selbst: Ich kann mich an die Arbeit setzen ohne all diese erschöpfenden Kämpfe. Jetzt reicht es mir, Rot zu denken! Der graue und düstere Tag von gestern raubte mir allen Mut. Ich dachte Rot. Bei den Füßen beginnend stieg ich den Körper entlang bis zum Kopf hinauf. Dann ging ich den Armen entlang bis zu den Händen hinunter. Ich fühlte körperlich, wie die Farbe an meinen Händen haftete, wie wenn ich rote Handschuhe übergestreift hätte. Ich ging dann mit großem Mut an meine Arbeit, es war fast wie ein

Wunder. Dazu hatte ich eine derart sichere Hand, daß ich überrascht war. Um das Rot im Verlaufe der Arbeit nicht zu verlieren, stellte ich vor mir einen Apfel mit genau der richtigen Farbe auf den Tisch. Von diesem Apfel ging eine derartige Kraft aus, daß ich ihn am Abend beim Schlafengehen mit einem weißen Blatt zudecken mußte; sein Anblick hinderte mich zu schlafen!"

Als eine Therapeutin in der Gruppe dies hört, protestiert sie und erzählt ihre Sorgen mit Rot: „Um eine gewisse Person zur Therapie zu empfangen, kleidete ich mich ganz in Rot.

– Und dann?
– Die Person kam auch ganz in Rot!
– Und was ergab das?
– Eine Explosion! Und trotzdem fühlte ich mich gut in diesem Rot, das ich beherrschte."

Rot kann anspornen, Rot kann blockieren! Rot zieht an und Rot macht Angst! Je nach Person, nach Situation, Rotton, Zeitpunkt usw. können sich sehr verschiedene Wirkungen zeigen, da die Farbe in einem zusammenhängenden Ganzen spielt, wo alles zueinander in Beziehung steht. Wenn wir zum Beispiel am Kapitelende sagen: „Gelb befreit" und „Blau führt in sich selbst", geben wir nur die Grundtendenz der Bewegung der Gelb- oder Blaufamilie an. Doch was für einen selbst zählt, sind die Fragen: „Welches Gelb?", „Welche Farbe verlangt diese Situation?" und zuerst: „Ist diese Farbe klar in mir, lichtvoll oder trübe, klebrig?" usw.

Es kann sich nicht um Regeln oder Rezepte handeln. Durch ein geduldiges, fein herangebildetes Fühlungsvermögen lernt man am besten spielen. Denken Sie bei Rot vielleicht mehr als bei anderen Farben an den Anteil des Lichtes und der Durchsichtigkeit.

In einer von Rot ausgehenden Bilderfolge wird diese Farbe oft von Gefühlen der Beklommenheit, Bedrückung, Angst, Ekel usw. begleitet. Wenn man in dem Augenblick der bedrängten Person Fragen stellt, stellt man fest, daß sie ein dickes, klebriges Rot wachgerufen hat, das ins Bräunliche eines nicht mehr zirkulierenden Blutes geht und so Assoziationen mit „Gefahr, Unfall, Schlacht, Blutvergießen u. s. w." spielen läßt und sie in eine Passiv-Stellung drängt. Wenn dies der Fall ist – Bis jetzt haben wir die Möglichkeit vom „ins Weiße tauchen" noch nicht gesehen, die im nächsten Kapitel zur Sprache kommen wird –, gibt es nichts anderes als Ihr Rot beleuchten, erhellen, das Licht herbeirufen, es vom Klebrigen, Schweren, das hinunterzieht, befreien. Eher an den Glanz des Rubins denken, wenn man ihn gegen das Licht hält. (Gehen Sie bei einem Bijoutier einen Rubin anschauen, wenn Sie keinen zur Hand haben, auch nicht als Photographie!)

Rubinrot über dem Kopf für mich, Orange für ihn: Unlängst wurde am Abend in einem U-Bahn-Zug ein Mann plötzlich erregt, wütend und geriet ins Taumeln wie ein Betrunkener. Er schreit, durchquert den Wagen im Zick-Zack-Gang und setzt sich just mir zur Seite. Zuerst habe ich Angst, doch dann erhole ich mich und denke daran, daß ich in einer anderen mühevollen Situation Rubinrot über meinem Kopf wachgerufen hatte, Rubinrot mit Diamant. Ich tue es und rufe auch Orange wach für diesen Mann, der sich beruhigt hat und zu seinem Platz zurückgekehrt ist, wo er sich ruhig hält."

Viele Leute fürchten das Rot oder haben nie dazu gegriffen, womit sie sich vielleicht einer starken, großzügigen, kräftigenden Schwingung berauben. Eines Tages frage ich am Tisch eine Cousine, die ich zu kennen glaubte, geradeheraus: „Für dich, welche ist die Farbe deiner Kindheit?" Überraschung, sie hält kaum einen Augenblick inne, oh! und antwortet: „Rotkäppchen." Dann bricht sie in Tränen aus.

Später sprechen wir in Ruhe darüber: Als Kind spielte sie in einem Theaterstück die Rolle des Rotkäppchens und fühlte zum ersten Mal sehr stark den Genuß, ganz allein in den Wald zu gehen. Sie zeigt ohne zu zögern das Rot, das sie an jenem Tag trug, ein Rot, das sie nie wieder zu tragen wagte. Sie versteht nun, daß sie weint, weil sie auf das Rot verzichtete, mit dem sie sich so stark gefühlt hatte.

Wenn sie sich Rot nähern, denken sie nicht nur an die Lichtfülle, die Transparenz, die seine schönsten Eigenschaften zum Leben bringen, denken Sie auch an die Wichtigkeit der Dosierung! Rot verlangt beherrscht zu werden. Ein Streifen Rot in einer gegebenen Situation kräftigt und regt an. Daß Rot überhand nimmt, bedeutet Ertränken, Überfahren, Überschwemmen durch Assoziationen von unterbewußten Bildern, die uns mitreißen.

Und wenn Rot überhand nimmt? Eine wirksame Methode, diese Energie zu meistern, besteht darin, sie in Form eines roten Würfels sichtbar zu machen. Dann ist seine Energie eingefaßt, begrenzt, versammelt. Wenn es unmöglich ist, den Würfel wachzurufen, versuchen Sie es mit einer kleinen roten Kugel, die zum Beispiel in Ihrer Handhöhle ruhen könnte. Das Wachrufen wiederholen, bis diese Form – Würfel oder Kugel – Körper annimmt.

Physische Wirkungen

Über die Anregungen zum Einsatz der gelben Farbe (Seite 45) hinaus spielen Sie hier mit den physischen und fühlbaren Wirkungen von Rot:

- Sie geben Rot auf Ihre Füße, Pantoffeln, Schuhe usw. / Sie rufen unter Ihrem Fuß, um den Fuß herum und im Fuß Rot wach.
- Rot auf die Kniee, wie ein roter Knieschutz. Er kann zuerst aus Wolle oder Seide sein; anschließend ersetzen Sie das wirkliche rote Material durch das Wachrufen einer roten Welle um das Knie herum.
- Rot im Arm vor dem Heben oder Tragen von etwas Schwerem.
- Rot als unsichtbarer rechteckiger Teppich, wenn Sie zittrig sind vor dem Eintreten in einen für Sie wichtigen Ort.

- Rot – dann aber sehr vibrierend und durchsichtig – zwischen den Schulterblättern um eine Herzensleidenschaft und einen Schritt der Liebe zu stützen.

Gewisse Aspekte von Rot werden Ihnen klarer erscheinen, wenn Sie es andern Farben nähern, die Sie kennen, Rot und Gelb zum Beispiel. Oder Rot und Blau. „Blau führt mich in die Tiefe, Rot kommt mir entgegen." „Rot, ein steigendes Feuer, Blau, ein fallendes Wasser." Durch diese Annäherungen hilft man sich, die eigenen Regungen wie diejenigen der Farben zu präzisieren.

Ein erweckter Traum mit Rot

1. TEIL

- Bereiten Sie sich auf den erweckten Traum mit Rot vor (Stellung – Atmung)
- Sie rufen eine bestimmte Situation wach, die eine körperliche Gefahr für Sie und andere miteinschließt.
- In dieser Situation haben Sie die Möglichkeit zu handeln, die Verantwortung zu handeln ...
- Wenn sich nicht sofort eine Situation einstellt, lassen Sie die Ereignisse dieser Szene ruhig kommen.

Wenn es möglich ist, schauen Sie die Situation genau an / den Ort / den Zeitpunkt / die Szene und die einbezogenen Personen / Ihren Platz / und was Sie zu tun haben, so bescheiden es auch sein mag.

- Welche Mittel haben Sie für Ihre Handlungen? Sind Sie bereit, etwas zu tun, oder sehen Sie sich am Handeln gehindert?

2. TEIL

- Rufen Sie jetzt bewußt ROT wach.
- Rufen Sie ROT, ROT als Unterstützung Ihrer Handlung in dieser konkreten Situation.
- Sehen Sie, wo es sich spontan in Ihnen niederläßt. Welche Wirkung hat es im Zusammenspiel der Situation?
- Handeln Sie, tun Sie, was Sie tun können./ Die ROTE Welle stützt Sie.
- Was geschieht?
- Nehmen Sie Abstand und beobachten Sie die Szene, die durch Ihre Handlung verändert worden ist./ Fühlen Sie ihre besondere Qualität (zum Beispiel: sicher und direkt, schüchtern, mutig, oder zu impulsiv, prahlerisch, angepaßt usw.) Nehmen Sie die Mittel Ihrer Handlung zur Kenntnis.

- Atmen Sie tiefer ein. / Strecken Sie sich. / Öffnen Sie die Augen./ Atmen Sie weiter frei / und notieren Sie, was ROT geschehen ließ und Ihnen in dem Fall erlaubte.
- Was für ein Rot war es? / Suchen Sie möglicherweise ein gleichwertiges in Ihrer Umgebung. Wenn Sie blockiert waren und Sie mit Interesse an diesem Punkt arbeiten, rufen Sie andere Rote wach, bis Sie dasjenige finden, das Ihnen hilft, in einer gefährlichen Situation richtig zu handeln.
- Mit Rot, seiner besonderen Energie und seinen Gefahren ist es wichtig, nach dem erweckten Traum sorgfältig „zurückzukehren": Atmen, Strecken, langsame Bewegungen, um den Übergang zum täglichen Leben gut zu erleben.

Einige Wirkungen dieses erweckten Traums
Am Anfang geschieht es ziemlich oft, daß das Wachrufen von Rot die Panik verstärkt, diesen Gefahrsinn, und die körperlichen Symptome verschlimmert (Sonnengeflecht oder Hals bedrückt, feuchte Hände, Zittern usw.). Dann beruhigt sich das, und wenn man wartet, kommt Kraft und Mut, mit Mitteln, die man kurz vorher nicht zu haben glaubte.

Einen Sturzbach überqueren: „Ich mußte einer Freundin, einer schlechten Gebirgsgängerin, helfen, einen reißenden Sturzbach zu überqueren. Diese Situation stellte sich in Wirklichkeit, und wir konnten nicht weitergehen. Ich habe sie im erweckten Traum wiederaufgenommen. Ich machte einen ersten Übergang mit Blöcken, doch es reichte nicht. Die Person wagte die Überquerung nicht. Mit Rot wurden meine Arme sehr stark (Geste der Öffnung, mächtig und ruhig) und ich konnte mühelos große Blöcke nehmen, um einen Damm zu bauen. Mit noch mehr Rot wurden meine Stiefel zu hohen granatroten Damenstiefeln. Ich fühlte mich in dem Strom unausreißbar. Beim dritten Mal Wachrufen von Rot wurde ich selbst rot und die Freundin ging hinüber. Es war großartig! Noch fühle ich diese Kraft.“

Von Rot mitgerissen: „Ich hatte Mühe, dem Fortgang des erweckten Traumes zu folgen. Ich ließ mich von Rot mitreißen: Revolutionsrot, das so viele Kräfte befreit, daß damit eine ganze Nation aufgewiegelt werden kann. / Kommunismus, das rote Büchlein von Mao / Rot der Gefahrenschilder / Rot der CocaCola- oder Marlborowerbung / die Schweizer Fahne / Liebe – Herz – Blut (Blut des Lebens oder des Todes, vergossenes Blut) / Würde des vor wichtigen Personen ausgerollten roten Teppichs.

Alle diese Rote ergießen sich, und ich sehe, daß es wichtig ist, sein Rot zu dosieren, zurückhaltend zu bleiben. Ein wenig mehr Rot im Falle von Zweifel oder Ermüdung, ein bißchen weniger bei wütender oder autoritärer Laune.“

Rot im Kopf: „Ich muß einen mühsamen Telephonanruf tätigen (in Wirklichkeit und im Traum). Ich bin rot im Kopf und im Sonnengeflecht, was sehr unangenehm ist. Indem ich die Worte „wenn es zuviel Rot hat“ aus dem erweckten Traum höre, verwandelt sich dieses in ein kleines rotes Rechteck, wie eine Fahne, auf die Hand gelegt.“

Seine Gewalt sehen: „Eine Flugzeugentführung. Ich beschloß, den Piraten zu töten. Bevor ich es tue, sehe ich schon rot. Ich töte ihn, und es erstickt mich, daß ich nachher weiter töten will!“

Ein Straßenunfall, und ich bin schwach: „Ein Unfall auf der Straße, und ich muß ganz einfach die Autos daran hindern, einen Stau zu bilden. Aber ich bin schwach. Bei „Rot“ breche ich zusammen und sehe mich tot. Auf die Worte „Halten Sie Rot zurück, wenn es zuviel wird“ finde ich mich auf meinem

Platz wieder ein, diesmal mit einer roten Kelle, um Signale zu geben. Bequemer! Mit den Worten ‚Wenn Ihr Rot zu sehr so oder so ist, wechseln Sie Rot' findet sich alles, was verstreut war, auf einem roten Punkt in der Mitte der Stirne wieder."

Rot, das das Blut zirkulieren läßt, Rot, das wärmt, Rot, das die Handlung unterstützt.

Funkelnde Rote, die etwas verkünden, Rote, die zur Schöpfung inspirieren (Wagner komponierte mit einem roten Licht zu seiner Seite), durchsichtige Rote – das leidenschaftliche Herz –, eine ganze Skala vom dichtesten bis zum flüssigsten; ich lade Sie ein, diese Skala kennenzulernen und zu benutzen, wenn sich das Bedürfnis danach bemerkbar macht, denn das Rot ist eine Kraft, deren wir beständig bedürfen, aber in Nuancen, Qualitäten und Dosierungen, die man für sich genau entdecken muß.

Rot kann auch eine gesammelte, stille Kraft werden, wie im großen Bild „Rot und Orange" von Rothko, wo die beiden Farben zu einer tief erschütternden Wirkung zusammentreffen. Oben eine rechteckige Fläche von stillem mattem Rot. Eine Mauer der Stille und des Geheimnisses. Vorrat von wenig vertrauten oder ziemlich unbekannten Kräften. Unten eine rechteckige Fläche von gleicher Breite von intensivem Orange, das in Wellen schwingt. Ein feuriges Orange, das Welle für Welle in das Rot eindringt und darüber hinweggeht. Der Grund, der Rahmen des Bildes, ein malvenfarbiges Rosa, das sich allein kaum bewegt und uns erlaubt, einen festen Anhaltspunkt zu behalten, denn je länger man es anschaut, desto mehr scheint das ganze Bild eine Aufeinanderschichtung von Energieräumen, die sich ohne Unterhalt verändern und neu zusammensetzen und sich im Raum mit einer maximalen Spannung zusammenhalten.

Während ich diese Spiele von roter und oranger Farbenergie beobachte und sie entdecke – sie sind neu, wirklich neu – führt mich der innere Nachklang zu einem Traum, in dem ein

schräg aus dem Raum herkommender Fluß von glänzendem
Orange, so breit wie tief, auf die Erde herabfiel, Welle für
Welle von einem besonderen, dahinter versteckten Pulsschlag
gestoßen. Dieser mächtige Fluß wurde von feurig roten,
durchsichtigen Wellen durchquert, die mit großer Geschwindigkeit durch die Oberfläche gingen, hervortraten und ver-
schwanden, ein entschiedenes Rot. Dies alles im Vordergrund.
Hinten ein Grund von goldenem Glanz. Die Worte, die den
Traum begleiteten: „Schon bereitet Christus seine Rückkehr
zur Erde vor."

Einsatz der roten Farbe

- Rot als Schwingung kann als sphärischer Pulsschlag empfunden werden (wie ein Herz, das sich dehnt und zusammen-
zieht?). Von außen gegen das Zentrum und vom Zentrum
nach außen. Kräftiger, rhythmischer Pulsschlag.
- Thermische, dynamische Wirkung.
- Rot nährt und unterstützt in allen dichten Tönen die physische Kraft, den Sinn für die Stofflichkeit der Dinge.
- Es treibt zur Entscheidung, zur Handlung, gibt Mut und nährt
die nötige Kraft, um konkret zu handeln. Wissen wohin tun:
Wenn es einem von vorne entgegenkommt, brutale Wirkung;
wenn es zu Kopf steigt, sieht man rot und verliert Klarheit und
Beherrschung. Es hat seinen sichersten Platz in den Gliedern,
in Fuß und Knöchel.
- Um die Wirkungen von Rot auszugleichen und anzupassen ist
es wichtig, sie zu dosieren und zu beherrschen.
- Rot – das Feuer; Beziehungen mit der materiellen Ebene und
dem physischen Körper, der emotionellen Aktivität; die
Innigkeit als Antwort auf einen reinen Strom, der in uns den
Sinn für den Dienst am Göttlichen erweckt.
- Schönes lebhaftes Rot: Leben und Wärme im ganzen Körper.
- Durchsichtigeres, stärker vibrierendes Rot (Richtung Rubin):
Wärme des leidenschaftlichen Herzens. Antrieb, sich dem
Göttlichen zu weihen und Möglichkeit, diesen Antrieb zu ver-

wirklichen. Eine feuerrote Mauerfläche an der Kirche von Ronchamp, ein Rechteck von mattem bläulichen Glas zum Tagesanbruch und darüber, rot auf gelbem Grund geschrieben, das Wort „Stern". Das Herz singt.

Rot: die Wärme, die Kraft, der Mut zu handeln:
Rot: Leidenschaft, Liebe, die Hingabe seiner selbst

Wann Rot herbeirufen?

● Wenn Sie kalt, erstarrt, blutleer sind (Blutzirkulation).

● Wenn Sie große, schwere Arbeit haben (Muskelkraft).

● In einer Situation physischer Gefahr.

● Wenn Sie zurückweichen und sich vor einer nötigen Entscheidung, einer sich aufdrängenden Handlung drücken (Mut).

● Wenn das Herz eng, verschlossen ist: Ruf an das Rubinrot für ein großzügiges, leidenschaftliches Herz (leidenschaftlich an den Sinn des Dienens glauben).

8. Kapitel

WEISS,
EIN MORGENSTRAHL

●

Klarer Spiegel des Herzens,
unendlicher Widerschein,
spaltet ohne Zahl die Leere
auf den Welten.
Spiegelt alle Dinge,
Schatten, Lichter.
Strahlende Perle:
weder draußen noch drinnen.

HSUAN CHUEH

●

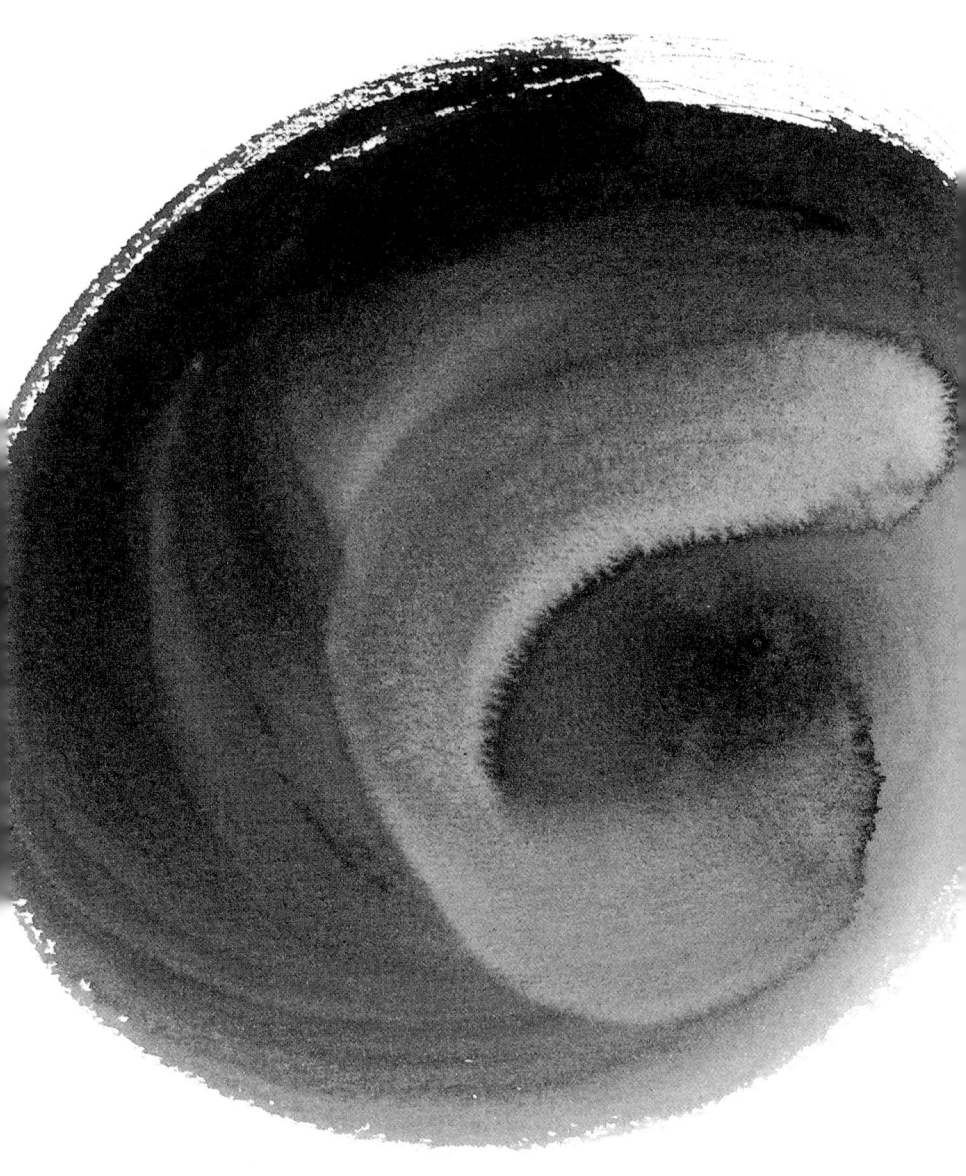

In einer andern Version fängt das chinesische Gedicht so an: „Spiegel des klaren Herzens, unendlicher Widerschein..." Diese Worte mit lauter Stimme sagen, sie nachklingen lassen, heißt schon, sich in der besonderen Strahlung von Weiß niederzulassen.

Ja, ich sage langsam dieses „strahlende Perle: weder draußen noch drinnen" nach, und Bündel von Undurchsichtigkeit öffnen sich. Mit Weiß in Klangwechsel treten, mit allen Sorten von Weiß: milchige Weiße wie eine Milch der Beruhigung und des Vergessens; durchsichtige Weiße mit kleinem Regenbogenglanz; matte Weiße und glänzende Weiße; glatt oder gekörnt, führen sie alle in eine sich nach und nach einstellende Stille hinein und bringen alles, was da wild auseinanderstrebte, wieder in einen klaren Zusammenhang, einen einheitlichen Raum. Wenn Weiß als erste Wirkung etwas löscht, so ist es das Ich, das verhärtete, abgetrennte Ich, das sich zuerst löscht, eher als die Dinge und Ereignisse. Und wenn sich das „Ich" auslöscht...

Die „äußere" Welt, was mich bedrängt, erregt, die Ereignisse aus den Zeitungsberichten von heute morgen, die Krankheit eines Kindes, Gefühlsregungen, Pläne, Gedanken, Reaktionen: Welle für Welle schneit es Weiß darauf. Ganz zuerst flokkig, irisiert es manchmal bis zu einem lichtvollen, transparenten Weiß, das keine besondere Tönung mehr hat, weder Bewegung noch Geräusch, und alles in denselben Gefühlsraum stellt.

Diese besondere Eigenschaft von Weiß, Lichtraum zu sein und uns Lichtraum zu bieten, diese Art, allen Dingen den Raum zu geben, den sie benötigen, hat der Maler Sam Francis genau umrissen: „Weiß, der Raum, der sich zwischen den Dingen erstreckt."

Dieser „weiße Raum", dem wir uns wieder hingeben, diese weiße Umgebung, in die wir eintreten lernen, um unsere Verluste und Gewinne abzulegen, ist ein wichtiger Abschnitt in der Arbeit mit den Farben, wie wir sie hier angehen. Man kann ohne Übertreibung sagen, daß alles durch das Weiße geht.

Bis jetzt haben wir die Primär-Farben des großen Basis-Dreiecks gesehen: Gelb, Blau, Rot und ihre aufbauenden Energien. Mit Weiß akzeptieren wir, das Erworbene abzustellen und dasjenige loszulassen, was uns nach hinten zieht; gemäß dem Ausdruck, der sich uns durch immer neue Erfahrungen auf diesem Gang durch Weiß nach und nach ergeben hat: „Wir geben uns dem Weiten, dem Umfassenden hin." (Auf Seite 119 finden Sie Erklärungen zu diesem Ausdruck in Bezug auf die verschiedenen Bewegungen von Weiß.)

Solange man die Farben nicht dem Weiß übergeben hat, bleiben sie noch in unserem persönlichen, begrenzten, nie interessenfreien Feld. Diejenigen, die vom Lichte, vom Weiß direkt zu uns kommen oder zurückkommen, sind an ihrer Reinheit, ihrem Leben, ihrer Abgrenzung erkennbar. Ich ziehe mich zum Schreiben des Licht-Farbe-Buches in eine weiße Höhle an einem Hügel zurück, eine Höhle aus sehr feinem, altem, ganz von Luft durchdrungenem Sandstein. Ihr Boden ist weiß, still. Eine weiße Schale steht auf der Erde. Die Höhle öffnet sich auf einen breiten Vorplatz, von wo aus man Felder, Wälder, Häuser, einen Fabrikkamin, Berge sieht. Hinter der Höhle bildet ein Bach einen kleinen Wasserfall. Mehrere Wege führen zu der Höhle, die nichts Beeindruckendes an sich hat, doch den letzten Abschnitt geht man barfuß. Die weiße Höhle ist dort, auch wenn ich zu aufgeregt oder zu müde bin zum Schreiben, aber ich muß hingehen!

Und wenn ich vom erweckten Traum von der Höhle zur Arbeit selbst zurückkehre, habe ich neben der Schreibmaschine auf dem Tisch eine Tasse mit Rillen, die so fein ist, daß die Rillen wie dünne Lichtkreten zwischen zwei schattigen Tälern aussehen, wenn man die Tasse vor das Licht hält. Rot in schwarzem Rahmen steht „in Sèvres gebrannt" geschrieben, und wenn ich die Tasse auf die Höhe der Lampe hochhebe, wird sie eine Mondtasse. Ein Mondlicht in der Tasse! Und jeden Wintermorgen, bevor ich mich ans Schreiben mache, schaue ich die durchsichtigen parallelen Licht- und Schatten- täler an.

Einige Überlegungen betreffend Weiß

Ein „Weiß", eine Leere, eine Bewußtseinslücke haben – Was passiert Interessantes während dieser weißen Lücke?

Die Macht der Einschüchterung der weißen Seite!

Rolle von Weiß in der Malerei: Cézanne und seine Weiße, seine, wie er sagte, „unvollständigen" Bilder oder Gemälde, „da wo die Kontaktpunkte zart, delikat sind."

Rolle von Weiß im aktuellen Nachdenken und Überlegen: Wo es eine Unbekannte gibt, akzeptieren, „weiß zu lassen", statt von vornherein mit irgendeiner Theorie aufzufüllen.

In der fortgeschrittenen Physik die Theorie, wonach alle unsere Wirklichkeiten – darunter vorab die Wirklichkeit unserer Existenz – auf einem System des Erscheinens und Verschwindens beruhen.

Verwandtschaft des Weiß mit Raum und mit Stille, Element guter Übertragung: Am Ende einer Plattenaufnahme nimmt man auch die Stille des Saals, wo man gearbeitet hat, auf.

Sich auf Weiß sensibilisieren

Über die Angaben für die vorangehenden Farben hinaus:

- Seine Aufmerksamkeit auf die verschiedenen Qualitäten von Weiß lenken: Glattes Weiß / glattes und glänzendes Weiß / glattes und mattes Weiß / gekörntes Weiß / durchsichtiges Weiß / cremiges, weiches Weiß / schillerndes Weiß / Perl- mutterweiß / lichtvolles Weiß / reines Weiß / usw. Bis man für die Spannweite der Weiß-Skala empfindlich ist. Substan- ziellere, weichere, nährendere Weiße, lichtvollere, reini- gende Weiße.
- Beispiel für weiches Weiß: ein weißes Blütenblatt der Magno- lie, sein Fleisch, sein Glanz; das Kinn in den vom Magnolien- blatt geformten Becher halten.

- Beispiel für reinigendes Weiß: ein hoher Wasserfall; sich in seiner Nähe oder darunter aufhalten.
- Weiße von verschiedener Tönung suchen und gruppieren: bläuliches Weiß, rosagetöntes Weiß, graublaues Weiß, Weiß-Weiß usw.
- Bemerken Sie eine allgemeine Wirkung von Weiß, auf die Sie empfindlich sind, unabhängig von Tönungs- und Strukturunterschieden? Welches Verb würden Sie verwenden, um diese Wirkung zu umschreiben?
- Interessiert es Sie, zu sehen, welchen Platz Sie Weiß in Ihren Gesprächen zugestehen? Beim Zuhören? Weiß bringt hier Eigenschaften wie stille Aufmerksamkeit, Unvoreingenommenheit und Raum mit, die nötig sind, um das Gespräch zum Austausch werden zu lassen.

Beobachten Sie also im Verlaufe eines gewöhnlichen Tages, ob Sie sich in der einen oder anderen der folgenden Arten, den Kontakt zu unterbrechen, wiedererkennen.

a) Man spricht zu mir. Ich höre ein wenig zu. Gleichzeitig überlege ich, was ich antworten werde.

b) Man spricht zu mir. Ich höre ein wenig zu, errate oder – noch schlimmer – ich „weiß", was gesagt werden wird, und beende den Satz für den anderen.

c) Man erzählt mir etwas Überraschendes. Sobald ich kann, unterbreche ich mit einem: „Das ist wie bei mir, ich . . ."

d) Man sagt mir, oder ich stelle fest, daß ein Glas zerbrochen worden ist. Mein Kommentar: „Du machst nie was anderes!" oder, als Variante: „Es ist jedesmal das gleiche!"

e) Wenn man danach noch nicht den Mut verloren hat, und mir von einem begeisternden Plan erzählt, meine Antwort: „Keinen Versuch wert. Es wird nicht gehen." Oder, noch wirksamer, um die Flügel zu stutzen: „Du weißt, daß du dich für ein Nichts ereiferst!"

f) Wenn man trotz allem versucht, mir zu erklären, warum man dies will, wie man es fühlt, gibt es noch ein Reserve-

Argument: „Ich kenne dich wie meine Hosentasche und weiß, daß du . . .“

Wo bleibt darin das Weiß? Wo ist die Beziehung zum andern?

Die verschiedenen Bewegungen von Weiß

Kommen wir nun zu diesen Bewegungen mit Weiß, um gleich vorweg daran zu erinnern, daß innere Bewegung nicht vage Bewegung, verschwommenes Begehren heißt. Wir bemühen uns, diese Bewegungen klar und bewußt werden zu lassen, auch wenn sie Zonen des Unfühlbaren berühren.

Erscheinen Ihnen diese Übungen wertlos, oder ihre Resultate mager? Der erste Schritt, der zählt, ist der Positionswechsel: Anstatt stehenzubleiben bei der Tatsache, daß man sich matt, überlastet, verhärtet fühlt, wendet man sich zum Beispiel Weiß zu, ruft Lichtweiß wach. Der Übergang von dieser ersten Idee zu wirklichem Erleben ist eine Frage anhaltender Übung, doch ändert der einfache Ruf an das Licht oder an eine Farbe etwas für einen selbst, wenn auch ohne greifbares Resultat.

So könnten wir diese verschiedenen Bewegungen des „Gangs in Weiß“ aufteilen:

a) Sich bewußtmachen, daß man im allgemeinen oder an einem bestimmten kritischen Punkt überlastet, ermattet, verhärtet usw. ist, eingeschlossen und ohne Raum. (Dies verlangt ein feines Gespür.)

Dieser Akt des Bewußtwerdens wird vom Entschluß gefolgt: „Es reicht“

b) Dann eine Zeit der Rast, ein Atemholen, Orientierungswechsel.

Diesen Abschnitt kann man mit dem Gang durch einen neutralen Punkt vergleichen, dem Gang durch eine weiße Schleusenkammer ohne besondere Eigenschaften, der die

Folge vorbereitet, das Weiß-Bad. Man bereitet sich zum Eintritt in einen neuen Raum vor. (Siehe auch Seite 137 und 269.)

c) Auf der Erde und vor sich, im Licht und im Weißen die Lasten, die Starre, die Ängste ablegen. Einverstanden sein, sie auszubreiten und daß man es sieht. (Nicht unbedingt angenehm, weder zu tun noch zu sehen!) Dem Licht und der Erde dasjenige zurückgeben, was vom Leben abgeschnitten war.

d) Was dann möglich wird, ist ein recht mysteriöser Gang durch Licht-Weiß-Raum-Stille, wodurch man seinen Platz in einem unversperrten Ganzen wiederfindet. Man ist von neuem verbunden, was ein inneres Zuhören möglich macht. Ja, Weiß hat an diesem Punkt mehr mit Hören als mit Sehen zu tun. Übrigens vernehmen viele Leute spontan vor der Farbe Klang, gelangen vielmehr über den Klang zur Farbe. Diese Schwingungsbrücken spielen auch ohne unser Wissen.

Durch das Loslassen und die Stille erneuert, tritt man als anderer wieder hervor. Nach dem Gang durch Weiß können die Energien der drei Primärfarben Gelb, Blau, Rot frei spielen.

Ein erster erweckter Traum mit Weiß

Das Weiß klingt wie eine Stille,
die plötzlich verstanden werden könnte.

KANDINSKY

VORBEREITUNG:

Ruhig sitzen, strecken, Rücken-Nacken dehnen, frei atmen. Wie fühlen Sie sich genau in dem Moment vor dem erweckten Traum?

1. TEIL

- Rufen Sie WEISS wach, WEISS um Sie herum, WEISS!
- In der Mitte dieses WEISS' ein Gelb-Oranger Brennpunkt.
- Seien Sie genau im Wachrufen, erfühlen Sie diesen GELB-ORANGEN Brennpunkt, WEISS rundherum und in der Mitte dieser GELB-ORANGE Brennpunkt, intensiv, lichtvoll, ruhig. / In Ihnen dieser GELB-ORANGE Brennpunkt.
- Lassen Sie langsam die Atmung tiefer werden. Bleiben Sie in dieser verinnerlichten Aufmerksamkeit, atmen Sie aus. Strecken Sie sich.

2. TEIL

- Rufen Sie WEISS wach, ganz im Zentrum. Schön in der Mitte: WEISS!
- Von diesem WEISS in der Mitte strahlt und wirkt WEISS rundherum./ Lassen Sie WEISS von diesem Zentrum aus wirken. Es gibt nur noch WEISS.

Wenn Sie sich in diesem zweiten Teil wie im Nebel verloren fühlen, desorientiert, unruhig, lassen Sie es sein und gehen Sie den ersten Teil aufs neue durch, bis Sie in sich die Fähigkeit gestärkt haben, einen zentralen Bezugspunkt zu halten, in dem Fall das Gelb-Orange. In „Weiß überall" geht es nicht um das Verlieren der Bezugspunkte, sondern um das Entdecken eines inneren Bezugspunktes, der in sich ruht und uns führt, selbst im Nebel!

Bemerkung: Sich nicht im Weiß verlieren. Wenn man zu Depressionen neigt oder verwirrt ist, in diesem Weiß mit klar gegebenem gelb-orangem Zentrum bleiben oder mit einigen wenigen Strichen Weiß auf orangem Grund beginnen.

3. TEIL

• Leichter Schnee fällt auf Ihren Kopf, Ihre Schultern, Ihren Nacken, und füllt sanft Ihre Handhöhlen / oder, wenn Ihnen das lieber ist: ein Regen von weißen, ein wenig rosa getönten Blütenblättern fällt auf Ihren Kopf, Ihre Schultern, Ihren Nacken, und füllt sanft Ihre Handhöhlen. / Riechen Sie daran!

4. TEIL

Angeraten bei allen Gelegenheiten, wo Sie in einer erregten Gruppe waren, in einer Menge, an einem schmutzigen Ort:

• Wenn Sie etwas hörten, was Sie beunruhigt;
• Wenn Sie selbst negative Gedanken haben;

Übergeben Sie dieses Erlebnis der großen WEISSEN WÄSCHE, dem LICHT-WEISS, das überall anwesend und tätig ist. Legen Sie die Last im GROSSEN WEISSEN RAUM nieder. Geben sie sich dem Weiten, Umfassenden hin.

Wenn Sie nach dieser Reihe von Bewegungen die Augen öffnen, sind Sie vielleicht ein bißchen anders geworden. / Bleiben Sie noch einen Augenblick ruhig. Lassen Sie WEISS in sich wirken.

Der zweite erweckte Traum mit Weiß
Weiß zum Herstellen eines inneren Kontaktes

Während sechs Monaten
hatte Don Juan seine beste Lehrzeit
in einem Harnisch verbracht,
der an der Decke ihrer Landküche aufgehängt war,
wie ein Schinken zum Räuchern –
bis er von aller Gewinnsucht
und falschem Ehrgeiz gereinigt war.

CARLOS CASTANEDA

VORBEREITUNG

Sie rufen eine Situation wach, in der Sie sich jemandem gegenüber befinden, mit dem keine Kommunikation möglich ist (Krisenzeit, Verschlossenheit, Unbehagen, fehlende Gewohnheit usw.). Öffnen Sie sich der Möglichkeit eines Kontaktes? Ein Kontakt, nicht über Worte oder Gesten?

Scheint Ihnen ein stiller, wortloser Kontakt möglich?

- Wenn ja, rufen Sie WEISS wach. Von der weißen Seite ausgehen. Ruhig bleiben in dem WEISS, das nichts will noch tut, das nach und nach zu lebendiger Stille wird. Eine Stille, die zuerst zu Ihnen spricht, und die sie anhören. Wir sagen „Stille", doch empfinden Sie es vielleicht als „Raum" oder „Ruhe".

- Wenn sich eine gewisse Stille verbreitet hat, geben Sie weiter auf die Person acht, mit der Sie einen Kontakt herstellen wollen, und fragen Sie sich, ob eine bestimmte Farbe spielen könnte.

- In diesem Augenblick kann Ihnen ganz natürlich eine Farbe in die Hand kommen.

Diese Farbe erfühlen, wenn sie auch zart sein mag.

- Durch stilles Teilen, so wie Sie können, diese lebendige Farbe der Person anbieten. Oder, anders gesagt, diese Farbe für sich und den andern singen.

123

- Beim Anbieten kann man innerlich dazusagen: „Für dich" oder „Für Sie".
- Wenn Sie die Bewegung vollendet und akzeptiert haben, daß der Kontakt hergestellt ist, wenn auch scheinbar nichts geschieht, die Augen öffnen, strecken, atmen.

Ob etwas geschieht oder nicht, ob unvorhergesehene Wirkungen in Ihnen, beim andern oder zwischen Ihnen festzustellen sind, all das gehört nicht mehr zum erweckten Traum. Es handelt sich um einen Versuch der Kontaktaufnahme, des Austausches, ohne Worte, ohne Gesten, durch die Wirklichkeit der Farbenschwingung. Diese Schwingung bewirkt in uns das Wiederfinden eines Kontaktes mit uns selbst und erlaubt uns damit den Kontakt mit dem andern.

Es gibt keine richtigen oder falschen Übungen. Lassen Sie es kommen, in Bereitschaft für das Licht-Farbe-Spiel.

Sie haben die Bewegung erlebt. Die Farbe hat gespielt. Es ist geschehen. Lassen Sie die Folgen sich frei entwickeln.

Da es sich hier um die Aufnahme einer Beziehung mit dem andern handelt – und nicht um Einflußnahme oder Manipulation – ist es besonders nützlich, sich vor Augen zu halten, daß das „Anbieten" einer Farbe *für nichts* ist (Geste: Öffnen der Arme). Ein anderer Ausdruck für: „Für das Licht" oder auch: „Unter voller Berücksichtigung Ihrer Freiheit".

Akzeptieren, daß das Leben unser beschränktes Vorhaben überholt und darüber hinausgeht.

„Die Farbe übertritt immer die Linie, da sie tanzt" (Henri Matisse)

Wir suchen einen Kontakt, keine Vereinigung. Sehen, ob wir in uns den wirklichen Wunsch nach Kontakt haben. Wagen, diesen Kontakt zu finden, indem man sich dem Weiß öffnet. Diesen Kontakt hinnehmen so wie er ist, mit seinen möglichen Mißtönen.

Kontakt heißt nicht Harmonie oder Vereinigung, sondern Begegnung. Wenn sich unangenehme, gewalttätige Farben oder Formen zeigen, sie mit Interesse aufnehmen: Worum handelt es sich? Wo gibt es Betrübnis oder Gewalt in mir in Hinblick auf diese Person? Und wenn es auch im andern ist; oder wenn ich nicht weiß, woher es kommt, beobachte ich sorgfältig und mit Interesse und gebe diese Bilder ins breite Umfassende. Ich lasse sie durchs Weiße gehen.

Der Schatten gehört auch zur Beziehung und verleiht ihr Relief.

Ist das nicht gefährlich?

Als wir diese Möglichkeit, mit jemandem durch die Farbe lautlos einen Kontakt zu nähren, behandelten, wurden die Bedenken stark und präzise. Niemand sagte, es sei unmöglich, wir hatten schon gesehen, daß die Farbe Unmögliches möglich machen kann. Die Fragen kreisten um einen Punkt: Ist das nicht gefährlich? / Ich möchte nicht, daß man mich ohne mein Wissen manipuliert. / Ist das nicht indiskret? Kann man nicht etwas Schlechtes tun, indem man glaubt, man tue etwas Gutes? / Soll dies unter Zustimmung des andern oder ohne sein Wissen geschehen? Wer sagt mir, daß es diese Farbe ist, die es braucht? / Und die Freiheit des andern, nicht in Beziehung treten zu wollen? / Mit welchem Recht eine Farbe aufdrängen?

Nach diesem erweckten Traum, wo wir uns zum ersten Mal mit der Möglichkeit einer Kontaktaufnahme mittels Farbe beschäftigen, stellt man sich diese Fragen ernsthaft.

Ich könnte nicht an Ihrer Stelle antworten. Aber ich kann hervorheben, daß wir diesen Versuch nur vom Gang durch Weiß und vor allem durch Licht-Weiß ausgehend gemacht haben. Sich diese Fragen stellen und auf dem Weg immer wieder stellen. Es ist gut, von ihnen bedrängt zu werden. In dem Maße, wie sie in der Praxis auftauchen, lernen wir durch inneres Zuhören zu erkennen, ob die zum Kontakt ausgesandte

Farbe Ergebnis einer klaren Bewegung ist oder dasjenige einer mehr oder weniger bewußten Berechnung. Da man nie sicher ist, nicht zu weit zu gehen, sehr auf die Reaktionen des anderen achtgeben – Gesten, Worte oder Unwägbares. Der andere könnte belästigt werden, sogar durch eine klare Note, die zu beharrlich wäre. Die richtige Note, die aber fortissimo gespielt wurde, da wo piano gereicht hätte.

Wir werden auf verschiedene Weise auf diesen Punkt zurückkommen (insbesondere im Kapitel 9, Seite 141); denn darauf beruht die ganze Kunst und die Verantwortung des Licht-Farbe-Spieles in der Beziehung.

Einige erlebte Erfahrungen

„Ich tat verschiedene Farben zwischen die Person und mich, um zu sehen, welche eine Brücke bilden könnte. Offengestanden hätte ich lieber richtige Blumen hingestellt, wenn ich es gewagt hätte. Aber ich versuchte Blau, Gelb, Weiß. Dann sagte ich mir, anbieten heißt aufdrängen, und das störte mich. Am Ende stellte ich die Farbe in Gedanken zwischen uns. Sie konnte davon nehmen, wenn es ihr etwas sagte. Hatte es eine Wirkung? Auf sie, weiß ich nicht. Auf mich ja, es hat mich aufgetaut."

„Ich konnte keine Farbe sehen. Ich fürchtete zu sehr, es würde nichts geschehen und wollte zuviel damit sagen. Es wurde mir bewußt, daß ich dem Weiß fern war! Ich werde von vorne beginnen."

„Weiß ist in meine Hände gekommen, mit einer sehr klaren Wirkung: Ich mußte mich einige Schritte entfernen, um der Person mehr Platz zu lassen. Und dann haben wir beide unser persönliches Maß wiedergefunden. Sehr merkwürdig. Ich will sehen, was sich daraus ergibt, wenn wir uns am Arbeitsplatz wiederfinden."

„Und was tun, wenn man an jemanden denkt, mit dem man gerne einen Kontakt herstellen möchte, und keine Farbe zum Vorschein kommt?

— Sie könnten die leeren Hände anbieten. Sie sind leer, aber Sie haben das Bedürfnis, einen Kontakt zu finden; bieten Sie dies aus vollem Herzen an."

„Ich rufe Sie an, bestürzt von dem weißen erweckten Traum, denn sofort ist eine klare, frische grüne Farbe in meine Hände gekommen, obwohl ich sicher war, daß nichts geschehen würde, und es war für meinen Neffen, der vor vierzehn Tagen verstorben war. Es gab ein tiefes Einverständnis zwischen ihm und mir, doch hätte ich nie gewagt, ihn so in den Tod zu begleiten, mit einem Frühlingsgrün. Es wäre mir als indiskret erschienen. Jetzt sagt mir dieses frische Grün: Erlebe den Kontakt!"

Ist am Ende dieser Gang durch Weiß nicht ein Gebet? Eine Mutter, deren Sohn sich entfernt und sich in Bezug auf sie verhärtet hat: „Was in meine Hände kam, ein Violett. Indem ich es ihm anbiete, ohne daß er es sieht, geht die Farbe wie ein Blitz durch ihn hindurch und läßt ihn ins Schwanken geraten, so sehr ist er im Mittelpunkt berührt. Wie der Blitz. Wie von der Erinnerung an sein eigenes Wesen in der Tiefe berührt."

„Ihre Anregung, am Schluß zu sagen: ‚Für dich‘ hat mich verwirrt. Ist das nötig?

— Dieses „Für dich", vom Weißen aus gesagt, ist ohne Druck, ohne Emotionen, ohne Haken am Ende um damit etwas herauszuziehen; die beiden offenen Hände, schauen Sie, was Sie damit anfangen können."

Wirkungen von Weiß, in kleinen Schritten

„Im Augenblick ist alles, was ich tun kann, ‚Weiß‘ zu denken, wenn es mit mir in einem Gespräch durchgehen will. Der Hals lockert sich ein bißchen, und die Spannungen im Kiefer lassen nach."

„Bei einem alten verkappten Konflikt im Büro mit einem Kollegen hilft mir Weiß, nach und nach nüchterner zu werden."

„Das Nützlichste am Weiß ist, daß es mich Projekte, Pläne, Berechnungen fallen läßt, die die Beziehung am Aufblühen hindern."

„Ich habe versucht, jene Arbeitskollegin, die mich während der Versammlung immer auf eine unerträgliche Art fixiert, in Weiß zu tauchen. Keine Chance! Ich tue, was ich kann, und es ist mir die Idee gekommen, sie in einen Eisblock zu stellen. Sie sitzt dort in ihrem Eisblock, und es geht besser! Ich werde sie dort lassen!"
Ein paar Wochen später stellen wir die Frage, ob die Kollegin immer noch in dem Eisblock sei.

„Das erste Mal, als ich Ihnen davon sprach, schlugen Sie mir vor, die Idee zu akzeptieren, daß das Eis auch von selbst schmelzen könnte, und das habe ich getan. Es ist geschmolzen. Die Person stört mich nicht mehr."

„Ich benütze Weiß vorbeugend gegen Aggressionen. Ich habe mich wie ein Ei in ein weißes, recht weiches (vielleicht gepolstertes) Gewebe eingewickelt, in dem die Ping-Pong-Bälle, die Aggressionen, sanft versinken, ihre Geschwindigkeit verlieren und sich entschärfen."
„In Gedanken habe ich den andern gleichfalls eingewickelt. So können wir gegeneinanderstoßen, ohne uns wehzutun."

„Was für mich an der Übung das Nützlichste war: Zu sehen, daß die eigentliche Schwierigkeit mit ihm darin bestand, daß ich selbst wenig liebe. Von ihm weiß ich es nicht. Das schüttelte mich. Ich hatte immer gedacht, er sei blockiert. Indem ich dieses „ich liebe wenig" (nicht ohne Schmerz) akzeptierte, verstand ich, daß nicht die Tatsache, wenig zu lieben, die Beziehung störte, sondern daß ich es vor mir versteckte und glaubte, ich würde viel lieben und „man" würde es nicht erwidern. Nach der Feststellung dieses Mangels geht es seltsamerweise besser zwischen ihm und mir."

Der Zusammenhang von Weiß mit „Löschen",
„Die Vergangenheit korrigieren"

Diesen Morgen nähere ich mich mehrere Male der weißen Rose – der einzigen, die den Gewitterregen überstanden hat – um, als wäre es das erste Mal, zu sehen, wie es ist, wenn man in Weiß hineintaucht. Ich stelle fest: Klarer und flüchtiger Eindruck jedes Mal, wenn ich mich der Rose nähere, daß das „Ich" seine Grenzen verliert, daß es sich weitläufig ausbreitet, daß es einen Augenblick des Vergessens gibt, einen Verlust der Erinnerung, daß das „Ich" kein Zentrum mehr hat, daß es nur noch dieses weiße Bad gibt. Die Rose und das „Ich": Ein und dasselbe Ding. Die Überraschung dieses Morgens war der Augenblick, in dem es keine Erinnerung mehr gab. Man wechselt die Ebene.

Anais Nin zitiert eine Legende der Eskimos, die glauben, daß es reicht – was immer sie auch in der Vergangenheit getan haben – einen Berg zu besteigen, ihren alten Namen aufzugeben, einen andern anzunehmen; und wenn sie auf der andern Seite des Berges hinabsteigen, lassen sie das alte Ich hinter sich.

Nach einer Reise durch Weiß lassen auch wir etwas von unserem früheren Ich hinter uns. Ereignisse, Ängste, Betrübnisse, die eine übertriebene Wichtigkeit erlangt hatten, so daß wir die tiefere Bewegung dahinter nicht mehr erkannten, kehren an ihren rechten Platz zurück.

Hier zwei Beispiele dafür, wie eine ehrliche Geste der Liebe einen Fehler und einen Irrtum ausgelöscht hat:

„Eine der letzten Nächte wurde ich von Gedanken an meine Familie geplagt. Ich sagte meinem Mann: ‚Ich liebe Muriel (meine 8jährige Tochter) nicht genug.' Muriel am folgenden Tag, beim Frühstück: ‚Weißt du, was ich geträumt habe? Der blaue Pullover, den du mir gemacht hast, er ist zu kurz; ja, ich habe geträumt, du würdest ihn mir verlängern.' " (Geste, die zeigt, daß er nun bis unter die Taille hinabreicht.) Beim Erzählen des Traumes hat die Mutter Tränen in den Augen.

„Mein Sohn wollte immer zeichnen und malen, von klein auf! Ich hielt ihn davon ab, weil ich fürchtete, er würde seine Schularbeiten nicht machen. Mit sechzig Jahren hatte ich endlich die Muße, um einen Kurs zu besuchen, der mir die Wichtigkeit des Zeichnens gezeigt hat. Seither empfand ich lange schwere Gewissensbisse beim Gedanken, daß ich diese Regung bei meinem Sohn unterbunden hatte. Es tröstete mich nicht, daß ich es damals im Glauben tat, das Richtige zu tun. Da ich aber nicht in der Lage war, es zu ändern, ließ ich es schließlich doch fallen und erkannte, daß ich mich getäuscht hatte, daß es aber nicht fehlende Liebe für ihn war. Kurze Zeit danach sagt mir meine Schwiegertochter beiläufig: ‚Mein Mann ist seltsam zur Zeit. Weißt du, was er tut? Er steht nachts auf, er hat angefangen zu malen. Auf meine Fragen antwortete er: ‚Außerdem hat mich sogar meine Mutter immer dazu ermutigt.‘ "

Die Zusammenhänge von Weiß mit Vergebung

Wir nehmen hier das Wort „vergeben" im buchstäblichen Sinn von: weggeben, in eine neue Verbindung eintreten. Und nicht in dem Sinn, den wir ihm manchmal geben, von „sich so großzügig zeigen, daß man die Fehler des andern auslöscht".

Weiß ist aktiviert in diese Bewegungen, die zur Vergebung führen.

„Statt mich an die Idee zu klammern, ihr verzeihen zu müssen, begann ich zu erkennen, wie sehr ich meiner Mutter grollte. Ich wurde mir bewußt, daß es keine Möglichkeit gab, unsere Beziehung zu ändern, solange ich vor Vorwürfen fast platzte. Ich versuchte es mit der Anregung, sie ins Weiße zu geben. Jedes Mal, daß der Zorn gegen sie in mir aufstieg, ließ ich in meiner Vorstellung Milch auf ihren Kopf tropfen und rundherum herunterrinnen. Für einmal stillte ich sie! Aber auch mich hat es genährt, sicherlich, denn plötzlich ergab sich die Vergebung ganz von selbst."

„Wenn man vergeben hat, fällt einem ein Mantel von der Schulter."

„Ich versuchte es mit der Milch bei meinem Vorgesetzten. Es ging nicht. Da stülpte ich ihm den Eimer über den Kopf bis zu den Schultern. Das hat mir gut getan! Ich bin bereit für den nächsten Schritt."

„Wenn man es nicht mehr aushält vor lauter Zorn gegen jemanden, ist man bereit, alles zu versuchen, um sich zu befreien. Ich setze das um, was ich in einem amerikanischen Buch über positives Denken gelesen habe. Mit lauter Stimme erkläre ich: ‚Ich verzeihe alles, was mit dieser Angelegenheit zusammenhängt, denn er ist frei und ich bin frei!' Ich muß es oft wiederholen. Ich sehe keine große Veränderung. Vielleicht lockert es sich in mir. Ich mache weiter."

Akzeptieren, klar in sich hineinzusehen (andere Wirkung des Gangs durch Weiß): „Akzeptieren, daß meine Schwiegermutter existiert, und ihre Gegenwart und deren Folgen zu respektieren wird nicht leicht sein, denn eigentlich muß ich sehen, daß ich mit ihr den Gang durch Weiß nie machen wollte. Instinktiv und auf einer ersten Stufe fühle ich mich ‚genährt' durch diese Art Groll, den es ihr gegenüber immer noch gibt. Ich zürne ihr für das, was sie getan hat, und ich glaube vor allem für das, was sie immer noch ist. Sie mit Weiß zusammenbringen ist hart, doch könnte es eine ehrliche und tiefgehende Arbeit sein."

„Ich hatte mir oft gesagt: ‚Wenn ich weggehe, werde ich mich rächen!' Als der Augenblick kam, eine Woche vor meinem Abgang, konnte ich nicht. Ich wollte Verwirrung stiften in den Akten, die ich während der vier Jahre sorgfältig geordnet hatte. In dem medizinischen Sekretariat behandelten uns die Ärzte wie Nullen. Aber ich führte nicht aus, was ich wollte.

Die ganze Woche hatte es Weiß, das immer wieder kam, wie ein leichter Dunst. Ich hatte Lust und das Bedürfnis nach Weiß. Ich mußte meine Arbeit bis zur letzten Minute gewissenhaft erledigen, wie wenn ich Fransen an einen Teppich knüpfte, den ich während der vier Jahre gemacht hatte; Fransen knüpfen, damit die Fäden nicht in allen Himmelsrichtungen auseinanderliefen. Wie wenn ich mein ganzes Leben dort bleiben müßte. Zuerst wollte ich einen großen Strauß weißer Blumen kaufen, doch wollte ich vermeiden, daß die Ärzte es als Geschenk auffaßten. Das Weiß hielt von selbst. Alles war in Ordnung. Darauf bin ich gegangen. Ich hatte Mühe, die Türe zu schließen, denn es hatte den ganzen Tag geregnet und sie war aufgequollen, was oft vorkam. Aber diesmal, nach mir, konnten sie sie auf keine Weise mehr öffnen! Es scheint, daß sie einen Kollegen herbeirufen mußten, um ihnen mit seinen Werkzeugen aus der Klemme zu helfen! Ich habe sehr gelacht!"

Gespräch über Blau und Weiß

„– Du sagst, Weiß würde mehr distanzieren als auslöschen. Auch Blau vermittelt Distanz, wo liegt nun der Unterschied?
– Wenn ich mit meinen Schülern Blau durchnehme, habe ich den Eindruck, daß ich selbst Abstand gewinne, nach hinten und nach oben. Mit Weiß bleibe ich auf derselben Ebene, doch ist man nicht mehr eng nebeneinandergedrängt. Es gibt Raum zum Atmen. Ich kann nicht erkennen, wer von uns beiden zurückweicht.
– Machst du in deiner eigenen Struktur in Blau und derjenigen in Weiß einen Unterschied?
– Mit Weiß: weniger Materie; deswegen fühlt man sich nicht mehr eingepfercht.
– Wann nimmst du Blau, und wann nimmst du Weiß?
– Ich greife zu Blau, wenn wir mit einem Kurs beginnen, wenn ich nicht genau weiß, was tun, oder wenn das, was ich vorschlage, nicht geht.

– Und wenn du ins Weiße gingest, während du mit den Schülern bist?
(Zeit des Nachdenkens)
– Dies würde mir weniger Kraft zum Kampf geben. Ich sehe mich nicht ins Weiße gehen, während ich mit ihnen bin. Ich mache es nachher, zuhause, um die Rückstände aufzulösen!"

Weiß und die andern Farben

Da Sie wissen, daß „die Synthese der sieben Farben des Spektrums weißes Licht ergibt" (Petit Robert), wundert es Sie vielleicht weniger zu sehen, wie Sie im Verlaufe der Übung Weiß manchmal wie als Fehlen der Farbe empfinden, und manchmal, wie wenn alle Farben darin zusammenkämen. Es ist die Zuflucht zu Lichtweiß oder mindestens der Gang durch die weiße Schleusenkammer, was den Farben erlaubt, in ihrer Reinheit und Kraft zu glänzen.

Weiß – Loslassen

Zu Beginn dieses Kapitels haben wir angedeutet, daß der Gang durch Weiß ein Schlüsselpunkt für unseren besonderen Zugang zur Farbe ist. Durch ihn wird das, was wir „eine Farbe in Schwingung versetzen" nennen, möglich, doch wenn Sie sich schon mit Weiß auseinandergesetzt haben, haben Sie bemerkt, daß die Bewegung des Loslassens, des Ins-Weiße-Gebens, des Sich-selbst-ins-Weiße-Gebens schwierig ist.

„Ins Weiße geben" ist schnell gesagt, und oft wirft man uns am Anfang vor: „Ich möchte ja Sie sehen in dieser Situation!" Aber trotz allem kommt man zu diesem Weiß zurück, wie wenn man Durst danach verspürte. Alle finden, es sei schwierig, man verstehe nichts davon; es ist auch die Farbe, der die drängendsten Fragen gelten, diejenigen, die immer wieder kommen.

Ich glaube, mit Weiß kann man noch weniger als mit einer andern Farbe die Bewegung erzwingen. Man kann höchstens seinen Spürsinn wacherhalten und das Bedürfnis schärfen und schulen, sich von dem freizumachen, was einen versperrt und was einem den Ursprung verdeckt.

Der folgende persönliche Erfahrungsbericht über eigene Erlebnisse, die in einem besonders erleuchteten Augenblick durch den weißen erweckten Traum mit dem gelborangen Mittelpunkt hervorgerufen worden sind, soll nicht als Modell hingestellt werden; vielmehr als Beispiel für die Wucht und die Tiefe der Erfahrung, die eine anhaltende, geduldige Arbeit gestattet, während der man einen bestimmten Kurs einhält.

Das Weiß bei der „Rückgabe ins Weiße"

Erweckter Traum mit Weiß rundherum und gelborangem Brennpunkt in der Mitte:

„Es ist die Zeit des Rückzugs, ich verstehe endlich, daß es unnütz ist, meine Rechnung mit dem andern, den andern, der Welt, begleichen zu wollen. Denn was in Frage steht, bin ich. Mit mir muß ich ins Reine kommen. Ich erkenne in mir ein Bedürfnis nach innerer Ruhe, nach Einheit, Friede, und fühle in mir das Leiden der erlebten Proben.

Dieses Leiden hat die Grenzen des Erträglichen erreicht: Darüber hinaus ist es das ‚Unannehmbare'. Ich verstehe, daß ich jetzt dahin gehen muß.

Mein Leiden hatte mich von allen isoliert; der andere, die Welt, existierten ‚gegen mich'. Wenn ich in mich zurückkehre, wird die Welt um mich herum weiß und glatt, alles wird weißer Raum. In mir fühle ich neben dem Leiden eine Lebensflamme leuchten, einen unversehrten Kern, eine immer gegenwärtige Schwingung. Der weiß gewordene Raum erlaubt mir, dies endlich zu spüren."

Erweckter Traum mit Weiß im Zentrum und überall:

„Ich begebe mich also in weißes Licht, Licht im Zentrum. Was ich war, mein Leiden, wird vom Licht verbrannt. Ich gebe ihm alles. Ich entleere und befreie mich von mir selbst: die Zeit der Aufgabe. Ich übergebe mich ganz diesem Lichtweiß. Es gibt nur noch Licht im Zentrum, wie wenn der gelb-orange Kern aufgesprungen wäre, um den weißen Lichtstrom herauszulassen, der überall leuchtet, bis zu den Grenzen des Universums. Ich gab alles dem Lichte zurück, weil ich von ihm komme und zu ihm zurückkehren werde.

Alles ist verbrannt, gewaschen, neugemacht, die Grenzen sind überschritten. Die Strahlung dieses Lichtweißes erschafft den Raum aufs neue, erneuert das Ich. Etwas Unbekanntes ist aufgetaucht, alle Möglichkeiten stehen zur Verfügung."

Einsatz der weißen Farbe

Bis anhin haben wir von den „Bewegungen" von Gelb, Rot, Blau u.s.w. gesprochen; aber es sind unsere eigenen Bewegungen (unsere Antriebe, unsere Pläne, unsere Betrübnisse), die wir im Weißen niederlegen, dem Ort des Durchgangs und der Stille, wo sie einer Reinigung unterzogen werden. Es gibt nichts zu tun.

Es ist unsere Art zu sein, die die Weißprobe durchläuft.

Der Ausdruck „Ins Weiße geben" ist in der Tat irreführend und könnte den Glauben erwecken, es ginge darum, einen Pinsel zur Hand zu nehmen und sich mit einem großen Topf Weiß an die Arbeit zu machen!

Wohl gibt es zu gegebener Zeit, wenn wir uns dem Weißen zuwenden, eine bestimmte Bewegung von unserer Seite. Man beschließt, in die weiße Schleusenkammer einzudringen, die ein innerer neutraler und ruhiger Ort ist, von dem in dieser ersten Zeit vielleicht eine Bewegung der Beruhigung, des Vergessens ausgeht, der Rückkehr zu einer verlorenen Nüchternheit.

Aber das ist noch eine bloße Vorbereitung, denn:

Hinter diesem Weiß flackert das Lichtweiß, welches das erweckte Bewußtsein berührt. Im Lichtweiß, das die größte Macht der Veränderung enthält, werden Unreinheiten verbrannt.

Was von dem Vorhaben zurückbleibt, aufgrund dessen wir ins Weiße gegangen sind – wenn davon etwas bleibt – ist rein und klar, und man kann nachher in Ruhe handeln. Was vom Willen oder von Interessen abhängig war, manipulierend, besitzergreifend, hat sich durch den Fall in dieses Weiße aufgelöst, sonst müssen wir möglichst schnell aus unserer weißen Illusion herauskommen!

Man kann ein Farbenspiel „weiß" nennen, ob es sich nun um die weiße Farbe oder um sonst irgendeine handelt, wenn es nur spontan und frei ist, um es vom angetriebenen, dem zwanghaften oder berechneten Spiel zu unterscheiden. Ein Spiel ohne Haken am Schluß um einen persönlichen Vorteil herauszuholen, ohne ein Element der Manipulation oder Beeinflussung. Es kommt vom Selbst. Es auferlegt uns nichts auf und erwartet keine Gegenleistung. Ist es noch nötig zu sagen, daß der Gang durch das Weiße nicht angenehm ist? Daß er eine Geduld mit sich selbst verlangt und eine Demut, in der auch der Humor hilfreich ist? Daß er uns ganz „natürlich" scheint, solange wir uns am richtigen Platz befinden, daß das aber keine fest erworbene und dauerhafte Position ist? Ja, man kann wohl sagen, daß Weiß der Prüfstein für unseren ganzen Zugang zur Farbenwelt ist. Lassen wir uns also nicht entmutigen!

Wichtige Bemerkungen:

- Beim Üben ist es im allgemeinen nötig, über eine andere Farbe zu gehen, bevor man sich dem Weißen hingibt. Wenn man schwach ist, vielleicht zuerst ein Smaragdgrün oder ein sehr frisches Rot. Wenn man verhärtet ist, vielleicht ein honigfarbener Ton, abricot oder rosé usw., kurz: durch diejenige Farbe gehen, die einen Bezug zum Mangel oder dem Überfluß hat, an dem wir leiden. Zuerst das Gleichgewicht finden. Dann ins Weiße geben.
- Weiß kann gefährlich sein für jemanden, der dem Zentrum fern oder ohne festen Kern ist. Es besteht die Gefahr der Illu-

sion, des Verlustes von Bezugs- und Kontaktpunkten mit der täglichen Wirklichkeit, der Verzettelung der Kräfte und des Bewußtseins. Man könnte in dem Fall unter Umständen ein nährendes, weiches Weiß herbeirufen, wie Milch oder eine Creme.

• Sobald man seine Aufmerksamkeit auf die Rolle von Weiß lenkt, tauchen allerart Fragen und Beobachtungen betreffs Schwarz auf! Kann man von Licht sprechen, ohne vom Dunkel zu sprechen? Auf Seite 217 finden Sie ein dem Schwarzen gewidmetes Kapitel, doch der folgende chinesische Ausspruch ist hier wohl am Platze:
„Je stärker das Licht, desto dunkler muß seine Stütze sein."
(G. Ohsawa)

Weiß: Frische, Atem, Stille, Raum.
Im Herzen eine lebendige Perle.

Substanz-Weiß: Beruhigt, wäscht, nährt, löscht aus. Es führt in Richtung Stille, Raum. Steht in Beziehung zum Ausatmen.
Licht-Weiß: Trennt die unreinen Elemente heraus. Größte Geradheit. Es erleuchtet und inspiriert unser Bewußtsein, damit wir umsichtig und mit gebührendem Verantwortungsgefühl allem Lebenden gegenüber handeln können. Beziehung mit Einatmen.

Wann im besonderen Weiß herbeirufen?
• Wenn man sich belastet fühlt.
• Um nach dem Lärm die Stille wiederzufinden.
• Vor einer wichtigen Entscheidung oder Handlung, damit sie klar und frei wird.
• In der Farben-Arbeit, um den andern zu respektieren.
• Wenn man jemanden pflegt, vor und nach der Arbeit.
• Wenn alles aus den Fugen geraten erscheint, um den Sinn für den Raum wiederzuerlangen.
• Nach gewissen Angriffen oder Prüfungen, um Hinnahme, Vergebung, Aufopferung in voller Entfaltung zu erleben.

- Wenn alles banal, abgegriffen ist, um die Freude am Morgenstrahl wiederzufinden.

Alle Farben beiseitelegen und sich von WEISS inspirieren lassen.

9. Kapitel

EINE NEUE MÖGLICHKEIT BEI BEGEGNUNGEN:

•

DURCH DIE FARBE ANTWORTEN, EINE FARBE ANBIETEN, MIT FARBE BEGLEITEN

•

Von dem Moment an, da eine Farbe in uns lebendig wird, kann die Fähigkeit, diese auszusenden, zur Antwort oder zur Begleitung eingesetzt werden. Dies geschieht, die Schwingung geht vorbei, ob wir es wußten, ob wir es wollten oder nicht. Doch wo wir Sorgfalt und Liebe anwenden, werden diese Möglichkeiten zur Sprache, zum Austausch, der unsere Beziehungen bereichert.

Haben wir denn nicht schon alles, was wir brauchen mit dem Wort, der Geste, der Stimme? werden Sie vielleicht sagen. Sind das Wort, wenn es klar ist, die Geste, wenn sie rein ist, nicht beredt genug und einfacher zu handhaben als die Farbe? Ja sogar... Wir sind es eher gewohnt, und gerade diese Gewohnheit kann störend wirken. Warum also zur Farbe greifen und lernen, „in Farben" zu sprechen? Was vermittelt sie Besonderes? Sie versetzt uns in die Lage, etwas zu erfinden, dort, auf der Stelle, wie ein Zauberkünstler, der ein Kaninchen aus seinem Hut hervorzieht. Frisch, unvorhergesehen. Man ist selbst überrascht!

Ein banales Beispiel: Heute morgen stoße ich auf dem Markt auf X., den ich meide, seit er eine Hecke geschnitten hat, die uns beiden gehört.

Als ich vom Urlaub zurückkam, war die Lücke da. Nun gut, X. hatte uns etwas Unrechtes getan. Während einiger Monate habe ich ihn gemieden. Doch, so unrecht er auch hatte, ich mache mir deswegen immer mehr Vorwürfe. Das letzte Mal, daß wir zusammentrafen, glitt mein Blick unabsichtlich ab, wenn er auf ihn fiel, zu dumm, nicht?

Doch was ist passiert, als wir einander heute morgen plötzlich trafen, ein jeder mit seinem Einkaufskorb? Eine Welle von kräftigem indischem Rosa mit kleinen goldenen Punkten drin ging von mir aus zu ihm, ohne daß ich wollte, ich würde fast sagen, ohne daß ich überhaupt da war, so frei und direkt war es. Es passierte sogar schon bevor ich den gekünstelten Satz zu Ende sagen konnte, zu dem ich mich gezwungen fühlte.

Vielleicht werden Sie sagen: „Na und?" Nun gut, das ist alles. Es ist geschehen. „Und wenn er das indische Rosa nicht mochte? Und wenn er nichts spürte?" usw. Ich lache, wenn ich an all die Fragen denke, die man sich stellen kann, und gehe weiter meines Weges. Die Farbe ist eine natürliche Sprache. Wozu bedarf sie einer Übesetzung?

Anmerkungen zum Anbieten und Zurückweisen einer Farbe

- Eine ausgesandte Farbe ist um so aktiver, je genauer Sie den erforderlichen Ton getroffen haben und ihn in Schwingung versetzen können.
- Begleitende Farben erscheinen nicht immer sofort. Oft entsteht und formt sich ein Farbenspiel im Laufe der Nacht, wenn man seine Besorgnis oder Zuneigung für jemanden abgelegt hat.
- Die nützlichen Farben suchen heißt in der Tat einfach offen bleiben, nachdem man sich für eine Begleitungsaufgabe bereitgemacht hat. Die Farbe kommt, wie das Wort, das man vergessen hat und das einem auf der Zungenspitze liegt.
- Vielleicht müssen Sie mehrere Farben vornehmen, versuchen, verwerfen, bis Sie denjenigen Ton finden, der dem entspricht, was die Situation von Ihnen zu fordern scheint.

  Beispiel: „Während seiner Scheidung, wo viel Schlamm aufgewühlt wurde, brauchte mein Sohn immer ein gewisses kaltes Schwefelgelb mit Grünstich. Einzig dieses Gelb konnte etwas helfen. Andere Gelbtöne spendeten Licht, doch es reichte nicht, bei all diesem Schlamm. Dieses Schwefelgelb wirkte desinfizierend." Diese Frau fühlte für ihren Sohn vor allem die Notwendigkeit, von allem Schlamm reingewaschen zu werden.
- Gewisse Leute fühlen klar, ob eine begleitende Farbe vom Empfänger aufgenommen oder zurückgewiesen wird. Dieser Sinn für das Zusammenspiel entwickelt sich durch die Praxis. Wichtig – und gar nicht leicht für uns – ist jedenfalls, immer

„für nichts" an die Begleitung zu gehen, ohne Haken, ohne Vorbehalt oder Erwartung.

- Das Anbieten einer Farbe kann eine Reaktion der Ungeduld oder des Zorns hervorrufen („Hör endlich auf, mich heimlich zu verfolgen", sagt ein Knabe seiner Mutter). Die Reaktion kann von verschiedenen Dingen herrühren. Zuerst: in sich hineinschauen. Bin ich zu heftig vorgegangen? zu lange? oder bin ich dem andern zu nahe getreten? Auch die Dosierung muß erlernt werden. Vielleicht habe ich zuviel von mir hineingetan, ja, zuviel „Ich" und zuwenig Weiß?

Doch die Farbe kann auch dann Abwehrreaktionen und Ärger hervorrufen, wenn die Dosierung und der Geisteszustand richtig sind. Sie wird zurückgestoßen, weil sie notwendig ist und den empfindlichen Punkt berührt. Eine intensiv schwingende Farbe, in welcher der Anteil des Lichtes stark ist, erzeugt einen Schock, einen heilsamen Schock. Dies zu akzeptieren gehört auch zur Begleitung.

Je freier man bei der Begleiterarbeit ist, desto klarer ist die Grundwirkung des Lichtes. Diese zu respektieren und nicht zu mißbrauchen, indem man sie anzupassen versucht, um den andern und sich selbst zu schonen, ist erstes Gebot. Doch gleichzeitig gilt es, anpassungsfähig und vorsichtig zu sein im Hinblick auf die Formen, die die Begleitung annehmen kann.

- Es kommt auch vor, daß man glaubt, eine Farbe auszusenden, und sich dann in Wirklichkeit nach und nach oder auf einen Schlag von der Farbe des andern überdeckt sieht. Man wollte begleiten. Aber unsere momentanen Mittel reichten dazu nicht aus. Wie wird man sich dessen bewußt? Wenn Sie sich müde, matt, entmutigt, schmutzig, verwirrt fühlen, lassen Sie jede Idee von Begleitung fallen und gehen Sie zum Ursprung, zur Quelle zurück. Das Farbenspiel hört auf. Es bleibt das Licht. Sie erholen sich. Es sind zwei verschiedene Dinge, ob man sich einen Augenblick von der Farbe des andern überdecken läßt, um etwas von dem zu erkennen und zu verstehen, was er erlebt, indem man aktiv und bei klarem Bewußtsein bleibt, oder ob man sich passiv in das Spiel des andern hineinziehen läßt, im Glauben, ihn zu begleiten. Das hier gemeinte Begleiten geht davon aus, daß der Bezugspunkt Licht in einem selbst aktiv ist.

Bevor man jemanden
mit Licht-Farben begleitet

Nehmen wir an, eine Person, die Ihnen nahesteht, befindet sich in einer schwierigen Zeit (psychische Krise, Krankheit, persönliche Ereignisse, Arbeitslosigkeit, notwendige Umstellungen usw.). Sie wissen es oder nehmen es wahr. Die möglichen Fragen sind heikel, denn wir täuschen uns leicht. Im Guten – sich für liebender, für interessenfreier halten als man ist; im Schlechten – sich für eine liebende, interessenfreie Regung für unfähig halten:

a) Beschäftigt mich sein Leiden tatsächlich? Oder stört es mich einfach? / Im Handeln? / In meinem Empfinden?

b) Gibt es in mir einen spontanen Antrieb, Anteil zu nehmen, gemäß meinen Mitteln zu helfen? Oder geschieht dieses Helfen aus einem Gefühl der moralischen, familiären, sozialen oder persönlichen Verpflichtung heraus?

c) Bedrücken, empören oder ängstigen mich die Schwierigkeiten des andern? Habe ich, wenn ich ehrlich bin, große Lust, mich abzuwenden? Oder bin ich wie selbstverständlich empfänglich für das, was der andere erlebt?

d) Habe ich ein zwanghaftes Bedürfnis, nützlich zu sein / zu helfen / wichtig zu sein? Oder gibt es ein natürliches, wie von mir selber unabhängiges Bedürfnis, dasjenige zu tun, was mir möglich ist? Wenn dieses Bedürfnis da ist, bin ich bereit, gegebenenfalls nur kleine, kaum spektakuläre Dinge zu tun, diejenigen, die wirklich einen Dienst erweisen? Kann ich auf sehr kurze Zeit etwas tun? / Kann ich mich einsetzen, weil ich mich in der Lage fühle, wenigstens während einer gewissen Zeit durchzuhalten, wenn es nötig ist?

e) Kann ich akzeptieren, daß ich in dieser Situation und für diese Person im Augenblick vielleicht nichts tun kann? Wenn ich das erkenne, ist es mir möglich, mich weder schlecht noch schuldig zu fühlen?

f) Gibt es vielleicht etwas anderes, Spezielleres, das zu meinem Gebiet gehörte, womit ich auf nützliche Weise „begleiten" könnte?

Die hier gestellten Fragen betreffen unsere eigene Anteilnahme.

Von dem Moment an, wo die Begleitung beginnt und während ihres gesamten Verlaufes setzt eine andere Frage die leidende Person an erste Stelle:

g) Respektieren mein Vorgehen und meine Haltung die volle Freiheit des andern?

Auf diese so wichtige Frage gibt es keine schon fertig bereite noch eine endgültige Antwort. Was sollen wir in uns in Bewegung versetzen, um die Antwort zu „fühlen"? Jeder entdeckt dasjenige, was ihm dienlich sein kann: Der Antrieb seines Herzens, die Hellhörigkeit, seinen Takt oder auch seinen kritischen Sinn usw.

Was immer es auch sei, am Ausgangspunkt einer begleitenden Beziehung ist es unerläßlich, sich bestimmte Fragen zu stellen und in sich hineinzuschauen.

Man kann sich dann sicherer mit einer geeigneten Handlung einsetzen, wenn sie sich aufdrängt; oder ohne uns der Not des andern zu verschließen, ohne Schuldgefühle akzeptieren, daß wir den Augenblick nichts tun können. Die Not ist da. Die Summe der Nöte und Schmerzen ist unendlich. Es schreit von allen Seiten. Manchmal sind wir in der Lage zu helfen, manchmal nicht. Vielleicht bleibt dann gegebenenfalls eine Geste oder eine begleitende Aufmerksamkeit, die möglich ist und keine Anstrengung erfordert.

Am Ausgangspunkt einer Begleitung gibt die Rückkehr zum Licht die einzuschlagende Richtung an. Erinnern wir auch daran, daß diese Begleitung von beiden Seiten frei ist und keine Zwänge verursacht. Um daraus nicht eine Plage oder ein Machtmittel zu machen, kommt der Begleitende immer auf das Licht in sich zurück. „Ich bin Kind des Lichtes." Übrigens hält dieses Fundament im Licht an, wenn die Prüfung schwer ist und lange dauert. Wenn die Licht-Farbe-Verbindung nicht hält, verschwimmt unsere Farbsendung und kann so Gegenteiliges bewirken. Wir übernehmen damit eine Verantwortung.

Diese heikle Begleiterarbeit erschreckt diejenigen weniger, die in der Gruppe über ihre Erfahrungen sprechen können. Am Anfang ist man ängstlich oder zu selbstsicher. Der Austausch ist hier nötig; wenn Sie nicht in einer Gruppe darüber sprechen können, suchen Sie eine oder zwei Personen, die ebenfalls Gefallen an der Farbe haben und zum Versuch bereit sind, sie dort spielen zu lassen, wo sie nie zu ihr Zuflucht genommen hätten, zum Beispiel in der Familie, unter Freunden, in den öffentlichen Verkehrsmitteln usw.

Um dieser Möglichkeit des Begleitens ein wenig Gestalt zu verleihen, hier die Beobachtungen einer Person, die an dieser stillen Handlung sofort Interesse gefunden hat.

„Als ich versuchte, die Auge-in-Auge-Übung aus der Gruppenarbeit allein mit einer momentan in Schwierigkeit stehenden Person zu wiederholen, schien es mir, als ob sie sich bei jedem Hervorrufen von Licht-Farben aufrichtete, der Raum zwischen uns sich ausdehnte und die Luft besser zirkulierte. Bis da keine Farben, aber meine Aufmerksamkeit hat sich auf mich gerichtet.

Ich meinerseits gewann Abstand, indem ich die Entfernung fand, die einen teilnehmenden Blick erlaubte, der jedoch frei von persönlichen Emotionen oder Urteilen war. Ich richtete mich in einer Senkrechten auf, und die Haltung wurde offen, frei, empfänglich.

Es ist eine Art von Präsenz, die nicht zu sehr nach vorne geht (was sonst bewirkte, daß man zu gewichtig und aufdringlich wird) und auch nicht zu zurückhaltend ist (so daß man fast nicht mehr teilnimmt); eine angemessene Präsenz im Dienste dessen, der sie nötig hat."

Drei Möglichkeiten des Kontakts durch Farbe
Die Farbe als Sprache, durch Farbe antworten

Eine nicht verbale Antwort: In einer gegebenen Situation statt mit Worten zu antworten still in sich die Farben zum Schwingen bringen, die einem kommen, wie z. B. im weißen erweckten Traum, wo uns beim Gedanken an jemanden in Not „eine Farbe in die Hand kommt."

Für diejenigen Personen, die den Ausdruck „zum Schwingen bringen" scheuen und sich zu so etwas nicht fähig glauben, könnte man stattdessen sagen: die Farbe schmecken, singen, sehen, aufnehmen, kurz, den Dialog, die Begegnung mit dieser Schwingung stärken.

Mit zunehmender Übung lernt man die Qualität, den Ton, die Intensität und Transparenz der Farbe in Schwingung zu versetzen, die zur Situation den genauesten Bezug haben.

Dieser genaue Bezug ist weder beweisbar noch rational belegbar. Es ist die Heranbildung des Gespürs, das eine Situation in ihrem Zusammenspiel in einem gegebenen Augenblick erfaßt, mit all ihren Faktoren, Ort, Zeit, Laune, Gesundheit, Geld, anwesende Personen, ihre Geschichte und diejenige der Menschheit, besondere Umstände, Licht, Pläne usw. Zu einem gegebenen Zeitpunkt entsteht in unserer geöffneten, gefestigten Aufmerksamkeit ein Licht-Farbenspiel (manchmal schwach, manchmal klar sichtbar) und der Eindruck, daß „es richtig ist" erlaubt uns, das Risiko einer Antwort durch Farbe einzugehen. Dieses „richtig" erlebe ich oft wie eine einfache Genugtuung, das getan zu haben, was man tun konnte.

Wenn auch in unzulänglicher und begrenzter Weise, gibt dies der Beziehung Sinn. Diese Genugtuung verflüchtigt sich, sobald ich versuche, festzustellen, ob der andere auch verstanden hat, was ich ihm durch die Farbe sagte. Doch oft ergibt sich nach der Tat ein spontanes Mitteilen. Es ist eine große Freude zu wissen, daß es bewußte Kommunikationen über Distanz gibt.

Das Anbieten der Farbe

Wie die Antwort durch Farbe ebenfalls eine wortlose Anteilnahme. Sie entsteht auf dieselbe Art, doch bildet sich in einem gegebenen Augenblick der Antrieb, ein Bedürfnis, die Notwendigkeit, dem Gegenüber – ohne Worte oder Gesten – eine Farbe anzubieten oder genauer, ihn einzuladen, mit einem das Farbbad zu teilen.

Diese Aufforderung, an einer Farbe teilzuhaben, die wir strahlen lassen, um im andern die Lust zu erwecken, sich darin zu baden, ist wieder eine Handlung „für nichts", ohne Haken am Schluß. Es steht dem andern völlig frei, zu akzeptieren, zurückzuweisen, nichts zu bemerken oder sogar verwirrt zu sein, weil er etwas bemerkt hat.

Wenn es uns stört, daß der andere sich nichts aus der angebotenen Farbe macht, so ist das ein kostbarer Hinweis auf ein gewisses Bedürfnis in uns, zu beeinflussen, auf einen gewissen Geschmack von Macht. Dies verleiht der Farbenschwingung eine Spannung, etwas Verhärtetes, Begrenztes, das den andern geradezu beengen kann, wenn er empfindlich oder reizbar ist.

Es ist eine Kunst – wenn auch eine mindere – sich die Tür vor der Nase zuschlagen zu lassen, nachdem man eine „so schöne Rose gebracht hat", und trotzdem nicht aufzugeben.

Die begleitende Farbe

Diese Begleitung enthält die Elemente der beiden vorangehenden Methoden, mit klarerem Bewußtsein darüber, was im Spiel steht und der Möglichkeit, über längere Zeit zu handeln. Jemanden auf einer gefährlichen Reise begleiten, während einer Krankheit, familiären Wirren, aber auch als gewöhnliche Unterstützung, ohne daß es spezielle Schwierigkeiten gibt, aus reiner Liebe. Diese Begleitung kann auch einer großen Menschengruppe gelten, auf einer kollektiven Ebene, doch muß man sich da besonders vor Illusionen hüten.

Wenn die Begleitung über längere Zeit andauert, verändern sich Farbe, Struktur und Intensität oft. Dabei wird die Beständigkeit gesichert durch den Grundantrieb und den Beschluß, gemäß seinen Mitteln zu begleiten.

Ja, diese ursprüngliche Inspiration spielt. Die Farbenmittel werden uns zu gleicher Zeit angeboten und verändern sich je nach Umständen.

- Jedes Aussenden einer Farbe ist zuerst ein Zuhören, eine Beziehungsaufnahme.

- Die Farbe erlebt man im Duo – und nicht, wie es den Anschein hat, solo –, sei es als Wort, als Angebot, als Begleitung, oder man erlebt sie gemeinsam, wenn es sich um mehrere Personen oder eine Gruppe handelt.

- Wir müssen die Quelle in uns anhören. Und den andern, die andern in einem Ganzen.

Mittels Farbe eine Geschichte erzählen

Ist es mißbräuchlich, von einer Sprache der Farben zu sprechen, wie man von einer Sprache der Blumen spricht? Versteht man unter „Sprache" allein dasjenige, was von dem symbolischen Wert der einen oder andern Farbe ausgeht (Grün: Hoffnung, Lilie: Reinheit usw.)? Doch wenn die Sprache nur symbolisch ist, was macht ein Mensch, der die Symbole nicht kennt?

Nach fünf Jahren haben wir in der Gruppe einige recht seltsame Versuche mit der Farbensprache gemacht. Wir beschlossen zu untersuchen, ob es möglich sei, nicht nur eine Farbe genau in Schwingung zu versetzen, sondern auch ohne Worte eine wirkliche Geschichte zu erzählen, etwas was wir erlebt haben, einzig indem wir die Farbe oder vielmehr das Zusammenspiel von Licht und Farbe in Schwingung versetzten, das mit dieser Geschichte verbunden ist.

Wie ist das praktisch vor sich gegangen? Die „erzählende" Person bereitet sich vor, indem sie zum voraus ein Geschehnis, ein Objekt, eine Empfindung oder eine Erregung wählt, bei welchen die Farbe eine entscheidende Rolle gespielt hat. Um diese Farbe und ihre Geschichte erzählen zu können, muß man sie genau empfunden, beobachtet, aufgenommen haben. Dann sich darin üben, sie korrekt auszusenden. Diese Vorbereitung verlangt viel Sorgfalt, um so mehr als wir übereingekommen sind, jegliche Gestik und Mimik, jeden Kommentar wegzulassen. Sogar auf Seufzer zu verzichten! Wenn der Augenblick gekommen ist, bereiten wir uns zusammen durch einen Gang durchs Weiße vor. Die erzählende Person ist soweit von der Gruppe entfernt, wie es der Saal erlaubt, um genug Raum um sich herum zu haben, und ruft ihre Farbe herbei. Ein Handzeichen, wenn sie fühlt, daß „es so weit ist". Dann ein anderes Zeichen, wenn ihr die Note besonders klar scheint. Ebenfalls zeigt sie das „Ende" der Geschichte an. Diese Gesten geben uns „Zuhörerlehrlingen" nützliche Bezugspunkte.

Eine Zeit der Stille, um klar werden zu lassen, was geschehen ist, was nicht aufgenommen wurde, und zum Notieren. Diese Notizen bewahren die Erinnerung an das vor dem Austausch persönlich Erlebte.

Die Schwingung: wenn dieselbe Farbe zum zweiten Mal in Schwingung versetzt wird, erscheint sie im allgemeinen für beide Seiten genauer. Dafür ist die Emotion vielleicht ein wenig zurückgegangen! Sie ist bei demjenigen stark, der sich hinstellt und ohne die Stütze und Maske der Worte und Gesten erzählt.

Wenn die Entdeckung einer möglichen Sprache stattfindet, entdecken wir mit dieser Übung auch unsere Schwierigkeit, uns nicht zu verstecken, dem zu vertrauen, was wir erleben und demjenigen, was die andern aufnehmen können. Angst, sich zu exponieren, Angst, sich zu täuschen! Während dieser Art Austauschs tauchte ein am Anfang des Kurses oft gehörter

Schlüsselsatz wieder auf: „Ich bin wahrscheinlich völlig daneben, aber…" oder auch: „Es ist wirklich dumm, aber ich fühlte, daß…" Wenn die erzählende Person ein Objekt, ein Dokument mitgebracht hatte, etwas, das der Übung etwas Greifbareres verlieh, so war dies für manche eine wirkliche Erleichterung.

Sagen wir sogleich, daß wir vom ersten Versuch an bewegt, erregt, aufs höchste erstaunt waren über das, was zwischen dem Erzähler und seiner Zuhörerschaft geschehen konnte. Ja, es gab erstaunlich genaue und durchdringende Wahrnehmungen. Es gab auch solche, die völlig „daneben" schienen. Hatten diese einen versteckten Bezug zur Geschichte? Waren sie bloß aus Unerfahrenheit oder Unaufmerksamkeit entstanden? Die Erregung hatte auch eine komische Seite, da man nicht wußte, ob man eine Perle oder einen alten Schuh fischen würde! Es war ein Versuch, ein ernstes Spiel, wenn Sie wollen; es war nur unter Leuten möglich, die sich in gewissen Fachbereichen wohlfühlten und einander durch eine lange gemeinsame Arbeit vertraut waren.

Um diesem Versuch Gestalt zu geben, hier als Beispiel die erste gewählte Geschichte, eine einfache Geschichte, etwas, das sich in Farbnoten zusammenfassen ließ: Ein frisches, flokkiges Grün, durchsetzt von ein paar Flecken Gelb, die bis zu einem unendlich leichten und zarten Gold gingen. Dazu etwas, von dem ich immer noch nicht weiß, ob es übertragbar ist oder nicht: ein Element von Distanz. Die Note war einfach, aber sehr reich, und um sie nicht zu beeinträchtigen, war es wichtig, gleichzeitig diese verschiedenen Charaktere zu beachten: Grün – frisch – flockig – gelb – gold – leicht – zart – richtige Distanz". Jede Note zählte.

Diese „Geschichte", die von realen Ereignissen und Erfahrungen ausging, hatte sich während ungefähr zehn Tagen aufgedrängt, unter Umständen, die ich gleich berichten werde. Ich war ängstlich und entschlossen: Auf diese Weise eine Geschichte erzählen heißt auch alles aufnehmen, was dazu gehört, das Zusammenspiel, dessen man sich bestenfalls zum Teil bewußt ist! Wir gingen im Gespräch alle wie auf Eiern und gewannen daran Gefallen, als die letzte, die sprechen sollte, ausbrach: „Ihr habt Frische, Grün, dies und das gesehen, nun gut, ich nichts von alldem! Im Augenblick, als Sie sagten: ‚Ich fange an' – bum! – hat sich bei mir ein intensives Orange eingestellt, ein Feuer, hier (sie legt die Hand auf ihr Brustbein), von Schmerz begleitet. Nichts Grünes, nichts Frisches, nichts Flockiges! Nur am Schluß eine Art Zärtlichkeit, ich weiß nicht wie sie dazukommt. Und ich konnte nichts anderes sehen. Ich bin wirklich entmutigt."

Nun will ich das Ereignis schildern, aus dem sich die Farbgeschichte aufgedrängt hat: Ein kleines Mädchen verschüttet bei Tisch einen Teller kochende Suppe. Die Eltern rufen uns als Freunde aus dem Ausland, wo es passiert ist, an, und während zwölf Tagen zeigt sich mir für dieses verbrannte Kind diese grüne Farbe, als notwendige Begleitung zur schmerzhaften ärztlichen Behandlung, die man ihr gibt. Die Begleitung mit Grün ist Teil der Behandlung. Während zwölf Tagen drängte sich diese Farbe auf; ich versuchte etwas anderes, vergeblich! Ich mußte auch sehr achtgeben, daß das dem Mädchen angebotene Grün in einer gewissen Entfernung von ihr blieb. Wenn man mit der Farbe zu nahe kam, wurde sie unruhig und es war für sie noch schmerzhafter. Da die Familie im Umzug begriffen war, gab es keine Möglichkeit der Kontrolle durch irgendein Echo, so daß ich gezwungen war, mich zu verinnerlichen und wirklich einem tiefen Empfinden zu vertrauen.

Dann eines schönen Morgens, auf einen Schlag, Schluß! Keine Farben mehr! Begleitung beendet! Mit derselben Klarheit, mit der es begonnen hatte, hat es aufgehört. Sie brauchte es offensichtlich nicht mehr.

Da die Erfahrung einige Zeit gedauert hatte, war es nicht schwierig, sie für unseren ersten Sprachversuch wachzurufen. Ich glaube, ich habe weder an die kochende Suppe noch an die Verbrennung gedacht, aber sie waren sicher da, und die

Person, die sich mit ihrem Orange und ihrem Feuer getäuscht hatte und darüber so enttäuscht war, hatte damit etwas sehr Genaues aus dem Zusammenhang wahrgenommen, nämlich den Ausgangspunkt – die Verbrennung – und ihre Folge – die Zärtlichkeit für dieses kleine Mädchen, die von dem zarten und leichten Gold getragen war.

Doch welches war das greifbare Resultat dieser Begleitung, fragen Sie sich vielleicht? Das Resultat, sozusagen die Wirkung dieser Unterstützung über Distanz durch Farbe ist in all das eingegangen, was zur Heilung zusammenwirkte, ein Element in der gesamten dem Kinde zugedachten Pflege. Wie ein einziges dieser Elemente, eines der am wenigsten fühlbaren, isolieren, chiffrieren? Wichtig ist, daß die schwere Verbrennung gut geheilt ist.

Trotzdem zwei Bemerkungen: Der Tag, an dem sich keine Farbe mehr gezeigt hat, war derjenige, an dem die Eltern endlich feststellen konnten, daß das Schlimmste vorüber war. Und würden Sie auch bei der Ankunft des kleinen Mädchens eine Wirkung der Begleitung sehen: Wie es aus dem Auto springt, den Weg hinaufrennt, die Arme ausstreckt, um sich in unsere Arme zu werfen?

10. Kapitel

GRÜN,
EINE WELLE DER
FRUCHTBARKEIT

•

*Grün lebt
auf meinen Fingerspitzen,
Grün ist die Nahrung
der Menschheit.*

SAM FRANCIS

•

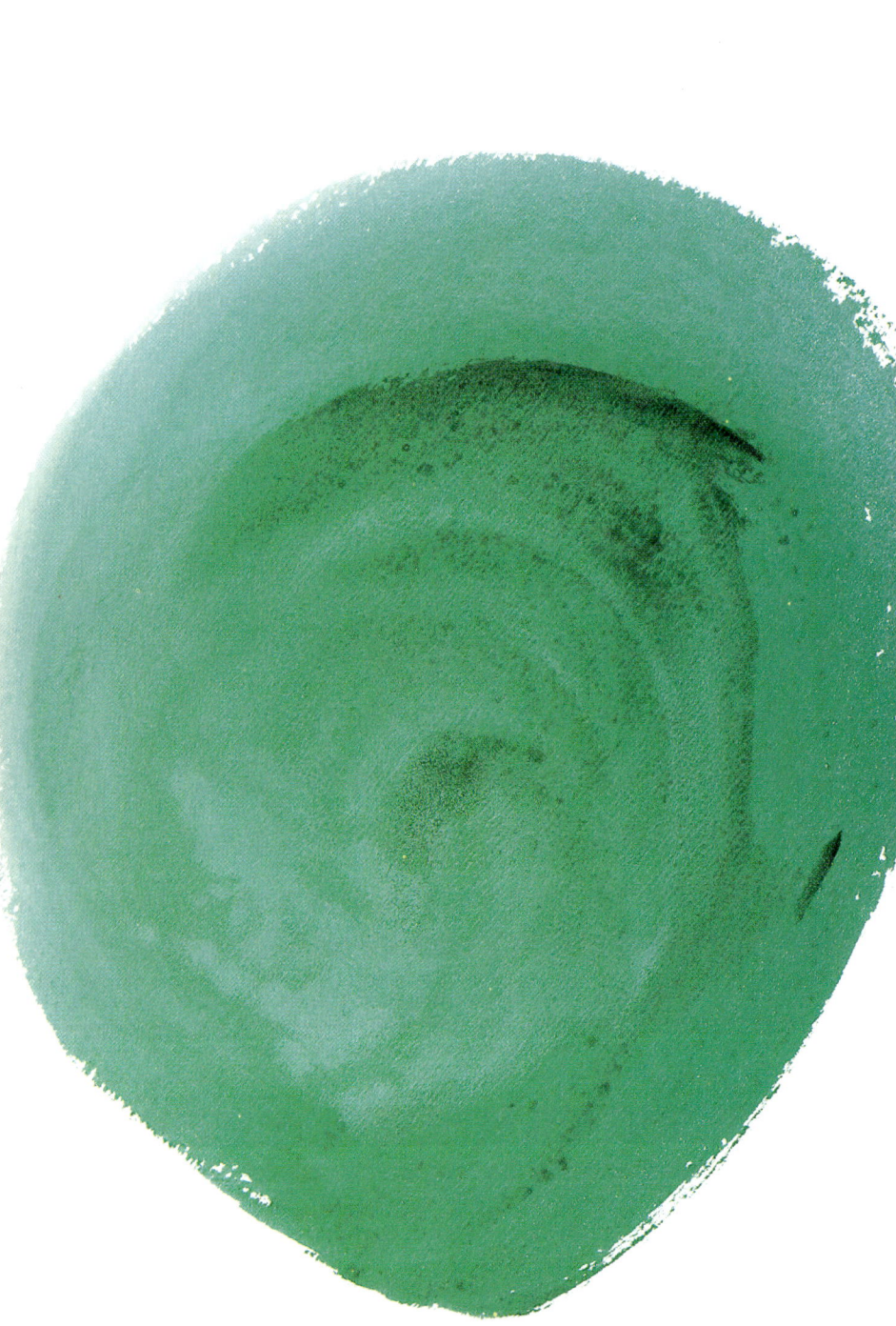

Als es sah, wie ich mich mit Grün abquälte, sandte mir Grün zwei Boten.

Der erste würdigte die Funktion von Grün für unseren Planeten:

„Es fasziniert mich zu sehen, wie die beiden weißen Pole der Erde den grünen Äquatorialgürtel zwischen sich einschließen. Für mich bedeutet Grün die Beständigkeit des Lebens. Es hat seinen Platz zwischen dem Wiederbeginn, der sich in der weißen Fülle des Winters vorbereitet, und der Vollendung in den roten Früchten und dem goldenen Herbst. Es ist wahrhaftig die Farbe der Hoffnung und der Geduld.

Ja, Grün, Lebensstrom, Beständigkeit des Lebens. Die Jahreszeiten und ihre spiralenhafte Verkettung durch das beständige Grün sind für mich Erdenbewohner wichtig. Eine schöne Ordnung! Ein schöner Fluß unterwegs! Wer weniger an die Erde gebunden ist, hat vielleicht mehr Mühe mit dem Überfluß von Grün und sieht darin eher die Komponente der Ordnung, aber es ist die Ordnung eines Lebens in Bewegung. Für mich besteht das große Schema aus Weiß, Grün und Rot."

Der zweite, ein ganz kleiner Bote von vier Jahren, kam angerannt, den Zeigefinger feierlich in die Höhe streckend, in den er sich soeben mit einem Kieselgrashalm geschnitten hatte. „Schau." Er zeigt, was seine Schmerzen beruhigt hat: Sein Zeigefinger ist von einem kleinen grünen Hut aus Blättern bedeckt, die mit einem langen geschmeidigen Grasstengel befestigt sind.

Uns Bewohnern der gemäßigten Zonen ist Grün vertraut. Ein Teppich, der je nach Jahreszeit wechselt, doch als Schutz und Decke immer in unserer Nähe bleibt. (Versuchen Sie, sich einen grünen Himmel vorzustellen!) Trotzdem fanden wir es nicht leicht, Bekanntschaft zu schließen.

Ist Grün doppeldeutig?
Grün für den Planeten. Grün für die Fingerspitze von Thomas. Grün heilt eine Schnittwunde, Grün erhält das Leben zwi-

schen den Polen, indem es uns einen Teppich, eine pflanzliche Decke schafft, die uns Leuten der gemäßigten Klimazone so selbstverständlich erscheint, daß wir lernen müssen, behutsam damit umzugehen.

Ja, leicht vergesse ich Grün und seine Eigenschaften, habe ich doch gewisse Mühe, es in seiner Grundnote, seiner spezifischen Eigenschaft, die alle seine Töne durchzieht, wachzurufen, wie ich es mit Blau, Rot oder anderen Farben machen könnte.

Da es ja nicht allzu schwierig ist, die Empfindung der dynamischen Wirkung von Gelb, Blau oder Rot durch eine Körper- oder Armbewegung auszudrücken, versuchen Sie es einmal mit Grün!

Einige Klärung erhoffte ich mir von einer Gruppe, die sich mit Grün sehr vertraut zeigte. Die grüne Welle war im Saal! Doch die Ernte der Worte, die gut zu grün paßten, verwirrte uns. Jede Person hatte notiert, was Ihren Erfahrungen am meisten entsprach – doch im Gesamten, welch offensichtliche Widersprüche!

Hier sind sie gruppenweise zusammengefaßt:

„Grün: neutral, ruhig, beständig, gibt Unterscheidungsvermögen, ruht aus, erfrischt",

aber auch

„Grün: belebt, regeneriert, sprudelt, erneuert, fördert eine Entwicklung, drängt zu Überschwenglichkeit"

oder:

„Frische, Kälte" / „Jugend – Alter"

Auf der einen Seite Wachstum, Fruchtbarkeit, Verschwendung. Auf der andern Ordnung, Ausgleich, Nüchternheit.

Wo ist denn, bitte, die Verbindungsbrücke zwischen diesen verschiedenen Wirkungen? Versteckt sie sich in den Definitionen des Wörterbuchs der Symbole, deren wichtigste ich hier aufführe:

Grün: Mittelwert / zwischen warm und kalt, hoch und tief / menschliche Farbe / Grün ist warm, wie der Mensch.

Und sehen Sie irgendeine Verbindungsbrücke zwischen den beiden Grünbildern, die sich mir zeigen: Auf der einen Ebene, Grün als Hausfrau Natur; haushälterisch und klug ordnet und verteilt sie ihre Lebensschätze. Nüchtern, streng und sehr jungfräulich gibt sie der Sachkundigkeit vor dem Charme den Vorzug. Hinter ihr, ebenfalls grün, doch diesmal das üppige als Mutter Natur, großzügig und sogar verschwenderisch bis zum Wahnsinn, eine menschenfressende Riesin im Dschungel!

Noch weiter hinter diesen beiden Figuren tanzen die lichtdurchdrungeneren Grüne: Frühlingssprosse, junge Reisfelder, Moosgrüne, Acidgrüne, gegen Blau gehende Grüne bis zu jenen Smaragdgrünen, die eine Welt für sich bilden. Was fehlt mir, um Grün in dieser speziellen Eigenschaft besser kennenzulernen, die all diese scheinbar widersprüchlichen Wirkungen verbindet? Vielleicht eine gewisse Fähigkeit, mich auf der Erdoberfläche ruhig zu halten und nicht weiter in die Luft hinauf oder ins Feuer hinab zu steigen; oder die Möglichkeit Fruchtbar und Neutral, die beiden Pole von Grün, mit einander zu verbinden.

Übrigens beginne ich die Neutralität der Schweiz, meines Herkunftslandes, erst jetzt als Wert zu sehen und nicht als einfache Bequemlichkeit oder Flucht.

- „Die pflanzlichen Grüne, von den zartesten mit mehr Gelb bis zu den dunkelsten mit Braun empfinde ich als nährend, und ich glaube, daß sie unsere Übereinkunft mit der Erde erneuern."
- „Je dunkler sie sind oder je mehr sie der Zitrone entsprungen scheinen, desto weniger kann ich damit anfangen."
- „Wenn ich an Grün denke, denke ich an Chlorophyll. Ich sehe die Struktur der Sonne in etwas Lebendiges verwandelt."
- „Für mich hat Grün etwas mit einem Gesetz zu tun."
- „Ich verbinde Grün mit der Jungfrau. Etwas Neutrales, etwas Gerechtes. Keine überschwenglichen Gefühle. Vielleicht können wir uns weniger für Grün begeistern, weil es nicht leiden-

schaftliche Assoziationen begünstigt wie die anderen Farben. Könnte man eine Menge mit Grün hinreißen und begeistern?"

Was besteht für eine Beziehung zwischen dem Ohr und dem Auge?

Allgemein scheint es, daß wir mit diesen Organisationskräften der Natur, dieser Welt, in die uns die Lektüre Rudolf Steiners (Die Geheimwissenschaft im Umriß) einführt, wenig Kontakt haben, und meine Schwierigkeit mit Grün würde bedeuten, daß es schon zu lange her ist, daß wir das irdische Paradies verlassen haben!

Wenn die Aufforderung, mit dem Planeten behutsam umzugehen, jetzt bei vielen Leuten ein Echo hervorruft, werden wir vielleicht entdecken, was Grün unserem Leben auf der Erde zur Verfügung hält.

Ist diese Schwierigkeit, grün wachzurufen, mir eigen? Stellt die Tatsache, daß Grün als sekundäre Farbe aus Gelb und Blau zusammengesetzt ist, eine zusätzliche Schwierigkeit dar? Die folgende Anmerkung bringt uns auf einen größeren Mangel an Sensibilität in Bezug auf Grün.

In einem Interview über die tiefe Beziehung zwischen Tönen und Farben macht Alfred Tomatis eine interessante Bemerkung über Gelb und Grün: „Die Wahrnehmungsskala des menschlichen Ohrs erstreckt sich von 16 zu etwa 16000 Perioden, also ungefähr über zehn oder elf Oktaven. Auf der Ebene der Sehkraft hingegen haben wir nur eine Oktave. Doch wenn man jedes System mit einer Kurve darstellt, sieht man, daß zwischen den beiden Zeichnungen fast punktgleiche Gemeinsamkeiten bestehen. Eine detaillierte Beschreibung würde zu weit führen. Ich will mich darauf beschränken, aufzuzeigen, daß der Zone der außerordentlichen akustischen Empfindlichkeit zwischen 1000 und 2000 Perioden (diejenige, die am meisten Klangfarben, Intonationssicherheit usw. einschließt) in der Sehkraft eine Zone größerer Sensibilität entspricht. Es handelt sich hierbei um die Gelbempfindlichkeit. Das heißt, daß wir diese Farbe maximal sehen. Tatsächlich unterscheiden wir ohne Anstrengung gut vierzig verschiedene Gelbe, während viele Leute nur etwa zwei oder drei verschiedene Grüne wahrnehmen. Grün also entspricht einer akustischen Zone (von 3000−6000 Perioden), die ebenfalls eine dunkle Hörzone ist, wo es schwer ist, sich zu orientieren − außer für sehr geübte, z. B. Musikrohren. Das Loch befindet sich vor allem im Umkreis von 3000 Perioden. Es ist interessant, daß das Ohr des Nichtmusikers direkt von 2000 auf 4000 springt, wie unsere Wahrnehmung die Grüne übergeht, um von den mannigfaltigen Gelben zu den vielen verschiedenen Blauen zu gehen."

In unserem Erfahrungsaustausch tauchen die Beziehungen zwischen Sehen und Hören mit zunehmender Übung immer öfter auf, im allgemeinen in Form von Fragen, denn wir sind überrascht, wie die Wahrnehmung einer Farbe durch den Klang, den sie spontan hervorrufen kann, unterstützt wird. Bis jetzt haben wir keine speziellen Übungen gemacht, doch diese Beziehungen − wenn sie zum Vorschein kommen − enthüllen einen derartigen Lebensreichtum, daß verschiedene Leute nach drei oder vier Jahren der Übung mit Farben wünschten, nun zur Entdeckung des Klanges überzugehen. Sie stellen fest, daß sie gleichzeitig einen Klang wahrnehmen, wenn sie von einer Farbe wirklich berührt werden. Im Hinblick auf ein bestimmtes tiefes und dunkles Gold, über das wir sprachen, beschreibt jemand folgendes: „Als Sie es auf den Teppich stellten, hörte ich einen Gongschlag!" Diese Bemerkung wurde von der Schwingung unterstützt, die die Person selbst hervorrief, und sie half uns allen, dieses Gold zu erfühlen und einzuordnen. Dadurch wurde die Farbe lebendiger und entwickelte sich räumlich, statt ein einfacher Farbfleck zu bleiben. Sie zeigte etwas von ihrer eigenen Kraft.

Sobald wir von einer dieser geheimnisvollen Doppelheiten Farbe−Klang berührt werden, fühlen wir uns besonders wach.

Indem wir auf der Ebene der Schwingungen empfindlicher werden – die Wissenschaft, die Künste, die Technik fordern uns heute dazu auf –, schaffen wir die Bedingungen für Forschungen über diese Beziehungen. Wir werden dazu getrieben. Von einer Generation zur andern sieht man schon klare Unterschiede. Unsere Übung zeigt, daß der Hörsinn zuerst kommt. Der Hörsinn – Aufmerksamkeit, Öffnung... – öffnet das Feld. Wo man frei zuhört, ist die Farbe sehr lebendig. So lassen wir das Mahnwort von Bernard de Clairvaux nachklingen: „Du willst sehen, höre zuerst. Das Hören ist ein Schritt zum Sehen hin."

Grün für Sie

• Grün! Wenn Sie dieses Wort lesen, taucht dann ein präziser Grünton vor Ihnen auf? Eine Impression? Ein gewisser Gegenstand oder eine bestimmte Landschaft? Eine Empfindung?

• Suchen Sie um sich herum nach vorhandenem Grün / und in Ihnen selbst? / In Ihrer Hosen- oder Handtasche? / In Ihrem Schrank und Ihren Schubladen? / In welcher Form ist Grün bei Ihnen gegenwärtig? / Ist es vor allem draußen oder auch drinnen?

• Gehören Sie zu denjenigen, die sich überglücklich fühlen, wenn sie an das grüne Greyerzerland oder das grüne Erin denken? / Oder zu denjenigen, die in der Wüste besser atmen?

• Ist Ihr Grün glänzend oder matt? / Eher gelblich / bläulich?

• Flaschengrün, Jadegrün, Giftgrün, Smaragdgrün, Moosgrün, ins Grüne fahren, einen grünen Daumen haben, noch grün sein, das erste Frühlingsgrün, die grünen Massen eines tropischen Waldes... Wieviele verschiedene Schwingungen! Haben Sie schon ausgewählt?

• Tragen Sie Grün? Haben Sie Lust, es zu tun, und wagen es nicht?

• Wem würden Sie es in diesem Augenblick anbieten? Und unter welchen Umständen?

- Versammeln Sie vor sich auf der Erde alle Grüne, um sie alle auf einen Blick sehen zu können, / alle Grüne, die Sie um sich herum haben. Welchen Gesamteindruck macht Ihnen diese Sammlung von Grün?
- Welche Wahl treffen Sie unter jenen Worten, die herausgekommen sind? Fruchtbarkeit oder Nüchternheit? / Ruhe, Entspannung, Langeweile oder Hoffnung, Jugend? / Erstikkung oder willkommene Frische? Unterscheidung, Ordnung oder Wucherung, Überfluß?
- Empfinden Sie Grün in der Stirne oder im Sonnengeflecht?

Eine Bemerkung, die ich in Bezug auf diese Serie von Ausdrücken gehört habe: „Ich habe Mühe, den Ton zu bestimmen, der mich am meisten anspricht, denn es gibt ein Grün, das jedem dieser Ausdrücke entspricht." Diese Bemerkung gilt für alle Farben. Hier versuchen wir uns über diejenigen Grüntöne klar zu werden, die für uns wichtig sind, ob es nun möglich ist, sie mit einem allgemeinen Ton in Übereinstimmung zu bringen oder nicht.

Kurze erweckte Träume mit Grün

Nach der Vorbereitung spielt die Zeit keine Rolle mehr, strecken, atmen:

ERSTER TRAUM:
Sie haben einen frischen grünen Schößling vor sich, den Sie mit reinem Wasser begießen. / Was geschieht? Zwischen jedem kleinen Traum genügend Zeit lassen, um das Abrollen der Welle, der Bilder, bis zum Ende zu erleben.

ZWEITER TRAUM:
Sie sind zornig / verärgert / eine frische, transparente grüne Welle durchzieht Ihr Sonnengeflecht.

DRITTER TRAUM:
Mitten in der Wüste ist eine Blume aufgeblüht / Sehen Sie sie? / Hat sie Blätter?

VIERTER TRAUM:
Sie überfliegen mit dem Flugzeug den Urwald / haben Sie Lust, in diese dichte Vegetation einzudringen?

FÜNFTER TRAUM:
Sie stellen einen Smaragd in das Zimmer eines Kranken. / Schauen Sie dieses Grün zuerst gut an / ob es fest ist, ein Smaragd / oder flüssig wie die smaragdgrünen Wasserspiele in den tropischen Meeren.

SECHSTER TRAUM:
Sie bekommen einen großen, durchsichtigen grünen Schal. / Was tun Sie damit? / Wo legen Sie ihn hin?

SIEBTER TRAUM:

Vor Ihnen öffnet sich die schönste Wiese, die Sie je gesehen haben / was tun Sie?

Noch tiefer atmen, strecken, ruhig ins gewöhnliche Leben zurückkehren.

- Was in der Gruppe am meisten bemerkt wurde, war jedesmal das Gefühl einer wirklichen Entspannung beim Wachrufen der „frischen, transparenten grünen Welle, die das Sonnengeflecht durchzieht".
- „Ich begieße einen jungen Schößling. Er schießt zu schwindelerregender Höhe empor, wird zum Baum. Ein schöner Baum, der Blüten und Früchte gleichzeitig trägt. Ich finde darunter Schutz vor Sonne und Regen. Doch er wächst immer weiter, nimmt überhand, seine Zweige reichen bis zum Boden, und ich fühle mich eingeschlossen."
- „Eine Blume in der Wüste: Eine Blume sprießt aus der Lava in Island; ein Photo, das ich einmal gesehen habe, erscheint mir klar vor Augen. Das Leben bei all seiner Zerbrechlichkeit ist stärker als der Tod."

Grün hat viele Gesichter: Ein Patchwork von Nuancen! Einige Leute haben Mühe, Grün ohne materielle Hilfe wachzurufen, andere glauben daran zu ersticken. Diese Schwierigkeiten können dazu beitragen, uns selber kennenzulernen.

- „Wer das Grün trägt, ist wichtig. Am Anfang konnte ich mich mit dem Grün des Baumes oder der Wiese anfreunden, jedoch nicht mit demjenigen des Autos oder des Plastikgegenstands. Nun unterscheide ich weniger scharf. Ich lade mich am Bahnübergang mit dem Pistache-Grün des vor mir stehenden Wagens auf, ich erfreue mich am Goldgelb des Traktors, am Eigelb des Krans, am grünen Plastikstück an der Heftmaschine. Wenn ich versuche, Farben zu sehen, zeigt mir dies, daß ich nicht sehe. Doch manchmal, nur halb geweckt, sehe ich, und das ist mit einer so starken Empfindung verbunden, daß ich mir meines Schlafzustandes bewußt werde. Ich möchte das Rezept finden um immer wach zu bleiben. Während der Arbeit in der Gruppe habe ich gefühlt, daß, wenn man fühlen will, man sich erlauben muß zu fühlen, sich vor allem Zeit nehmen, Zeit gewähren."

- „Ich sende dem Schmerz am Brustbein, der mich oft nachts aufweckte, ein lebendiges flüssiges Grün voller Bläschen. Er ist deswegen nicht geheilt, doch tat es ihm gut, und es hilft mir, ihn zu akzeptieren."
- „Ich habe Grün zurückgestoßen. Ich wollte nicht einmal daran denken. Es ist eine Farbe, die ich von Natur aus nicht mag. Grün erstickt mich, drückt mir die Kehle zu, ekelt mich. Seit ich es zart und durchsichtig sehen kann, geht es besser. Ich begieße jeden Tag einen jungen, armseligen Sproß bei mir zu Hause. Ich habe gesehen, daß ich ihn akzeptieren kann, weil ich ihn jeden Tag begieße."

Für diejenigen, in welchen Grün ein pantheistisches Schwindelgefühl erweckt: Kann man Grün nicht zwischen Weiß und Rot einordnen? Grün bedeutet Chlorophyll, das heißt die Frucht der Wechselwirkung zwischen den Geist-Licht-Prinzipien und den materiellen Elementen; Grün, ein lebendiger Vermittler zwischen Natur und Geist.

- „Ich liebe Grün außerordentlich, sofern es lichtvoll ist. Es ist ein großer Faktor physischen Gleichgewichts." (Eine 80jährige Person)
- „Wegen ihrer vielen Tönungen in der Natur eine wunderbare Farbe. Durch das Fenster sehe ich im Augenblick verschiedenste Grüne, vom zartesten bis zum nüchternsten ... Jemand hat das Gras geschnitten und einen Teil ungeschnitten gelassen, genau in Form eines Triangels am Fuß eines Baumes; es ist außergewöhnlich."
- „Für mich ist Grün im Moment alles, was wir auf unserem Planeten zerstören. Ich komme vom Schwarzwald zurück.

Der Tod der Wälder ist nicht bloß eine Drohung, ich habe dort wirklich das Ende von Grün gesehen. Meine Beklommenheit war groß, während ich unter jenen nackten Stämmen umherging, nunmehr Gespenster derjenigen, unter welchen wir einst picknickten. Ich bin zutiefst erschüttert von dem, was ich gesehen habe. Ich versuche, noch behutsamer, noch bewußter mit dem umzugehen, was um mich herum wächst, meinen Enkeln, dem Garten, mit allem, was grün ist."

- „Im Sommer verbringe ich fast jeden Tag einige Zeit im benachbarten Park. Ich fülle meine Augen mit all diesen verschiedenen und benachbarten, vollkommen harmonischen Tönen. Eines Tages zeichnete ich dort im Grünen einen Regenbogen und erlebte einen Augenblick vollkommenen Glücks."

Grün in Verbindung mit anderen Farben

Zwei Farben vergleichbarer Intensität auswählen, sie nebeneinanderstellen und so die Bewegung jeder Farbe in Beziehung mit der anderen erleben. Auf diese Weise scheint Weiß die neutrale und beruhigende Seite von Grün hervorzuholen, Blau seine wiederbelebende Wirkung, während Gelb sein fruchtbares Wesen hervorhebt.

Grün und Rot:

- „Mit Rot vollendet sich Grün, und zur Mittagszeit betrachte ich mit größter Zufriedenheit jene Bauernhoffenster mit ihren halbgeschlossenen Läden über den roten Geranien. Ich erinnere mich auch, daß in China Rot und Grün an die Farbe schlechthin denken lassen, auch an die ganze Skala der Sinneserfahrung.

Grün und Blau:

- „Die beiden Farben kommen aus dem Ursprung. Eine erscheint mir von unten, die andere von oben."

Grün und Gelb:

● „Leben bei beiden. Leben und Glanz bei Gelb, mit Schwung. Fruchtbares, erneuerndes Leben bei Grün, mit gleichmäßiger Ruhe. Gelb öffnet das Feld, Grün läßt darauf seine jungen Sprossen wachsen. Gelb erhellt und beleuchtet das Feld, Grün sichert seine fruchtbare feste Basis. Gelb gibt dem Grün Glanz und Leben und hindert es, zu stabil zu werden. Grün nährt das Gelb, stärkt es und bindet es an die nährende Basis, wie der Blumenstengel."

Prüfung und Wiederherstellung durch Grün:
Grün an seinem Platz

Als wir Grün eingehend behandelten, riß es einige in einen Begeisterungstaumel pflanzlichen Wachstums, das alles, selbst den Himmel zu überwuchern drohte.

Doch welch ein Erfahrungsreichtum!

„Ich hatte sehr Angst, doch jetzt ist Grün für mich die Farbe der Entwicklung. Während meiner von mir so genannten ‚grünen Krise' habe ich Etappen notiert.

Zuerst das Grün. Schreckliche und erschreckende Prüfung. Eines Abends vor dem Einschlafen beginne ich, einfach Grün zu denken, ohne ein spezielles Bild. Und sogleich beginnt sich alles zu bewegen. Ich habe das Gefühl, ins Unbekannte gestoßen zu werden, ohne mich an etwas Festem halten zu können. Schwierigkeiten im Moment des Einschlafens. Ich sehe alle Farben des Prismas tanzen. Ich: ein Punkt. Immer noch ohne Halt. Endlich schlafe ich ein.

Die zweite Prüfung war noch schlimmer. Ich denke immer wieder Grün, jeden Abend, fast gegen meinen Willen. Auch diesmal fängt wieder alles an, sich zu bewegen, doch viel stärker, und ich werde tatsächlich in einen unbekannten Raum gestoßen, wo alle Farben, wie von Grün geleitet, mich fortreißen. Ich werde in einer Regenbogenspirale, wie in einem Trichter erfaßt, der Tiefe zu fortgerissen.

Vision vom Schwarz des Todes.

Dies bereitet mir eine fast unaushaltbare Angst. Ich versuche es mit dem erweckten Traum vom Haus und male es weiß; versuche, mir eine weiße Wolke, einen weißen See vorzustellen. Doch es nützt nichts. Die Angst bleibt.

Beim Erwachen geht es nicht besser. Immer noch habe ich dieses Gefühl, verloren zu sein, meinen Platz auf der Erde nicht mehr zu haben, und ich sehe alles grün, sogar den grauen Himmel, die Wolken, die sich bewegen.

Die Welt ist grün, Farbe des Werdens, einer Entwicklung, der Bewegung dieser Welt.

Ich streichle meinen weißen Kater. Dann beruhigt mich die Musik. Doch erst das Holzfeuer mit seiner flackernden Flamme (die orange ist, und nicht rot) führt mich zur Erde zurück, gibt mir meine Grundlage und meinen Frieden wieder.

Seither betrachte ich die Welt weiter durch dieses Grün (ein Grasgrün), um sie sich bewegen oder vielmehr zittern zu sehen.

Doch der Angst folgte eine Ruhe, eine Heiterkeit, und ich hatte den Eindruck, eine Reise vollendet zu haben, die mich gestärkt hat. Ich kann im Augenblick nicht mehr darüber sagen."

Mit dieser Erfahrung sprechen wir einen besonderen Aspekt von Grün an: Grün ist auch Farbe des Todes, Farbe der Vegetation, die entsteht, wächst und stirbt, ein Grün, das gegen das ausgetrocknete Braun geht, die Gelbe trübt, gegen das Grünliche geht.

Wenn ich „Grün" sage, ohne vom Lichte auszugehen, ohne es in einem präzisen Ton wachzurufen, ohne es einem Träger (Wasser, Keramik, Gewebe, Blätter) zuzuordnen, ist der greifbarste Effekt dieser: Unter dem Einfluß eines Mittelwerts, der sich überall ausbreitet (das Grün), stellt sich eine gewisse Passivität ein, eine leicht filzige Stille, keine Ruhe, sondern ein vegetativer Zustand, dem Licht und Leben fehlen. Die Neutralität und Passivität von Grün eine Stufe weitergetrieben – und das ist das Ende eines Lebens. Es gibt einen Kreislauf von Grün mit seinen Folgen und nicht nur einen Schwung wie in Gelb oder Rot, oder einen Abstieg wie in Blau oder Violett.

Grün erschreckt in einer Krise, aber auch:
„Wenn ich auf einem Planeten eine kleine Spur Lebens suchte, würde sie mir von Grün angezeigt" sagt eine Freundin, die nicht Astronautin ist. Und Grün stellt auch bei Leidgeprüften das Leben wieder her. Mehrere Leute sind um eine Frau versammelt, die soeben ihren Mann nach einer langen Krankheit verloren hat, und da sie sehr erschöpft aussieht, fragen wir sie, was wir ihr geben können. Sie weiß es nicht, und wir bleiben still, in der Erwartung, daß sich etwas ergibt. Hier eines der Bilder, die sich gezeigt haben: Unsere Freundin ausgestreckt in einem langen grünen Einbaum-Boot, das ausschließlich aus langen grünen Palmen- oder Bananenbaumblättern gemacht ist, ohne Bewegung, doch lebend. Sie, die so aktive, ruht sich dort in ihrer grünen Schale aus; das Wasser gleitet mit seidigem Geräusch dagegen, und große Wasserperlen rollen über die Blätter. Der Fluß selbst, der Nil, ist fast dickflüssig, so fruchtbar ist sein Wasser. Die begleitenden Worte (die oft auftauchen, wenn die Bilder sehr klar sind): „Eine ermüdete Seele steigt zum Meer hinab."

Ein klarer Hinweis darauf, was unsere Freundin in jenem Augenblick nötig hatte!

Nachdem wir einige Zeit mit der grünen Schwingung verbracht haben, stellen wir fest, daß sie hilft, andere Farben auf ihren Platz zu stellen, daß diese Eigenschaft des „Mittleren", des „Lauwarmen", die Grün oft doppeldeutig macht, ebenfalls zum Vermittler gehört. Wenn mir der genaue Platz von Grün auch verborgen bleibt, so habe ich doch eines Tages ganz unerwartet etwas davon entdeckt. Ich wartete in einem Büro, wo sich eine Reproduktion eines Christus in der Haltung desjenigen von Vézelay befand. Beim Warten betrachte ich die Schwarzweiß-Photographie. Durch ein Entgleiten der Aufmerksamkeit, wie es etwa vorkommt, setzt sich plötzlich Grün auf die Füße von Christus, die für den Kontakt von Himmel und Erde so wichtig sind. Der kleine Sockel unter den Füßen wird rot. Die ganze Erscheinung ist goldfarben! Und hinter dem Kopf geht ein blauer Kegel weit über die Photographie hinaus in die Tiefe.

Von grünen Wiesen bis zum Smaragdmeer, pflegendes Grün, Grün des Lebens, der Heilung, der Hoffnung

„Bei Grün denke ich sofort an Walderdbeeren. Grün ist die Lebensfarbe der treibenden Pflanze. Und beim Menschen ist es die Farbe der Hoffnung. Wie die Pflanze zu ihrer Entwicklung des Wassers bedarf, bedarf der Mensch der Hoffnung. Er braucht diesen Hoffnungsdurst um zu heilen. Ohne Wasser, ohne das Grün stirbt die Pflanze. Ohne Hoffnung lebt der Mensch kümmerlich dahin.

Zuerst erholt man sich immer in grünen Wiesen. Dann dürstet die Seele nach durchsichtigem Grün, und es erscheint das Smaragdgrün mit seiner vollen wiederbelebenden Kraft. „Grün = Verband" stellt jemand lakonisch fest, der immer nach der Grundnote einer Farbe sucht. Auf der Erde das Leben ermöglichen und im Lebendigen Ordnung schaffen: die natürliche Verwandtschaft von Grün mit Heilen, Pflegen. Es scheint, daß Chirurgen viel Grün in ihrer Aura haben, ein Grün, das von einem schönen Rot begleitet wird; und daß Grün ohne Rot in der Aura derjenigen Krankenschwestern und Ärzte zu erkennen ist, die ihren Beruf lieben (T. Lobsang Rampa: „Die Geheimnisse der Aura"). „Aber ich begreife" bemerkt eine Frau, die gesundheitliche Störungen schon erkennt, bevor sie sich in Form von Krankheit manifestieren, „ich begreife, daß man in gewissen Schulen den Heilern nicht gestattet, ans Grün zu gehen, bevor sie nicht die andern Farben beherrschen; denn wenn die andern Farben vor allem auf ätherischer Ebene sind, scheint mir Grün den Übergang zwischen der ätherischen Ebene und dem gröberen physischen Körper zu machen. Wenn dort nicht eine tiefgehende Ordnung herrscht, kann die Störung in Form einer andern Krankheit auftreten."

Nachdem wir einige Male Personen, die sich einer Operation unterziehen mußten, auf Distanz oder aus der Nähe begleitet hatten, waren wir anfänglich überrascht, sie ohne zu wollen in einer Art großem durchsichtigem, grünblauem Wellenbad ruhen zu sehen. Als wir unsere Eindrücke austauschten, sahen wir, daß sich dieser Effekt bei andern wiederfand. Kurz: Wir kamen zum Smaragdgrün, zu diesen Lichtspielen in klaren Wassern und ihrer regenerierenden Kraft. So haben wir oft Leute getroffen, vor oder nach der Operation, die sich ausruhten, und trotz der Erschöpfung und der Wunden die Rückkehr des Lebens erwarteten. Denn so weit uns Smaragdgrün wegführt, erlaubt es uns doch immer einen guten Kontakt mit der körperlichen Gegenwart zu halten: „Ich habe beobachtet, daß – in den Joga-Kursen – es tatsächlich Smaragdgrün ist, was die Entspannung auslöst, zuerst bei mir, dann bei den andern. Die Farbe kommt erstaunlicherweise, ohne daß ich sie hervorrufe: Sie überflutet mich."

Ja, wir werden von Smaragdgrün angezogen, tauchen uns in den Ferien an jenen Meeresstränden hinein, die uns das wiedergefundene Paradies bedeuten, oder geben uns notfalls mit dem Katalog eines Reisebüros zufrieden. Grünspiele mit ihren erneuernden, wiederherstellenden Kräften; Spiele des Blaus und der unzerstörbaren Energie des Lebensgeistes: Wellen grüner Hoffnung. „Mich in durchsichtiges Wassergrün zu tauchen bedeutet Erneuerung meines Vertrages mit dem Himmel und Akt der Reinigung."

Smaragdgrün zur Heilung: Ist es die Wirkung bestimmter Grüne, die in uns den Durst nach Heilung wecken? Oder werden wir für die Wirkung des Grüns empfänglich, wenn wir uns der Möglichkeit einer Heilung öffnen? Ich nehme am Heilungsprozeß bei einem Schmerz und sogar bei einem Kniebruch mit einem frischen und ruhigen Grün teil (den Schmerz auflösen), oder mit einem Smaragdgrün, das schnell wirkt (die Heilung aktivieren). Gleichzeitig mit diesem therapeutischen Aspekt führt uns Smaragdgrün zur Kenntnis von uns selbst und einer gewissen Ordnung der lebenden Dinge.

Einsatz der grünen Farbe

Und, stärker als jedes andere Hoffen,
die grüne Hoffnung.

SAINT-JOHN PERSE

Durch all die Seiten, auf denen wir alle Arten von Grünfunktionen wachrufen, drängt sich diejenige für unseren Planeten auf: Eine durchsichtige grüne Welle umfaßt in gleichmäßigen Stößen den Planeten. Von den kräftigen Tönen in den Tropen wird sie gegen die Pole hin immer lichter.

Alles, was wächst, zehrt davon. Ich glaube, nur wenige Leute wissen etwas über die Rolle von Grün in Bezug auf unseren Planeten, und unsere Taten zeugen noch von Unwissenheit. Doch die grüne Welle zieht vorbei, und ich sehe sie bei dem, der sein Feld bestellt, seinen Garten pflegt, der auf dem Fenstersims eine Pflanze begießt oder in einem Teller Weizen zieht. Sie inspiriert diejenigen, welche die Natur intelligent und respektvoll genießen, und alle, denen der Ausdruck „Zum Planeten Sorge tragen" etwas sagt und die spüren, wie dringend dieses Anliegen ist. Und wenn man sagt „der Körper des Planeten", denkt man an seinen dichten, materiellen Körper, aber auch an seinen Energiekörper.

Der Grün-Zyklus durchzieht auch die Erde, wie man im Verlaufe dieses erweckten Traums sehen kann:

„Da ich mich fragte, ob Grün oder die grüne Welle auch in die Erde hineindringt, nahm ich mir vor, in einem erweckten Traum unter die Erdoberfläche hinunterzusteigen. Am Ausgangspunkt beschloß ich, daß ich grün war und ein grünes Licht in der Hand hatte.

173

Ich steige hinab, und von selbst bildet sich ein Weg, der eine Art langer Parabel darstellt: Ein ziemlich sanfter Abstieg, dann lange Zeit auf horizontaler Ebene unter der Erde, dann ein Aufstieg mit schwacher Steigung, Rückkehr zur Oberfläche. Wenige genau erkennbare Elemente, da ich schlecht sehe.

Was als wichtig erscheint: Es gibt keinen – fühlbaren – klaren Punkt, von dem aus ich sagen könnte: Nun steige ich wieder hinauf. Also gibt es vor dem Aufstieg zum Licht einen Abschnitt, wo ich wie eingeschlafen bin, oder unbewußt, oder „im Winterschlaf".

Dieser Abschnitt bewahrt etwas von dem Grün, mit dem ich heruntergestiegen bin, und gestattet einen Aufstieg unter denselben Bedingungen.

Dort liegt ein Wert von Grün, der in seiner Neutralität als Bindeglied zwischen den verschiedenen Jahreszeiten dient. Er behütet einen Lebenskeim in dem, was wie ein Tod erscheinen könnte. In diesem Augenblick grüner, neutraler Ruhe, in dieser Todeserscheinung wird der Samen aufbewahrt, ein Leben, das junger Sproß, fruchtbare Pflanze werden wird, Leben in seinem grünen Überfluß.

Der Grünzyklus geht auch unter die Erde, und das Prinzip der Verbindung zwischen zwei Formen von Leben ist in diesem unterirdischen Gang aufrecht erhalten, ohne Betonung, doch lebend."

Wer in seinem Herzen eine starke Hoffnung hegt, steht auch mit dieser grünen Welle in Beziehung. Pflege des Lebens auf der Erde, Tugend der Hoffnung – dieses Grün ist auch verwandt mit Frieden. Der Frieden, der in unseren Herzen Wurzeln schlägt und sich im Licht entwickelt.

Sieh mal an! Ich überlege: Aus dieser grünen Welle heraus erklärt sich ein Satz, den man mir soeben am Telephon gesagt hat: „Ich wurde von einem gewissen neuen Grün auf dem Mofa eines Knaben in Bann geschlagen. Diesem Grün hat sich folgender Satz zugesellt: ‚Wenn alle grün angezogen wären, würde der Frieden auf die Erde zurückkehren.' "

Grün: Erneuerung

- Zur Pflege, zur Beruhigung, zur Erfrischung, die grüne Welle.
- Grün . . . keine Farbe, sondern ein Prozeß. An das Chlorophyll denken.
- Wenn es nötig ist durch die neutralen Grüne nüchtern, ruhig, tolerant bleiben.
- Grün, der Vermittler
- Gehen Sie „weit weg ins Universum" jenes unerschöpfliche Grün suchen, das es ermöglicht, daß die Kraft der Hoffnung in uns Wurzeln schlägt.

11. Kapitel

ORANGE, HERD DER WÄRME UND DES LICHTES

•

Noch immer ist an diesem Aprilmorgen der Schnee, dieser Räuber des Frühlings, da. Die ersten Triebe, die uns erfreuten, die ersten Löwenzahnblätter für den Salat sind wieder bedeckt! Und auch wir werden vom Winter bedeckt. In diesem Weiß ohne Geräusch fliegen Farben umher. Bergfinken, Grünfinken, Kleiber, Rotkehlchen (ein einziges), Spatzen und Meisen piepsen im verborgenen Frühling. In seine Teufels-Farben gekleidet, weiß, schwarz, rot, ist der Buntspecht gekommen. Auch sein Gegenteil, der Dompfaff, mit seinem sorgfältig abgestimmten Kleid aus schwarz, weiß, grau und Pfingstrosenrot.

Ich nehme Lichtgelb in meine linke Hand. Die Hand ist von dieser schwingenden Welle erfüllt. In die rechte gebe ich Feuerrot; sie ist ganz von Rot erfüllt und durchdrungen. Ich nähere die Hände einander wie Löffel, – halte kurz inne – und es erfolgt eine Vereinigung: Nach und nach erscheint Orange, geht zwischendurch ins Gelbe, dann ins Rote, bis es sich stabilisiert.

An diesem Punkt kann es sich verdichten, um einfaches Orange zu werden und die Hände mit seinem Gewicht und seinem Geschmack zu füllen. Wenn ich sein Licht am Schwingen erhalte, wird es zur erhellenden und wärmenden Sonne. Ein vibrierender Herd inmitten des Schnees, des Graus, der Kälte. Ob es Frucht oder Licht ist – ich fühle Orange zuerst in der Kehle, dann im Brustkorb, und seine Wärme ist da, um geteilt zu werden. Orange, Farbe der Großzügigkeit und der Teilung! Ein Herd, den man nicht für sich behält. Orange wird aus Lichtgelb und aus Feuerrot geboren.

Ist Orange etwa auch die umgänglichste Farbe? Soweit ich mich erinnern kann, habe ich während der sieben Jahre der Arbeit und Erfahrung weder eine Gruppe noch eine Einzelperson über unangenehme Erfahrungen mit Orange sprechen hören. Einige haben sich gefragt, warum Orange denn in unserer Gesellschaft so wenig Platz habe, wenn es uns doch so erfüllen kann. Eine der Antworten: „Weil wir keine großzügige Gesellschaft sind." Wie denken Sie darüber?

Ein erster, an Körper und Empfindung gebundener erweckter Traum mit Orange

- Einleitung wie für andere Farben, obschon es sogar am Anfang schon möglich ist, Orange irgendwo wachzurufen, auch in einer Menge.

- Sie rufen ORANGE wach. / Ein lebendiges, volles, aktives ORANGE. / Es bewegt sich. / Es kann wechselhaft sein, ins ROT und ins GELB gehen.

- Nehmen Sie nun ORANGE in Ihre Hände bis daß Sie davon voll sind / durchdrungen / erwärmt.

- Nun ORANGE in Ihrem Mund. / ORANGE füllt den Mund. Er entspannt und erwärmt sich.

- Ist es Ihnen möglich, ORANGE hinunterzuschlucken / es der Speiseröhre entlang hinuntergleiten zu lassen / ORANGE – das erhellt und erleuchtet – bis ins Sonnengeflecht, wo es einen kleinen Herd bildet / und, wenn Sie wollen, bis in den Magen.

- Sie können ORANGE auch in den Rücken, zwischen die Schulterblätter geben. / Eine Art tragbarer Herd im Rücken! / Erfühlen Sie nun, ob ORANGE mehr Frucht oder mehr unberührbares Licht ist.

- Langsam vom erweckten Traum zurückkommen / wenn möglich Wärme – Licht – Gefühl lebendig erhalten.

Für diesen erweckten Traum, der vor allem körperliche Empfindungen weckt, kann sich jemand, der sich bis anhin nie für Orange interessiert hat, vergangener Eindrücke und Beobachtungen bedienen. „Ich bin wieder auf die Straße von Menton geraten, wo selbst die prosaische Allee, die zur Post führt, von vollkommen kugelförmig geschnittenen, von Orangen bedeckten Bäumen gesäumt ist. Diese Orangen sind für mich *die* Frucht der Sonne. So sehr, daß die Farbe Orange bisher nur die Frucht war, daher meine Schwierigkeit, ‚Orange zu schlucken'. Von den Orangen ging ich zur Empfindung über, die ich hatte, wenn wir alljährlich unter dem Weihnachtsbaum der Sonntagsschule eine Orange bekamen. Eine Orange, die man uns ohne Papier gab, von Hand zu Hand, mit einer gewissen Feierlichkeit."

Die freie Entwicklung des erweckten Traumes kann auch durch das Wachrufen eines zu dichten, kaum lebendigen Orange gestört werden: „Es geschieht nicht viel, weil mein Orange aus großen Stücken besteht. Wenn es mir gelingt, es lichtvoller zu machen, fängt es an zu zirkulieren."

Das Weiche der Aprikose (ein Orange, das ins Rosa geht), die Transparenz gewisser Mohnblumen, das Saftige der entzweigeschnittenen Orange, die Feuerkugel Sonne, die unaussprechlichen Orangetöne beim Sonnenuntergang: Mit jeder Veränderung von Struktur und Lichtgehalt gehen wir von einer Ebene zur andern über.

181

Zweiter, an das Empfindungsvermögen gebundener erweckter Traum mit Orange

- Sie rufen einen beständigen Herd aus ORANGER Farbe wach. Beständig, ruhig. / Er ist dort vor Ihnen. / Lassen Sie diesen ORANGEN Herd sich schaffen, bis er prall gegenwärtig ist. / Er kann dort auf dem Boden vor Ihnen knistern und trotzdem im Grunde ruhig bleiben. / Sie fühlen seine Wärme. / Sie erleben sein Licht.

- Rufen Sie nun eine Gruppe wach, die sich rund um das ORANGE Feuer versammelt hält.

- Lassen Sie die auftauchenden Personen ruhig kommen, selbst wenn Sie von einigen überrascht sind.

- Mehrere Leute haben sich schweigend um das ORANGE Feuer herumgesetzt. Bekannte und unbekannte. / Sie sind zusammen, ruhig, in der starken beständigen Strahlung dieses ORANGEN Feuers vereinigt. / Auch Sie gehören zu dieser Strahlung. / Auch Sie strahlen Licht und Wärme aus.

- Diese Strahlung macht nicht bei Ihnen halt. Ein ganzer Raum mit allem, was darin ist, wird von diesem Zusammenspiel erwärmt und erleuchtet: Herd und Personen.

- Was erleben Sie in diesem Zusammenspiel rund um das ORANGE Feuer herum Wichtiges / Erstaunliches / Kostbares?

- Öffnen Sie langsam die Augen, indem Sie aber von diesem ORANGE durchdrungen bleiben; strecken Sie sich.

Recht verschiedene Herde!

- „Mein Herd war eine große Schale voller Watte. Der orange Wärmespender. Ein jeder trat herein und tat die Watte dorthin, wo es nötig war. Der Vorrat erneuerte sich von selbst. Als ich kam, hatte ich kalt, und während der Übung habe ich mir die Hände gewärmt. Das erneuerte sich wie ein kleines Aufköcheln."
- „Um den Herd herum fand eine Familienversammlung statt. Sie sind im Moment recht mühsam. Man sagte nichts, es war ziemlich gespannt, aber der Herd wirkte wie ein Mandala in der Mitte des Zimmers, eine Art schweigenden Austauschs."
- „Für mich hat sich der Herd in eine Kürbissuppe verwandelt. Ein weiches, intensives Orange mit viel Licht. Und plötzlich dachte ich: Fondue macht gute Laune. Es ist wirklich der nährende Aspekt. Und eine orange Suppe wirkt auch sehr versammelnd."
- „Ich war eingefroren, verschlossen, isoliert. Orange hat mir Schwung gegeben."
- „Im Herd spürte ich vor allem diejenigen, die darum herum waren. Je mehr Leute kamen, desto mehr hatte ich den Eindruck, für sie verantwortlich zu sein. Und im Feuer fasziniert mich das glühende Weiß in der Mitte, die Lichtseite von Weiß." Es gibt ein Sprühen vom Innern gegen ..., es ist eine sehr besondere Bewegung. Wie wenn sich reines Licht in Liebe, in Sonne ausdrücken wollte. Ja, einfach ein Hervorquellen. In dem Augenblick sind wir nicht einfach Leute, die sich zusammen an einem guten Orange erwärmen. Die Lebensquelle, dieses Weiß im Zentrum ist so rein, daß sie kalt scheint. Wenn man dieses Sprühen erlebt, übernimmt man die Verantwortung, ihm Form und Farbe zu geben. Ich bin nicht mehr der einfache Betrachter von Orange, und diese aktive Haltung wirkt sich auch auf meine Beziehungen zu den andern aus.

Orange und Weiß

Um rein und frei zu sein, verlangt sogar eine „leichte" Farbe wie Orange einen vorangehenden Gang durch Weiß. Sogar für Orange muß man zuerst loslassen! Und wenn man Orange anbietet, geschieht es ebenfalls mit leeren Händen, für nichts: „Ich versuchte, meinen Mann, der seit langem depressiv ist, mit orangen Mauern zu umgeben. Er wehrte sich. Ich versuchte es mit einem luftigeren Ort, dasselbe. Und da ich oft gehört hatte, daß man den Lichtanteil in der Farbe vergrößern und damit die Farbe freier, lebendiger, leichter und gleichzeitig aktiver machen kann, kommt mir in den Sinn, ihm einen einfachen orangen Schal um die Schultern zu legen. Das würde reichen. Er würde es vielleicht akzeptieren können."

Orange und Schwarz

„Orange oder vielmehr die Farbe einer reifen Aprikose erschien mir spontan anläßlich eines großen Unglücks, das von schmerzhaften Schuldgefühlen begleitet war.

Da ich in gewissen Unternehmungen kein Maß habe, wechselte ich sofort die Farbe meiner ganzen Wohnung: Die gelben und bleichgrünen Mauern wurden alle orange; die Lampenschirme, die Vorhänge, der Bettüberzug, die Leintücher! Ich wälzte mich in diesem schönen Orange, ohne Zurückhaltung, ohne Scham. Und je mehr ich damit übertrieb, desto mehr gab es mir Liebe und Großzügigkeit. Ich hatte Lust, ihm zu sagen: ‚Wie dumm du bist, behalte etwas für dich!' Ich fürchtete, daß es mir eines Tages nichts mehr sagen würde, und gab ihm deswegen etwas Schwarz… Erst in kleinen Strichen, dann in großen Flecken. Die Kombination paßt mir vollkommen, und auf der Zeichnung sehen Sie, wie sich die schwarze Basis und der orange Bereich darüber nicht vereinigen; das ist gewollt.

Mit Schwarz baue ich mich wieder auf. Schwarz ist voller Licht und erhellt mein Orange, von dem ich fürchtete, es würde plötzlich unbedeutend. Doch Schwarz will ich nicht zu viel, nur soviel als zur Begleitung notwendig ist."

In der orangen Kugel; der erweckte Traum bei Trennungen

Dieser wichtige Traum gestattet uns, mit jemandem, von dem wir momentan und physisch getrennt sind, einen lebendigen Kontakt zu halten oder herzustellen. An dieser Übungsform haben wir während der Ferien viel gearbeitet, wo man oft fern von zu Hause ist – und sich beunruhigt – wo unsere Kinder auf Reisen gehen und keine Nachricht geben, wo jemand, den man liebt, im Ausland Wagnisse eingeht. Kurz, statt sich zu beunruhigen, sich dauernd zu fragen, was er tut oder was aus ihm wird, statt sich zu sehnen oder sich tausend Gefahren vorzustellen, versuchen wir es mit dem erweckten Traum. Dieser nährt die Beziehung mit der Person, den Personen, von der oder denen man getrennt ist, indem er uns mit dem Licht und der Wärme von Orange stärkt. Der erweckte Traum ist ganz einfach; was zählt, ist die Qualität der Kugeln, die Sie am Anfang wachrufen.

- Rufen Sie eine schöne, geräumige, durchsichtige, lichtvolle ORANGE Kugel wach. / Eine stabile, starke und ruhige, von ORANGE wohlgenährte, gleichmäßige Kugel.
- Wenn möglich sehen Sie die Kugel genau an, um ihrem Umriß zu folgen. / Die Kugel verflüchtigt sich nicht im Raum. / Sie verhärtet sich auch nicht. / Sie kann sowohl einen festen Umriß haben als auch mit einem Schein umgeben sein – sie ist immer lebendig.
- Erfühlen Sie auch den inneren Raum der Kugel, ihre nährende, ruhige Wärme / ihr Licht.
- In diesem Augenblick fühlen Sie vielleicht, daß Sie selbst Teil dieser ORANGEN Kugel sind.
- Laden Sie die Person, die Personen, an welche Sie denken, dazu ein, in diese Kugel einzutreten, ohne Zwang, ganz natürlich. Sie können sie beim Namen nennen, wenn Ihnen

das hilft. / Die Person nimmt schön inmitten der ORANGEN Kugel Platz.

- Die Person befindet sich in dieser ORANGEN Kugel, die Ihr gemeinsames Haus aus warmem Lichte ist. Ihr Begegnungsort. / Und ruhig betrachten Sie das, in Stille, solange bis es wirklich erlebt ist. / Die Person wird von diesem Bad in der ORANGEN Kugel genährt, erwärmt, erleuchtet.
- Wenn Ihnen das etwas sagt, sagen Sie behutsam, für sich oder mit lauter Stimme: „(Name der Person), Freude, Kraft, Schutz."
- Strecken, tief atmen, die Augen öffnen. Und Sie gehen zur Tagesordnung über.

Indem Sie für sich und den andern das orange Licht herbeirufen – denn Sie sind es, Sie schaffen diese orange Kugel, die sein Haus wird – akzeptieren Sie, daß der nötige Schutz für diejenigen, die Sie lieben, von der Ebene des Lichts herkommt. Sie kennen die momentanen praktischen Bedingungen, wie sie der Reisende sieht, nicht, aber Sie haben die Partner dem orangen Lichte wiedergegeben, Sie haben sich selber wieder ins orange Licht gesetzt, in diese Kugel, Ihr Energie-Haus.

Anmerkung: Wenn Ihre Kugel am Anfang eng, unruhig, schwer ist, heißt das, daß Sie sich beunruhigt oder daß Sie müde sind. In eine solche Kugel können Sie niemanden einladen. Kommen Sie in einem andern Augenblick darauf zurück, damit Sie dem Partner in erfrischtem Zustand eine schöne orange Kugel anbieten können.

Dieser erweckte Traum erwies sich als sehr nützlich für diejenigen, die sich darin übten, und oft waren sie am Anfang verwundert, wieviel Ruhe und Vertrauen er ihnen vermittelte. Davon ausgehend geschieht es auch, daß das intuitive Spiel, das uns selbst bei Trennung mit den andern verbindet, besser gelingt und erlaubt, etwas über das Befinden des Reisenden zu fühlen. Oft werden unsere Empfindungen bei der Rückkehr bestätigt – oder widerlegt.

Mit der Übung erscheint es mehr und mehr unwirksam, sich für jemanden Sorgen zu machen, wenigstens für denjenigen, der die orange Kugel wachrufen und sich damit stärken kann. Was den Empfänger betrifft, weiß man die meiste Zeit nicht, was der erweckte Traum bei ihm bewirkt hat. Doch jemanden im Vertrauen zu begleiten ist eine der großen Kräfte der Liebe.

Es gibt auch Situationen, wo selbst die freiste, vibrierendste orange Kugel unnütz und verfehlt erscheint. Es sind oft wirklich schwere Situationen, oder in uns treten sehr tiefe Emotionen dazwischen. Die Energie der orangen Kugel ist dann nicht die richtige. Es braucht eine andere, und ich rate denjenigen, die ein tiefes Bedürfnis nach Kontakt haben, die Partner in ein Lichtei zu setzen. Es ist eine Annäherung in einer Stille voller Respekt. Schauen wir, was möglich ist.

Erweckter Traum mit dem Lichtei

- Rufen Sie ein sehr großes Ei aus Licht wach. / Sehr helles Goldgelb oder glänzendes Weiß. / Strahlendes Licht.
- Der ovale Umriß des Eis ist klar gezeichnet, auch wenn er durch seinen Glanz schwer zu erkennen ist. Es ist ein Ei von großer Schönheit.
- Das ganze Ei ist klar, von innerer Reinheit, nicht wie wenn Sie ein Ei auf dem Tisch sehen würden.
- Dieses Ei ist in Wirklichkeit ein STABILES LICHTFELD in Eiform.
- In dieses STABILE LICHTFELD stellen Sie die Personen, mit welchen Sie über Distanz einen Kontakt herstellen wollen.
- …

- Betrachten Sie die Personen, die sich in dem LICHTRAUM
  ausruhen / und werden Sie sich bewußt, daß ALLES GUT
  IST!
- Strecken, tief atmen, die Augen öffnen. Und indem Sie auf-
  stehen, um zur Tagesordnung überzugehen, halten Sie sich
  vor Augen, daß ALLES GUT IST!

Orange, die Fülle

- Orange entsteht aus Rot (Feuer) und Gelb (Licht, Erkenntnis).
- *Durch Orange:* Wärme und Licht vereinigen sich, um zur Fülle
  zu führen.
- *Durch Orange:* Sich dem Überfluß, der Großzügigkeit öffnen,
  den eigenen Reichtum entdecken und Freude am Teilen emp-
  finden.
- *Durch Orange:* Sein Vertrauen ins Leben stärken. Lob und
  Dank.

12. Kapitel

SCHWERKRAFT
DES VIOLETTS
DAHINTER
FUNKELNDES GOLD

•

Unter den bemalten Ostereiern waren die dunkelvioletten die schönsten, diejenigen, die wir zuerst in den Ameisenhaufen legten, damit die Ameisen darauf herumspazierten und diese Flechtendekoration von weißen Pfaden hervorbrachten, eine Art geheimnisvolle Schrift, die uns faszinierte. Violett begleitete die Osterglocken, und im letzten Moment, da man die Eier mit Speck einrieb, hatte man die Hand voll von diesem glänzenden, weichen, dunkeln Violett, das nach warmem Ei, nach Farbe, nach Speck und nach Fest roch.

Für einmal schlage ich Ihnen beim Angehen einer neuen Farbe – Violett – einen bestimmten Ton vor, dessen Schwingung die weiter unten beschriebenen Bewegungen hervorrufen kann: ein Dunkelviolett. Keine Malvenfarbe, die ein bleiches Violett ist, Farbe der Glyzinie, der Herbstzeitlose, der Schwertlilie, deren Material an Chinakrepp erinnert. Diese Malvenfarbe mit all ihren zarten Tönen hat eine ganz andere Wirkung als das Dunkelviolett. Es ist auch nicht die Pflaumenfarbe – mit mehr Rot als Blau –, die ein wärmeres Violett ergibt. Wir nehmen hier ein Violett, bei dem sich das Rot der Erde und das Blau des Himmels gegenüberstehen, jedoch das Blau in veränderlichem Maße vorherrscht. Es ist interessant, bis zu diesem Ton der dunkelvioletten Iris zu gehen, der mit dem samtigen Innern des Blütenblatts den Eindruck eines sehr lebendigen Dunkels ergibt.

Das Violett, das wir kennenlernen wollen, ist schwer, wie zurückgezogen. Eine Farbe, die sich nicht preisgibt, die jedoch im Hintergrund eine ruhige Autorität ausübt. Vielleicht hat es gerade diese Zurückgezogenheit, diese Innerlichkeit während einer ganzen Epoche mit der Vorstellung von Trauer in Verbindung bringen lassen. Eine Eigenheit von Violett ist, daß es bei Nacht schwarz scheint. Es ist auch eine Farbe, die sich schnell vom Tageslicht auffressen läßt. An der Sonne verblaßt Violett schnell. Mit klarer Vorherrschaft von Blau verinnerlicht sich dieses Violett und scheint sich in den Hintergrund zurückzuziehen, um sich ganz niederzulassen.

Beim folgenden blauvioletten erweckten Traum war eine unserer Überraschungen zu sehen, daß es eine gewisse innere Kraft erfordert, dieses Blauviolett wachzurufen und es lebendig zu erhalten. Eine Ablenkung, Ermüdung, eine Nachgiebigkeit – und das Violett schlägt in Malvenfarbe um und verliert gleichzeitig die zur wachgerufenen Situation nötige Energie. Mit einer gewissen Strenge erhält sich das Dunkelviolett stabil und versammelt. Es braucht dazu etwas Übung. „Ich fühlte klar, daß man Violett mit Respekt angehen muß. Es muß den Geist des Heiligen behalten." „Es entschuldigt nichts, es setzt sich ein, um die Dinge in Ordnung zu bringen." „Die unerbittlichen Forderungen des Violetts." „Violett, innere Sicherheit ohne Emotion."

Es freut mich, aus dem „Wörterbuch der Symbole" zu erfahren, daß der violette Stein, der Amethyst, seinen Namen vom griechischen „amethysios" ableitet, das „nicht betrunken" bedeutet, daß er somit ein Stein der Mäßigung ist, der vor jeder Betrunkenheit behütet.

Um dieses Violett kennenzulernen, suchen Sie Muster aus Papier, Zeitungen, Geweben, Blumen, Steinen, Mode und Natur zusammen, mischen selbst die Farben und verfertigen eine Violett-Skala. Sie bringen Violett mit anderen Farben in Verbindung, insbesondere mit Weiß, Gelb und Smaragdgrün, um seinen eigenen Charakter und das für Sie Bedeutsame hervortreten zu lassen.

Nachdem Sie sich mit diesem Ton vertraut gemacht haben, rufen Sie dieses Dunkelviolett mit geschlossenen Augen wach. Zuerst können Sie ein Modell in Ihrer Nähe behalten und wenn nötig darauf zurückkommen. Geben Sie sich dann damit zufrieden, es frei, in kleinen Pinselstrichen wachzurufen. Sich nicht fixieren. Man bemerkt dann, daß es Ruhe und eine gewisse Kraft erfordert, um dieses Violett „kommen" zu lassen. Wenn man abgelenkt, müde oder in Eile ist, hat es Tendenz, sich im Malvenfarbigen aufzulösen.

Wenn einmal eine gewisse Stabilität in dem Violett gefunden ist, absichtlich ins Malvenfarbige gehen, dann zu Violett zurückkehren und sehen, ob es einen Unterschied in der Wirkung auf einen gibt. Und wenn ja, welchen Unterschied?

- „Eines Nachts erwachte ich mit dem Wunsch, dunkelviolette Kleider zu besitzen; es war unwiderstehlich. Am Morgen ging ich in der Stadt dieses violette Kleid suchen. Ich wünschte es mir außerdem sehr zart, sehr weich. Ich trage nie Violett. Ich kaufte ein Foulard aus einem intensiven, wunderschönen Blau, und stellte dann fest, daß es nicht violett war. Dann fand ich violette Kleider und war überhaupt nicht mehr ängstlich. Als ich nach Hause kam, hängte ich sie in den Schrank, was mir gut tat. Sie sind dort geblieben. Ich verstehe kaum, was geschehen ist."

- „Ich werde nie wissen, ob die goldene Uhr dank der Arbeit mit der Farbe wiedergefunden worden ist, aber ich weiß, daß man mit der Farbe arbeiten kann. Man hatte mir eine sehr wertvolle goldene Uhr mit einer Gravierung geliehen. Ich benützte sie an meinem Arbeitsplatz. Eines Tages stelle ich fest, daß die Uhr verschwunden ist, und als ich darüber nachdenke, bringe ich ihr Verschwinden mit einem mir bekannten Paar in Verbindung, das vorbeigekommen war. Die Person, die mir die Uhr geliehen hatte, drängte mich, das Paar anzurufen. Ich tat nichts und bat sie abzuwarten. Gestern habe ich von fünf bis sechs Uhr mit starken Farben, vor allem dem Violett gearbeitet. Nur starke Farben! Ich verband sie mit dem Paar, an das ich mich richtete, jedoch in Brüderlichkeit. Welche Arbeit! Diesen Morgen fand unser Nachbar die Uhr im Briefkasten!"

- „Wenn ich mich mit Violett beschäftige, kommt es oft vor, daß ich klar die eine oder andere Farbe wahrnehme, aus denen es zusammengesetzt ist: Manchmal ist es das Rot mit Betonung auf Feuer, Leidenschaft, Mut, Handlung, eine Energie, die für mein Gefühl von unten nach oben wirkt. Andere Male ist es das Blau, das Raum, Selbstlosigkeit, Vergeistigung vermittelt und für mich von oben nach unten läuft."

Violett „stellt unerbittliche Forderungen", fühlten einige, doch andern gibt es ein „Grundgefühl der Existenz".

Wenn wir im Violett eher diesen schweren, verinnerlichten Ton herausheben als die gefälligeren oder prunkvolleren, dann weil es von selbst so gekommen ist, wie eine Energie, die notwendig ist in einer Zeit des Chaos und der Veränderung, wo so viele Leute Not leiden, und wir alle gezwungen sind, tief in uns nach Kräften zu suchen.

Der erweckte Traum von den drei Bergen

In den folgenden erweckten Träumen entwickelt das Spiel zwischen Blau und Violett ganz spezielle Wirkungen.

1. TEIL

- Sie sind in einer Ebene, auf einem großen freien Feld / vor sich sehen Sie einen BLAUEN Berg / der ganze Berg ist BLAU.
- Sie gehen auf diesen Berg / mühelos, mit der Freiheit, die einem im Traum eigen ist. Sie stehen auf diesem BLAUEN Berg. / Der Gipfel ist breit.
- Sie stehen auf all diesem BLAU / und schauen in die Tiefe.
- Nehmen Sie sich Zeit / schauen Sie / fühlen Sie.

2. TEIL

- Sie sind in einer Ebene auf einem freistehenden Platz. Vor sich, dort unten, sehen Sie einen VIOLETTEN Berg mit abgerundetem Gipfel. / Der ganze Berg ist VIOLETT! / Was für ein VIOLETT?
- Sie gehen auf diesen Berg / befinden sich auf diesem VIO-LETTEN Berg.
- Sie gehen ruhig auf dem abgerundeten Berggipfel umher / Sie setzen sich / und schauen in die Tiefe.

3. TEIL

(wenn Sie dazu Lust haben)

- Der Berg vor Ihnen über der Ebene erscheint BLAU und VIOLETT.
- Haben sich die beiden Farben vermischt? / Oder hat jede einen genauen Platz?
- Haben Sie einen bestimmten Eindruck, wenn Sie diese große BLAU-VIOLETTE Bergmasse von weitem betrachten?

Es ist nicht nötig, die drei Teile aufeinanderfolgen zu lassen. Sie können auf den einen oder andern zurückkommen, wenn Sie einmal kurz Zeit haben, um zu üben, Blau und Violett als Masse und in einem großen offenen Raum sichtbar zu machen.

Unser Erfahrungsaustausch

- „Ich kann diese Berge nicht sehen. Es kommt mir nichts. Trotzdem interessiert es mich sehr, und oft berühren mich die Aussagen der andern. Ich fühle mich so arm. Ich begnüge mich damit, immer wieder deutlich ‚Blau' oder ‚Violett' zu sagen. Und ich hoffe, daß mir dies – wie Sie sagen – hilft, mich nicht entmutigen zu lassen."

- „Violett, dieses Violett ist ein Knochengerüst!" Oder auch: „Wenn man oft Violett hervorruft oder mit Violett lebt, beginnt man vor allem das Skelett in sich zu fühlen. Es ist nicht das Skelett, das violett wird, sondern die violette Energie, die einen auszieht, entblößt und das Skelett zurückläßt. Ich wünschte mir schleunigst Rosa und Rot!"

- „Für mich ist es genau das Gegenteil: Ich fühle, wie dieses samtige Violett bis ins Sonnengeflecht hinuntersteigt, doch ist es ein Violett, das nach einem lichtvollen Weiß kommt."

Oft stoßen einen die Anforderungen des Violetts ab und machen einen zurückweichen.

„Nach vier Monaten Arbeit an einem großen violetten Wandteppich habe ich das drängende Bedürfnis, wieder zu den andern Farben zu gehen. Ich muß. Nach und nach vertiefe ich mich mit Violett in die Stille, in die Tiefe von Violett, von seiner Kraft, auch der entblößenden, unterstützt. ‚Violett bringt Sie auf Ihren Platz', doch rupft und entblößt es mich auch nach und nach, bis nur noch Knochen übrig sind. Ich sehe im Augenblick darin nur noch die Strenge, und selbst die große Musik – vor allem Bach – die mir mit Violett oft kommt, reicht nicht mehr aus. Ich beginne in eine Art Melancholie (Trauer) einzutauchen. Zeit aufzuhören und zum großen Spiel der schillernden Farben zurückzukehren."

Erweckter Traum vom Violett, das aus einer blauen Unendlichkeit kommt

- Sie stehen auf einem hohen Hügel oder einem Berg. / Ein freier Gipfel. / Sie fühlen sich mitten im Himmel, fest auf diesem Gipfel stehend.
- Um Sie herum, über Ihnen, überall, das BLAU eines reinen Himmels.
- So weit und so hoch Sie sehen, überall BLAU. Hinter Ihnen BLAU.
- Ihre Füße ruhen auf der Erde oder auf dem Felsen, dort auf dem Gipfel Ihres Hügels, Ihres Berges.
- Auch auf Ihnen BLAU, wie ein leichter BLAUER Schleier als Schal um Ihre Schultern / auf dem Nacken / über Ihrem Kopf / BLAU überall / Dehnung / Weite, Weite.
- Und dort stehend, immer im BLAU, schauen Sie nun hinab in die Ebene.
- Was sehen Sie? / Was nehmen Sie von Ihrer BLAUEN Höhe besonders wahr? / Lassen Sie die Landschaft, das Bild, die Bilder entstehen.

- Unten in der Ebene Häuser, ein Dorf...
- Wie wirkt es auf Sie.? / Was denken Sie? / Was fühlen Sie? / Was sagen Sie?
- Atmen Sie zwei-, dreimal tief / strecken Sie sich langsam, ohne Hast, halten Sie die Augen geschlossen / ruhen Sie sich aus.

Und wir fahren fort:
- Sie sind immer noch auf Ihrem BLAUEN Hügel oder Berg. / Sie baden frei in diesem BLAU / in der Weite / ganz erfüllt von der BLAUEN Tiefe.
- Und nun rufen Sie VIOLETT wach. VIOLETT entspringt all dem BLAU, der BLAUEN Unermeßlichkeit. / Wie eine Energiesäule stellt sich Violett an Ihren Platz, ein dunkles VIOLETT. VIOLETT entspringt dem BLAU und stellt sich dorthin.
- Durch dieses BLAU-VIOLETTE Bad wach und aufmerksam, schauen Sie hinab in die Ebene, um sie behutsam zu entdecken.
- Was sehen Sie nun? / Hat sich im Vergleich zur BLAUEN Vision etwas verändert? Was?
- Und was empfinden Sie selbst, in dem Augenblick? / Tun Sie etwas? / Lassen Sie die verschiedenen Bewegungen deutlich werden, diejenigen, die Sie unten sehen / und die Ihrigen. Atmen Sie tief und strecken Sie sich ganz langsam und behutsam, um nicht den Faden abzuschneiden und sich in engen Grenzen wiederzufinden, ohne etwas aus der Weite zurückgebracht zu haben. / Öffnen Sie die Augen.

An diesem Punkt nicht weiterlesen, ohne vorher das Entscheidende notiert und den Empfindungen Zeit zum Entwickeln gegeben zu haben. Dann sehen Sie möglicherweise klarer. Sich der Freude und Kraft der Entdeckung nicht berauben!

Wirkungen des erweckten Traums

- „Blau, das ist Tiefe, Violett, der Kern."
- „Nach all dem Violett muß ich wieder andere Farben herbeirufen, um mich wieder ein wenig aufzufüllen."
- „Ich wollte von meinem Berg hinabsteigen, doch von einem starken Blau aus ging es nicht. Ich brauchte ein neutraleres, sanfteres Graublau als Grund."
- „Mein Violett wollte immer gegen das Rot gehen, ich hatte Mühe mit dem Blau, das gräulich war, eine Art Swissair-Graublau."
- „Ich kann Blau und Violett nicht zusammenbringen. Es paßt nicht zusammen, ist ein Widerspruch. Violett ist für mich ein Bild der Vergangenheit, der Buße, des Alters, der zweite Teil der Trauerzeit, die Farbe der alten Leute und des Eingangs zur Schule."
- „Das Dorf, das ich vom Blau aus sah, war traurig; von Violett aus gesehen schien es ganz einfach ruhig."

Doch am auffälligsten ist der Wechsel der Haltung, wenn man von Blau zu Violett übergeht, ein Wechsel vom Zuschauer zum Darsteller:

- „Mit Violett kam die Landschaft näher. Ich sah die störenden Einzelheiten besser. Mit Blau konnte ich sie heiter sehen."
- „Wenn ich von meiner blauen Höhe aus unten die Not der andern sehe, sehe ich sie ... und kann ruhig zu Bett gehen. Wenn ich sie ausschließlich in Violett sehe, betrifft es mich, zupft mich am Ärmel, berührt mich. Eine Forderung!"
- „Im Violett kam mir die Idee, vom Berg hinunterzusteigen, um teilzunehmen. Mit diesem Satz ‚Ich muß über alle wachen', der mir während des erweckten Traums ganz natürlich schien und mich nachher empörte. Ich habe schon zuviel auf dem Halse. Nicht das auch noch!"
- „Mit Blau-Violett bin ich hinuntergestiegen. Das Blau hat zwar viel Kraft, weil es weit, umfassend ist und für alle geht, doch ist es zerbrechlicher als Violett. Ich wußte, daß ich mit

Violett als Stütze unten nicht riskierte, meine blaue Farbe zu verlieren."

- „Ich fühle auch dieses Bedürfnis nach Schutz im Rücken, das es gibt, wenn der große Himmelsvorhang die Erde berührt hat und die Kräfte von unten ihm Stabilität und Widerstandsfähigkeit gegeben haben. Das Blau des Himmels, das Rot der Erde – auf der Höhe der Wirbelsäule, ein Violett. Auf welche Art von Schutz bezieht es sich? Es scheint mir jedenfalls sehr stark, dynamisch und unbesiegbar. Wie ein erhobenes Schwert und gleichzeitig eine Vision, in die Tiefe gehend, nach rückwärts und nach vorne."

- „Ich wurde mir bewußt, daß ich im Blau zu Hause bin und als Zuschauer den andern zuschaue. Doch mit Violett habe ich Lust, die andern aufzusuchen, und ich leide stark unter der Einsamkeit, unter gleichgültigen Leuten zu sein!"

- „Wenn ich von der blauen Höhe hinunterschaue, sehe ich eine unterdrückte Menge, die es nicht weiß. Mit Violett kommt eine Fähigkeit zu handeln, und am Ende nahm ich zwei Kinder bei der Hand und ging mit ihnen weg."

Viele wollen oder können nicht aus Blau heraus und müssen sich immer weiter darin baden oder auch dazu Zuflucht nehmen.

Doch man kann nicht immer im Blauen bleiben, und Violett weist einen möglichen Weg. Wenn uns Violett aus dem Blau heraus dazu führt, aus Solidarität für die Menschen zu schauen, was auf der Erde geschieht, wenn es uns drängt, uns einzusetzen, und unsere Teilnahme verlangt, so gibt es auch die nötige Kraft und Ausdauer, um konkret zu handeln. Im Blau konnte man Einheit, Vereinigung, freie und unbegrenzte Übereinstimmung erkennen. Violett führt uns über ganz bestimmte Kanäle zu gewissen Situationen, die unsere entsprechende Teilnahme verlangen. Wenn man genau beobachtet, ist es interessant zu sehen, daß das Verantwortungsbewußtsein, das während des erweckten Traums entsteht, von jeglichem äußerlichen, sozialen oder angelernt moralischen Druck frei ist. Die Antwort ist spontan, ein Antrieb, seine begrenzte, doch wichtige Rolle in einem klar gesehenen Ganzen zu spielen. (Auch wenn dieses Ganze nur das ist, was wir von unserem Standort aus begreifen können.) Ja, Violett begrenzt – und diese Begrenzung ist nötig. Es wäre richtiger zu sagen, daß Violett einer Energie Gestalt gibt, die höher und freier als es selber ist. Zwei Personen haben unmittelbar nach dem erweckten Traum, als wir noch zusammen waren, das Violett gezeichnet, das sie gesehen hatten: Eine Kuppel, vielmehr eine Art Zwiebeldach, das einen langen Zylinder krönt und schützt. Die freie Energie oben im Blau endet so und nimmt hier unten Form an.

„Im unendlichen Blau endliches Violett."

Manchmal beginnt die von Violett erregte Teilnahme mit einem reifen Gefühl des Mitleids, das eine schwere, nüchterne Note gibt. Sie berührte uns alle, als jemand zögernd seinen erweckten Traum mitteilte.

Dort geht das von Blau herkommende Violett durch die Erde – das Rot – wo es nimmt, was es braucht, und dem es gibt, was es nötig hat.

„Ich befinde mich oben auf einer Weide. Die Weide geht sanft abwärts. Sie ist sehr grün, voller Sonne. Ich stehe mit ziemlich gespreizten Füßen da. Ich werde von Blau umgeben. Der Himmel, das Blau, trägt meinen Nacken, überall, vorne, auf der Seite, es ist mir wohl in dem Blau. Ich habe ein klares Gefühl von Unendlichkeit. Ich habe etwas wie eine blaue Rüstung, die nichts ist und alles zugleich. Dieses Blau geht sehr weit. Es ist natürlich.

Ich schaue hinunter. Hinter einer leichten vorbeiziehenden Wolke ein Umzug. Ein Zug von Leuten, vielen Leuten, Frauen mit Schleiern. Ich habe Angst. Was ist das? So viele Leute, die leiden und vorbeigehen . . .

Ich habe das Bedürfnis hinunterzusteigen. Ich bin blau. In meiner linken Hand habe ich einen violetten Stein, wie ein Diamant geschliffen. Er ist schwer und ohne Gewicht. Die Leute sind Aussätzige. Sie gehen in einer Staubwolke vorbei. Sie beklagen sich; ich höre den Lärm der Klappern. Es ist unheimlich und trostlos... Ich bleibe blau und sehe das Violett strahlen; es ist ein königlicher Schatz... Ein strahlendes Violett wird frei, und daraus entstehen violette Bänder, die sich aufrollen und auf einem Tisch zur Verfügung stehen; ein immaterieller Tisch... Ich nehme die Bänder, bin immer noch blau, und ich durchbreche den Zug.

Der Zug hält an; ich verteile die Bänder; sie sind unbegrenzt zur Verfügung; ich bin blau, und das Violett kommt heraus. Die Aussätzigen verbinden sich selbst, werden violett, sind ganz von den Bändern bedeckt.

Ich konnte wie zum ersten Mal vollenden, was für mich der Kreislauf des Mitleids ist. Vorher konnte ich nie die komplette Bewegung fühlen. Vor allem berührte mich, daß sich die Aussätzigen selbst verbanden. Ich machte nichts. Diese violetten Verbände waren heilend, doch ich mußte mich nicht darum kümmern."

Violett und andere Farben

Damit Dunkelviolett nicht ein Gewicht, ein falsches Verantwortungsbewußtsein wird, sich daran erinnern, es mit Licht, mit Gelb, mit Weiß spielen zu lassen.

„Nachdem ich endlich eine Angelegenheit ins Weiße gegeben habe, die mich seit Monaten quält, habe ich gleichzeitig wieder Gefallen an Violett gefunden."

„Eines Nachts kommt eine Kordel aus violett-gelb-purpurnen Energien und hält sich während fast vierundzwanzig Stunden in meiner Mitte fest. Sie ist so real, daß ich den Eindruck habe, andere könnten sie sehen, so greifbar, daß man sie spüren könnte. Der Körper selbst scheint weniger dicht und weniger wirklich, wie um diese wunderbare Energie-Kordel herum gelegt."

„Ich habe Schwierigkeiten: Immer kommt mit Violett ein Goldgelb."

Für viele ist es eine Überraschung zu sehen, daß Goldgelb von selbst kommt, ohne dazu aufgefordert zu sein, während man mit diesem schweren Violett beschäftigt ist! Die stille Tiefe des Violetts wird durch dieses glänzende Gold zur Offenbarung des Lebens. Man ahnt eine Beziehung zwischen dem heiligen Charakter eines gewissen Violetts, dem Einsatz, zu dem es drängt, unserer Zustimmung und diesem funkelnden Gold: „Sobald man die Forderungen des Violetts völlig akzeptiert und ihnen nachkommt, kann das Gold kommen."

„Bei Violett gibt es keine Möglichkeit, im Himmel oder auf der Erde Zuflucht zu finden. Wenn man wirklich ja sagt, gibt es tanzendes Gold."

Es gibt auch eine besondere Verlangsamung in der Wirkung von Violett. Angenommen, man brennt darauf, etwas Großzügiges zu tun und geht durch Violett, so entsteht eine Art Bremse, die uns gleichzeitig auf die Probe stellt. Wenn man dann ja gesagt hat, können Goldpartikel oder eine Art goldener Glanz auftauchen. Kommen sie aus dem Violett oder aus unserem Herzen?

Um dieses Violett zu erleben, braucht es wahrhaftig eine Herzensleidenschaft im Dienste von etwas, das eine Gruppe von Personen betrifft. Und die Freude des Violetts ist genau dieses Gold. Um nicht bei der Schwere zu bleiben, wenn Violett bedrückend ist, kann man sich vorstellen, einen weiten violetten Mantel zu tragen, dessen Inneres, das Futter, aus feinem goldenem Gewebe ist.

Einsatz des aus dem Blau hervorgegangenen Dunkelvioletts

- Blau, eine Grundfarbe. Die Unendlichkeit, die Gesamtheit. Violett, aus Blau (Himmel) und Rot (Erde) zusammengesetzte Ergänzungsfarbe.
- Blau gibt einen ursprünglichen Antrieb. Violett verleiht ihm Form. Beziehung Himmel–Erde. Das Heilige berührt die Erde.
- Blau läßt Einheit schwingen, Mitleid, stimmt uns meditativ. Violett rührt an den Sinn für das Heilige, setzt ‚tätige Solidarität' in Gang. In der Tiefe des idealen Blaus bietet Violett eine Kraft an, die kanalisiert, zusammenhält, begrenzt, nach Verwirklichung drängt.
- Blau bedeutet Betrachtung, oder Zuflucht, wenn man Zuschauer bleibt. Im Violett nehmen die Dinge der Erde Relief an, ein gewisses ‚Korn', eine Form, eine Farbe, eine Struktur. Man ist aufgefordert hinunterzusteigen, um gemäß dem, was man ist, zu handeln. An diesem Punkt kann man den Ausdruck anwenden: „Sich etwas widmen..."
- Violett zerstört die Illusionen und macht die Aufgabe bewußt. Es gibt dieser Aufgabe auch die nötige Festigkeit.

Versuchen wir noch zusammenzufassen, was das Spiel des Lichts durch Blau und Violett erlaubt:

- Als begeisterter Diener (Blau) und mit innerer Sicherheit (Violett) an seinem Platze sein.
- Zu sehen wagen, was geschieht; ruhig teilnehmen, fest bleiben, wachen.
- Damit, wenn sich ein Mitleid bildet, es bis zu einer handelnden Solidarität gehen kann, ohne Erschöpfung oder Illusionen.

Sich erinnern, daß sich hinter VIOLETT oft GOLD versteckt hält.

13. Kapitel

WOHIN MIT GOLD?

•

*Mit einem Gramm Gold
kann man einen haardünnen
Faden herstellen,
um ein Dorf zu umzäunen.*

Afrikanisches Sprichwort

•

Rollende Goldkörnchen, in der Erde verstecktes Gold, haben Sie den goldenen Ring? Goldblättchen von solcher Feinheit, daß sie sich, kaum angeblasen, kräuseln, oder massives Gold, Goldwährung, goldene Stimme, goldenes Herz, Gold, das die protzende Hand bloßstellt, Goldklumpen... Und doch gibt es kein Gold im Regenbogen!

Doch sprechen wir vom Metall-Gold oder von Goldfarbe? Von Goldbarren, der Farbe Gold, von Goldgelb? Von der Strahlung Golds? Vom versteckten oder vom ausgestellten Gold? Was kommt Ihnen in den Sinn, wenn Sie „Gold" sagen oder denken? Wohin tun Sie es ganz spontan? Auf die Bank? Auf eine Wiese? Ins Herz? Auf die Ikonen? Auf Ihren Finger?

Der Platz von Gold im Licht-Farbe-Spiel ist ganz klar in der Tiefe. Wenn eine Farbe von selbst erscheint, mit besonderer Frische und überraschend, so schauen Sie gut in die Tiefe: Oft hält sich GOLD still hinter dieser Farbe versteckt. Mit Violett kommt es oft vor. Auch mit andern Farben, wenn wir entspannt sind und unser Herz offen und aufmerksam ist. Mit Gold Bekanntschaft schließen heißt diese feine Resonanz anhören, die mit ihrer warmen und verhaltenen Ausstrahlung die andern Farben begleitet. Es gibt auch Zeiten des Glücks, wo Gold sehr präsent ist und die Beziehungen innig und fröhlich sind. In anderen Zeiten zieht sich Gold mehr in die Tiefe zurück, und andere Bewegungen kommen hervor, um seinen Platz einzunehmen.

Das fühlbare, wenn auch kaum sichtbare Gold in der Tiefe ist das Gold des Herzens. Aber auch im andern Gold, das in der Erde versteckt ist und im Dunkeln darauf wartet, ans Licht befördert zu werden, um zu glänzen, kann man eine tröstliche Kameradschaft spüren, die sanft ist wie ein anderes Licht, das man in der Hand halten kann, das leuchtet und wärmt. Und das einzige Mal, daß ich einen Goldbarren in der Hand hielt, war ich von der verhaltenen Stille des Golds überrascht. Ein Goldbarren, zum Gebrauch für uns Menschen in eine Form gegossenes Gold! Warum entfremden wir es seinem Wesen, um daraus ein Mittel zur Herrschaft zu machen? Ich empfinde diesen Charakter im Gold selbst nicht, und wenn sich beim Berühren dieses Barrens ein Attribut aufdrängte, dann das Wort: „großzügig". Der andere Aspekt ist sicher der harte Glanz des goldenen Götzenbildes. Werden wir zwischen diesen Extremen endlich zu einem besseren Gebrauch des Goldes finden?

Einige Zeit vor dem Barren gab es jenen kleinen Inka an einer Ausstellung über Peru. Ein kostbares Objekt, dessen Metall, Gewicht, Strahlung und Erscheinungsbild zusammen eine starke Anziehungskraft ausübten. Ich betrachtete eine Vitrine mit Löffeln zum Abwägen von Goldstaub, als man mir ein Zeichen gab, meine Aufmerksamkeit angezogen wurde! Jemand, der mich kannte? Es war weniger spitz als der Blick von jemandem, den man im Rücken spürt, es war umfassender, mit starkem, doch sanftem Druck. Hinter mir niemand, und die Vitrine war voll von Gegenständen, von denen mich keiner auf den ersten Blick anzog. Erst als ich innehielt und dem genauen Ton des wahrgenommenen Aufrufs nachging, verfiel ich auf den kleinen Inka. Eine Figur von vier Zentimetern, auf einer schmalen, vierkantigen, zehn Zentimeter hohen Holzsäule stehend. Der Kopf allein machte die Hälfte der Höhe aus, eingefaßt von der großen Haube, die bis auf die Schultern reichte. Eine Figur, die Jahrhunderte durchwandert hat und jetzt, aufrecht auf ihrer Säule, nach unten schauend, meditiert. Ihre Lebenserfahrung hat jedes Detail des Profils geformt. Auf natürliche Weise trägt sie ihr Gold. Sie wirft ihren Glanz nicht hinaus. Man fühlt, daß sie außen und innen aus Gold besteht. Sie strahlt auf ihrem Sockel, aus ihrem kleinen Körper menschliche Fülle aus und beherrscht den ganzen Raum. Ich habe Mühe, mich davon loszureißen.

Das war vor einigen Jahren, doch er ist mir gegenwärtig geblieben, dieser kleine Inka, wo immer er auch jetzt sei, vielleicht wieder in einem peruanischen Museum, in einer

Schublade verstaut. Wenn ich nach ihm hinschaue, antwortet er, und was mich bei dieser Person in Gold auf ihrer hohen Holzsäule über ihre Schönheit hinaus berührt, ist die geduldige Ausstrahlung, die zu sagen scheint: „Ich bin da durchgegangen, und wir fahren fort." Beständigkeit des Golds!

Gold – Metall und Farbe – läßt nicht gleichgültig. Es zieht an und stößt ab, und zu Beginn wehren sich gewisse Leute gegen eine Beziehung mit Gold, vornehmlich diejenigen, welchen es in der Familie oder im Erbe lastet. Auch dort ist es interessant, sich bewußt zu machen, was man dem Metall Gold zuschreibt, Zeichen der Macht, Sicherheit, und was der Farbe Gold.

- „Bis zu elf Jahren lebte ich durchdrungen von dieser Wichtigkeit des Goldes, eines goldenen Schmuckstücks, das man besitzen muß. Es war ein Schutz. Tatsächlich lebten wir in einem Land, in das mehrere Male eingefallen worden war. Mit zwölf Jahren hatte ich eine goldene Uhr, die mir Bestätigung gab und mich gleichzeitig gegenüber denjenigen, die keine hatten, in Verlegenheit brachte. Das unbestimmte Gefühl, ein verwöhntes Kind zu sein. Später schien mir diese Seite des Schutzes, der sozialen Bestätigung durch das Gold falsch und belastend. So sehr, daß ich das Gold trotz seiner Schönheit nicht mehr liebte. Und endlich kehre ich zur Kostbarkeit und zum Schutz von Gold zurück, doch anderer Werte wegen. Ich habe festgestellt, daß schon eine dünne Goldschuppe ausreicht, um Glanz und Wärme zu geben. Zum Beispiel jenes Bild von Poirier: Dieses große Blatt auf weißem Grund, aus mattem Blattgold gemacht. Ich beziehe daraus an einem grauen Tag den Sonnenglanz aus dem Norden. Für mich hat es in Gold die Beständigkeit der Liebe."
- „Sie haben uns aufgefordert zu beobachten, wann wir in einer bestimmten Situation eher Licht-Farben anrufen, als in passiver Haltung verharren. Ich muß antworten: Nie. Trotzdem glaube ich, es mit Rot versucht zu haben, doch nichts geschah. Jedoch ist unbewußt eine Farbe gekommen: das Gold!

Nach zwei Wochen Wandern in Norwegen kehre ich nach Hause zurück, zur Arbeit. Wir sind fünf bis sechs Stunden am Tag auf den Hochebenen marschiert. Manchmal durchquerten wir Felder von Steinen, die vom Wärme-Kälte-Gegensatz gesprengt waren und bedeckt von wunderbar gelborangen oder grünen Flecken aus Flechten. Manchmal fanden wir in einem Tal, wo die Vegetation vor Freiheit überbordete, die Welt der Gnome und Zwerge. Wäre ich allein gewesen, hätte ich mir Zeit gegönnt, die Dinge aufzunehmen und anzuschauen, um dauerhafte Eindrücke im Gedächtnis behalten zu können. Doch wir waren in der Gruppe, man mußte weitergehen. Folge: Wieder zurückgekehrt, fühle ich, daß es mir nicht gelungen ist, meine Batterien wieder aufzuladen. Ich fühle schon physisch in mir den Herbst und den Winter, mein Körper ist müde, ich habe nicht genügend Sonne und weiß nicht, was tun, um meinen Körper aufzuheizen.

Dann ist mir Gold zu Hilfe gekommen. Ich nahm die paar Schmuckstücke hervor, die lange in ihrer Schachtel geblieben waren, und schmückte mich damit. Das Gold hatte nicht mehr diese prahlerische Seite, die ich ihm unterschoben hatte, diese Seite vom ‚Goldenen Kalb‘, von dem ich fürchtete, es würde mich in die Falle locken. Gold ist wirklich Strahlung, Wärme geworden. Ich gewann wieder Vertrauen in mich, mein Körper wärmte sich wieder auf. Das Gold kam aus einem dringenden Bedürfnis, war aber nicht von meinem Willen beeinflußt. Vielleicht gilt das gleiche für die andern Farben?"

- „Ich behalte diese Worte im Gedächtnis: Gold auf die Höhe der Kehle geben, wenn man sich schwer tut, Liebesworte zu sagen, die dort steckenbleiben, in uns eingeschlossen."
- „Eine Schuld verwandelt sich in Gold! Das ist mir passiert. Ich schuldete dem Zahnarzt eine solch hohe Summe, daß ich Angst hatte, und auch die Behandlung selbst war sehr mühevoll. Eines schönen Tages schlug eine Gruppe von Freunden vor, die Schuld für mich zu bezahlen. Dieses Angebot war so

natürlich und freundschaftlich, daß ich in Tränen ausbrach. In der folgenden Nacht träume ich, es habe Gold in der Luft und man müsse nur den Arm ausstrecken, um davon zu ‚pflükken'. Und alle wissen es!"

- „Alles, was ich in der Stille sagen und immer wieder sagen konnte, als ich hinter meinem Sohne auf der Anklagebank saß, war: Ich bedecke dich mit einem goldenen Mantel. Es war kein festes Gold, sondern ein ungreifbares, fein wie das Licht."

Eine Goldskala in einem erweckten Traum

Um die Goldresonanz in uns zu bereichern und zu verdeutlichen, hier eine Reihe verschiedener Arten, GOLD wachzurufen, die in sich fortschreitend geordnet sind.

Einen Satz allein meditativ sagen. / Ihn in Ruhe nachklingen lassen. / Dann zum nächsten gehen. / Oder beim selben Satz bleiben, solange er noch lebendig ist.

- a) GOLD im Grund der Erde.
- b) Auf einem Platz schön in der Mitte der Stadt ein GOLDbarren.
- c) Sie sind mitten in einer wichtigen Gruppe. / Sie tragen ein mit GOLD bedecktes Kleid. / Sie tragen dieses GOLD, zeigen es.
- d) Sie sind mitten in einer wichtigen Gruppe. / Sie tragen ein GOLDgefüttertes Kleid. / Dieses Mal ist das Futter des Mantels aus GOLD. / Das GOLD ist verborgen.
- e) Ein Herd ... GOLD im Innersten des Herzens.
- f) Hinter der Sonne eine GOLDENE Scheibe.
- g) Die Menschheit und das reine GOLD.
- Ein langsamer, tiefer Atemzug bis in den Rücken / Hände und Finger öffnen und dehnen / strecken, die Füße dehnen / sich der Höhe nach weit ausstrecken, erst ganz behutsam / dann Augen öffnen, Arme zur Seite ausstrecken.

Was die wichtigen Punkte mit dem goldenen Mantel (c) und dem goldenen Futter (d) betrifft, so kann man sich vor einem wichtigen Schritt, einer Unterredung, die einen einschüchtert, einer Einladung, die einen bedrückt, mit Gold vorbereiten. Bevor man sich aufmacht, das große Kleid – das ein Umhang sein kann – mit Gold auf der Außenseite oder innen als Futter versuchen.

In beiden Fällen auf die Qualität des Goldes, seine Struktur, sein Gewicht, seinen eigenen Haltungswechsel achtgeben.

Lernen, zwei Arten von Wirkungen zu erkennen:

- Diejenige des Goldes auf der Außenseite, die uns Sicherheit, Verantwortungsbewußtsein, Glanz geben kann und das Wagnis gestattet, die eigene Gegenwart zu bejahen. (Bis zur Möglichkeit, die andern zu erdrücken oder sich selbst vom Gewicht und dem Glanz des ausgebreiteten Goldes erdrücken zu lassen.)

- Diejenige des goldenen Futters, das einem das Gefühl vermittelt, innerlich genährt und geschützt zu sein, an seinem Platz, doch sozusagen inkognito. (Bis zur Möglichkeit, sich so sehr und so gut zu verstecken, daß man sich abkapselt und damit das Futter-Gold ermattet.)

Gold in der Erde: „In der Erde vergrabene Kunstgegenstände, altes Gold. Schönheit, Dichte, Ehrfurcht. Die Erde selbst ist von einem schönen, dunklen Braun, glatt, leicht, fruchtbar."
– „Eines Tages bekam ich einen Stern aus gebrannter Erde mit den Worten: ‚Für dich, mein Gold aus dem Grund der Erde.' Das Gold, die Brüderlichkeit."

Gold in der Stadt: „Ein riesiges Bankhaus, ein Goldbarren! Wenn man diesen Barren nur zerstückeln könnte! Ich sehe ihn als einen Haufen von kleinen Stücken, die man verteilt."

Der Goldmantel: „Ein Platz mit viel Betrieb. Ich gehe dahin mit meinem Goldmantel, der schwer zu tragen ist. Ich bin gezwungen, mich sehr gerade zu halten. Der Mantel stört mich, die Leute entfernen sich von mir, und vor mir öffnet sich, indem ich vorangehe, nach und nach eine Art freier Weg."

– „Jetzt mit dem goldenen Futter, derselbe Platz. Diesmal umringen mich die Leute und kommen auf mich zu. Kommunikation, Wärme. Der Mantel ist viel leichter zu tragen."

Gold im Herd: „Ich sehe unmittelbar meine Mutter, ihr goldenes Herz und ihre ein wenig ungeschickten, doch so guten Hände."

Eine goldene Scheibe hinter der Sonne: „Als dieser Satz ausgesprochen wird, kann ich nichts sagen, denn ich höre einen Klang. (Eine Zeit der Stille.) Wie ein kosmischer Gongschlag."

– „Ich habe viel über den Unterschied zwischen Gelb und Gold nachgedacht. Gold ist ein Erz, das aus der Erde kommt. Gelb nicht. Wenn man auf Porzellan malt, hat es Schwarz im Gold. Gold ist vielleicht das Licht in der Erde, und wir müssen vielleicht das Licht von oben mit demjenigen in der Erde verbinden, mit dem Schwarz. Ist das etwa das goldene Zeitalter?"

– „Mein Arzt sagte mir, um für meinen sterbenden Vater und für uns, seine Kinder, etwas zu tun, sollte ich Gold wachrufen und rund um ihn herum Lichter aufstellen. Alle sollen im Gold bleiben."

– „Die Pferde von San Marco in Venedig mit ihrer goldenen, so großzügig dargebotenen Brust versetzten mir einen Schock! Nach und nach haben sich diese Goldwerte gewissermaßen versammelt und sind wie in mich eingedrungen, und heute erscheinen sie mir in Form eines eher großen Goldklumpens mit mehreren Schleifflächen, der in der Nacht glänzt, nicht mehr in der Tiefe der Erde, sondern auf der Oberfläche der Erde, einer finsteren Erde. Dieser Goldklumpen hat seinen Platz im Herzzentrum im Innern des Körpers. Sein Glanz kommt von ihm selbst. Er ist für alle da, eine Strahlung, die einem beständigen Pulsschlag gleicht, sich nicht nach besonderen Situationen, Zeitabschnitten oder Orten richtet. Das ist da, manchmal vergißt man es, manchmal geht man mit ihm. Eine kostbare Regung des Lebens, mit der man sich in Zärtlichkeit abstimmt."

Einsatz der goldenen Farbe

Enthülle uns das Gesicht
der wahren geistigen Sonne,
die hinter einer Scheibe
von goldenem Licht versteckt ist.

Anrufung der Sonne, Indien

Der Maler Johannes Itten spricht vom Goldgelb in der Malerei als der „größten Läuterung der Materie durch die Kraft des Lichtes".

Dann, wenn man zum vollen Einsatz übergeht, bleiben die Worte aus. Es entsteht eine besondere Art von Stille, in der Gold – wie Weiß – uns dazu drängt, tief in uns zu suchen.

Sobald es uns geblendet oder genährt hat, entzieht sich Gold und kehrt in die Tiefe zurück, um zu wachen – und es läßt gerade noch ein bißchen goldenen Staub auf unseren Fingern zurück.

Gold, in der Erde und dem Herzen verborgene Strahlung.

Gold, Wurzel des Lichts.

14. Kapitel

ANTWORT AUF WEISS: SCHWARZ

•

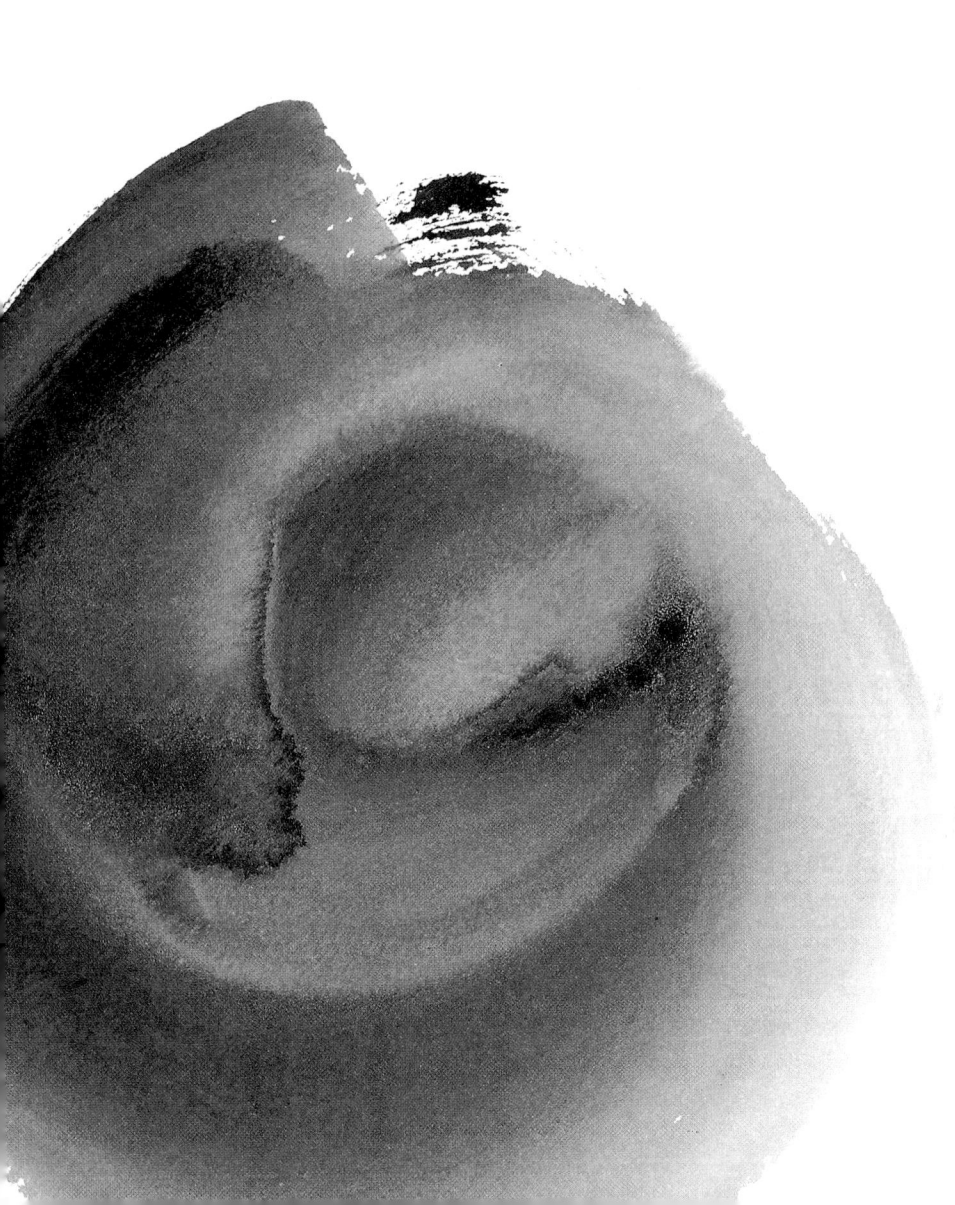

Das Schwarz, das den Glanz der andern Farben so gut zur Geltung bringt, sollte ihr Gegenteil sein? Welches ist sein Platz im Licht-Farbe-Spiel? Haben wir Schwarz in unserem Leben nötig?

Es ist die erste Begegnung unserer Gruppe mit Schwarz. Jeder hat in der Hand etwas Schwarzes, das er sorgfältig ausgewählt hat, und im Kreis stehend zögern wir, unsere Gegenstände auf den Boden zu legen. So auf einen Schlag plötzlich all dieses Schwarz – was wird daraus werden? Als alles zu Boden gelegt ist, entlockt uns der Gesamteindruck ein Oh! der Verwunderung. All diese verschiedenartigen Objekte – ein geflochtener Korb, ein Hut, eine Halskette aus Gagat, Samt, Basalt, eine gußeiserne Teekanne, eine Lithographie von Soulages, Kohle – eine dunkle, mächtige Strömung macht sich breit, zieht uns nach unten hin an und gibt gleichzeitig Gegendruck. Eine erstaunliche Energie, die am Boden bleibt, still und voll. Einige finden, daß das gesamte Schwarz einen gewissen dumpfen Ton hervorbringt, „ein Trommeln", ja sogar „ein Trommeln in einem völlig geschlossenen Raum". Schwarz, fehlende Strahlung, aufsaugende Kraft, die uns überrascht dastehen läßt, ganz fasziniert, sogar diejenigen, welche Schwarz nicht lieben. Nach einem Augenblick verspüren wir das Bedürfnis, uns zu bewegen, zu atmen, durchs Fenster zu schauen, Weiß zu sehen.

Als wir die paar leuchtende Schwarztöne aus der Sammlung herauszogen, verstärkte sich die Wirkung, die einige als bedrückend empfunden hatten. Spontan legt eine Hand ein rosarotes Foulard in die Mitte, und man atmet besser. Jetzt können wir mit Schwarz Bekanntschaft schließen, dessen Natur und Platz richtig zu sehen für uns wichtig ist, damit wir uns nicht seiner berauben oder uns von ihm erschrecken oder fortreißen lassen. Schon seit Beginn der Begegnung mit Schwarz bemerken mehrere Personen der Gruppe, daß sie durch Schwarz leicht abgestumpft würden und deswegen die Beziehung zum Licht aktiv erhalten müssen, ans Atmen und ans Strecken denken, um sich von einer gewissen Angst vor dem Schwarz zu befreien, das ans Unbekannte, ans Bedrohliche, ans Chaos, ans Unbewußte gebunden ist.

„Welche von all diesen Farben magst du am liebsten?" fragen wir eine kleine Nachbarin vor einem Bild, in dem sie ungefähr alle enthalten sind. Sie zeigt mit dem Finger auf eine nach der andern und sagt jedesmal: „Diese da." Als sie bei Schwarz anlangt, erklärt sie: „Ich habe sie alle am liebsten, aber diese nicht."

Und um ihre Weigerung, das Gebiete des Schwarzen zu erkunden, zu rechtfertigen, ruft jemand aus: „Außerdem gibt es in der Natur kein Schwarz!" Und sofort ist zu hören: „Und die Energie der Vulkane?"

Wenn man allein mit Schwarz arbeitet, besteht ein möglicher Weg, seine Rolle im Zusammenspiel der Farben kennenzulernen, darin, auf einer freien Fläche ein Spiel von Seidenfoulards in hellen, lebendigen oder reinen Tönen anzuordnen. / Das Bild betrachten. Im gegebenen Augenblick zwei schwarze Foulards hinzugeben. / Achtgeben, welche Wirkung im ersten Moment erzeugt wird, da man das Schwarz hingelegt hat. / Dann die Wirkungen auf längere Sicht. (Visuelle, ästhetische, emotionelle Wirkungen usw.)

Nun das Schwarz wegnehmen. / Was hat das für eine Wirkung auf das Gesamtbild? / Vielleicht werden Sie eine Überraschung erleben.

Diese Beobachtungen kann man auch mit etwas anderem als mit Tüchlein machen, z. B. mit farbigem Papier, doch vorzugsweise mit gleichartigen Objekten, damit nicht Fragen der Form oder des Materials das Spiel zusätzlich komplizieren.

Wenn Sie gerne Schwarz tragen, können Sie versuchen herauszufinden, was es Ihnen Besonderes gibt. / Ist es vor allem für Sie selbst? / Ist es hinsichtlich der andern? / Womit verbinden Sie diesen Geschmack am Schwarz in Ihren Kleidern?

Durch Ihre Beobachtungen und den erweckten Traum wird die Bedeutung von Schwarz, sein Platz, seine spezielle Rolle, klarer werden, doch vergessen Sie beim Schwarz, mehr als bei jeder andern Farbe, die Quelle des Lichts nicht. Tageslicht. Sonnenlicht. Lampenlicht. Inneres Licht. Vor allem am Anfang geht die sicherste Bewegung vom Licht aus, geht ins Schwarze hinunter und kehrt bewußt zum Lichte zurück. Aus diesem Grunde auch spielen die vorgeschlagenen erweckten Träume mit einem leuchtenden Schwarz, da die matten Schwarze heikler in der Handhabung sind. „Sich dem Weiß hingeben, das Schwarz beherrschen." Diese Haltung erlaubt es, sich mit der nötigen Energie von Schwarz vertraut zu machen, ohne sich von ihr zudecken zu lassen.

Die Energie des schwarzen Würfels

Meine Nacht ist nicht schwarz, sie ist blau!
Und es ist ein Blau, das man atmet.
Mein Ofen ist nicht schwarz, er ist golden!
Und es ist ein Gold, das man ißt.
Die Farbe, die ich male,
erfreut das Auge, doch darüber hinaus
ist sie dicht und kräftig,
sie schmeckt gut, sie ist warm, sie nährt.

Pierrot oder die Geheimnisse der Macht,
„Brief Pierrots an Colombine"
MICHEL FOURNIER

Nachdem Sie sich in Ruhe mit allen verschiedenen Arten von Schwarz vertraut gemacht haben – und das kann Monate dauern –, nachdem Sie festgestellt haben, daß Sie die Farbe Schwarz und ihren Platz annehmen können, ohne sich von ihr herabziehen oder verdüstern zu lassen, wenn Sie die stützende Kraft zu fühlen beginnen, die Schwarz auch ist, dann ist vielleicht die Zeit für den erweckten Traum vom schwarzen Würfel gekommen.

Wenn Sie Schwarz interessiert, Sie aber eine Periode der Müdigkeit, Entmutigung oder Krankheit durchlaufen haben, so beginnen Sie behutsam und in ganz kleinen Schritten. Lassen Sie sich von Schwarz nicht schwächen, und denken Sie daran, sich zu schützen, da Sie verletzlicher sind. Ein bißchen Schwarz, viel Licht. Rufen Sie das Licht der Sonne herbei, Ihrer Lampe, das Licht in den Augen jemandes, der Sie liebt. Geben Sie acht bei Ruß- oder Kohleschwarz. Verbinden Sie Schwarz immer mit belebenden Farben.

Der erweckte Traum vom schwarzen Würfel

- Rufen Sie einen glänzenden Würfel vor sich wach / klein, intensiv glänzend.
- Klar sehen Sie seine Kanten / die glänzenden Teile, die matten Teile / die Lichtspiele auf diesem schwarzen Würfel.
- Nehmen Sie ihn nun in Ihre Handfläche. Sie fühlen seine Dichte und Schwere in der Hand.
- Fühlen Sie seine Wärme – oder Kälte / die Glätte / und gleichzeitig die Dichte dieses kleinen glänzenden Würfels. / Der Würfel bleibt fest in Ihrer Hand. Er verformt sich nicht.
- Bevor Sie ihn wieder hinlegen, beachten Sie gleichzeitig die Klarheit der Kanten und die Dichte und Intensität des glänzenden Schwarz. / Legen Sie ihn vor sich hin.
- Fühlen Sie nun das Innere Ihrer Hand. / Atmen Sie gründlich, strecken Sie sich. / Nachdem Sie eine Zeitlang in der Schwingung von Schwarz gelebt haben, suchen Sie bewußt das Licht wieder auf.

N. B.: Wenn es Ihnen unmöglich ist, diesen schwarzen Würfel wachzurufen, suchen Sie in einer Mineralienhandlung Pyrit-Würfel, die Sie wirklich in der Hand halten können.

Schwarz zum Einleiten einer Handlung

Wenn Sie sich mit diesem schwarzen Würfel in der Hand wohlfühlen und er klein, dicht und in den Kanten sehr klar bleibt, können Sie darauf zurückkommen und sich seiner bedienen, um sich auf die Ausführung einer Handlung vorzubereiten, die Sie sich schon oft vorgenommen haben, zu der Ihnen aber bisher die Energie, die Ausdauer oder die materiellen Mittel gefehlt haben.

Wenn der Würfel dazu neigt, sich zu verformen, wenn er leicht wird, zu schmelzen beginnt, wenn er Ihnen zu schwer scheint, nun gut, dann ist die Zeit dazu noch nicht reif, und Sie können immer in einem günstigen Moment auf den Würfel zurückkommen.

Mit dem schwarzen Würfel auf der Hand (in Gedanken, oder wenn Sie einen haben, konkret) sehen Sie sich schon im Ausführen dessen begriffen, was Sie tun müssen, praktisch und bis in alle Einzelheiten. Kommen Sie mehrmals auf diese Visualisierung zurück, ohne sich beirren zu lassen, wenn Sie sich danach nicht immer zum Handeln bereit fühlen.

Ohne Anstrengung, durch den Kontakt mit der besonderen Energie des schwarzen Würfels und weil Sie aufrichtig dazu bereit sind zu handeln, wenn es möglich sein wird, bereiten Sie sich vor. Möglicherweise ist es nötig, daß Sie sich während einiger Zeit üben, vor allem, wenn die angestrebte Handlung oder Entscheidung für Sie und für andere wichtig ist und Sie sie schon seit längerer Zeit vor sich herschieben.

In der Tat hilft Schwarz in dieser konzentrierten, klar umrissenen Form, mit den tatsächlichen Gegebenheiten praktisch zu handeln, vertreibt Anwandlungen von Willensschwäche und bloße gute Absichten zugunsten einer tatsächlichen Ausführung, wie sie mit den momentanen Mitteln möglich ist.

Erweckter Traum vom Regenbogen und von dem schwarzen Würfel

An gewissen außergewöhnlichen Tagen, nach dem Gewitter, wenn die Winde die großen Wolkenzüge vorbeigedrängt haben, kommt die Zeit des Regenbogens. Um den Platz von Schwarz besser zu sehen, schlage ich Ihnen einen erweckten Traum vom Regenbogen aus vor. Im ersten Teil wird der Regenbogen mit seinen reinen, vibrierenden Farben wachgerufen. Die Farben spielen frei in ihrer Intensität und gemäß einer Ordnung, die anzeigt, daß die Energien wieder in Harmonie gebracht wurden. Man ist von einem Schwung, einer neuen Hoffnung erfüllt, wenn man diese Lichtbrücke sieht, die eine Ebene oder mehrere Täler überspannt.

1. TEIL
Der Regenbogen

- Sie rufen eine weite Landschaft, eine offene freie Ebene wach, auf der Licht- und Schattenspiele, vom Wind gejagte Wolken vorbeiziehen.
- Sie stehen in dieser offenen Landschaft.
- Nun sehen Sie einen Regenbogen, rufen ihn wach. / Er bildet sich nach und nach / oder plötzlich. / Sie folgen ihm mit dem Blick, sehen ihn Gestalt annehmen, diese große Brücke durch die Ebene.
- Folgen Sie seiner Rundung mit dem Blick, gehen Sie dem Bogen mehrere Male nach / schleichen Sie sich in diese Licht- und Farbenbrücke ein.
- Betrachten Sie aufmerksam die Punkte, wo der Regenbogen den Boden berührt, seine Verbindungspunkte. / Berührt er die Erde auf beiden Seiten / auf einer Seite allein?
- Gibt es eine Farbe, die Ihnen speziell auffällt? / Gehen Sie langsam und behutsam von einer Farbe zur andern.

- Während Sie den Regenbogen anschauen, verändert er sich vielleicht. Er verändert seine Form, seine Intensität.
- Es kann geschehen, daß sich hinter diesem ersten Regenbogen ein zweiter abzeichnet, weniger deutlich, trotzdem gegenwärtig. / Überschauen Sie mit einem einzigen Blick diese Ebene und den Himmel mit den beiden Regenbögen, die eine neue Tiefe vermitteln.
- Bleiben Sie so lange in der Betrachtung dieser Schönheit. Der Regenbogen, der die Landschaft überspannt / Himmel und Erde in Übereinstimmung, durch den Regenbogen verbunden. / Alle Farben vibrieren im Einklang.

Sie können dort den erweckten Traum beenden. Er ist vollständig. Sie können auch zu einem zweiten Teil übergehen, der dem Regenbogen seine volle Intensität gibt: Die Begegnung mit Schwarz, diesem Schwarz, das für die Beziehung von Himmel und Erde so wichtig ist und das so vielleicht Ihre Fähigkeit stärken kann, mit der wichtigen Sache, die Sie tun müssen, zu Ende zu kommen.

2. TEIL
Der schwarze Würfel kommt ins Spiel.
- Sie befinden sich wiederum in der breiten Ebene. / Sie rufen von neuem den Regenbogen wach. / Sie bringen sich wieder mit der Reinheit seiner Farben in Übereinstimmung / mit der Weite der Brücke, die er bildet. / Sie folgen seiner ganzen Rundung und halten sich besonders an derem höchsten Punkt / dann an die beiden Seiten, wo der Regenbogen den Boden berührt / oder sich dem Boden nähert.
- Kommen Sie nun zum höchsten Punkt des Bogens zurück. / Von diesem Punkt aus lassen Sie Ihren Blick genau senkrecht hinuntergleiten ... bis zum Boden.
- Schauen Sie aufmerksam, ob Sie dort auf dem Boden, genau unter dem Höchstpunkt des Regenbogens, nicht ein Objekt sehen ... etwas Dunkles, Schwarzes ... Schauen Sie gut.

- Sehen Sie vielleicht den kleinen schwarzen, glänzenden, klar umrissenen, konzentrierten Würfel? / Wenn Sie nichts sehen, können Sie in der Landschaft, wo Sie sich gerade befinden, ein kleines schwarzes Objekt suchen oder finden? / Und es unter den Regenbogen hinlegen?

- Gehen Sie einige Schritte zurück und lassen Sie Ihren Blick vom Gipfel des Regenbogens zum schwarzen Objekt übergehen / und wieder zurück zum Höchstpunkt. / Machen Sie mehrmals diesen Weg Himmel–Erde Erde–Himmel. / Festigen Sie diese Verbindung.

- Betrachten Sie nun das Gesamtbild: Gleichzeitig das große Farbenspiel des in der Weite ausgebreiteten Regenbogens / die ganze Landschaft / und, auf dem Boden, genau unter dem Höchstpunkt des Regenbogens das schwarze Objekt, das Sie gesehen oder dort niedergelegt haben / der klare, bestimmte, gut sichtbar hingestellte schwarze Würfel.

- Erleben Sie in sich diesen Austausch von Strömungen zwischen Hoch und Tief, zwischen dem Weiten und dem Konzentrierten, zwischen dem Regenbogen und dem schwarzen Würfel oder schwarzen Gegenstand.

- Atmen Sie langsam ein und aus / Strecken Sie sich. / Lassen Sie sich innerlich zum täglichen Bewußtsein, zum täglichen Leben, zu dem, was Sie erwartet, zurückführen. Öffnen Sie die Augen.

Wenn Sie diesen erweckten Traum zu einem Zeitpunkt wiederholen, da Sie sich sehr frei fühlen – z. B. nach einem großen Augenblick in der Natur, mit der Musik, im Liebesglück – können Sie sich selbst als Regenbogen fühlen, mit dem ruhigen und festen schwarzen Punkt in Ihrer Mitte.

Hier die wichtigen Punkte für diesen zweiteiligen erweckten Traum.

- Wenn sich der Würfel verformt hat oder wenn Sie keinen Würfel gesehen haben und ein schwarzes Objekt unter den

Regenbogen gelegt haben und dieses unbeständig, gräulich, verschwommen wird, haben Sie Geduld. Warten Sie auf eine andere Gelegenheit, einen andern Zeitpunkt. Ebenfalls wenn der Regenbogen bläßlich und zwischen den Wolken kaum erkennbar ist. Die Kunst, sich durch die Farbe zu bereichern, ist großenteils die Kunst, für jede Sache den rechten Moment zu erkennen.

• Es ist gut möglich, daß man den Regenbogen im erweckten Traum nicht sieht und trotzdem etwas von seiner Gegenwart spürt. Diese Rückstrahlungseffekte können für Sie klarer oder weniger klar, manchmal kaum wahrnehmbar sein, doch wenn man Sie in dem Augenblick vor ein starkes Schwarz setzte, würde Ihnen der Kontrast begreiflich machen, daß Sie gewissermaßen in einem Regenbogenbad waren. Sie haben sich dem Regenbogen und seiner Energie zugewandt, in der Himmel und Erde sich verbünden. Sie schicken sich darein, daß sich nach dem Gewitter eine neue, mildere Zeit ankündigt. Auch das bringt die Bekanntschaft mit dem Regenbogen mit sich.

Der Erfahrungsaustausch

In der Gruppe haben wir die uns zusagende Größe des Würfels und die – variable – Distanz, auf welche ein jeder ihn ertragen kann, besprochen. Denn das ist ein bißchen wie eine wildes Tier! Man muß es zähmen! Jemand stellte fest, daß die Energien des Würfels für ihn mit dem ganzen Becken und dem Hara (japanisches Wort zur Bezeichnung eines Schwerkraftzentrums im Becken) zusammenhängen. Andere sind bei einem imaginären Würfel geblieben.

• „Ich mußte mit einem wirklichen Würfel arbeiten, da die Vorstellungskraft nicht ausreichte. Insbesondere blieb meiner zu klein, zu leicht. Ich hatte Mühe, die Dichte zu erfühlen."

• „Am Anfang ist es ziemlich schwierig, den Regenbogen wachzurufen. Er formt sich nach und nach, doch die Farben sind matt. Die Farbschichten über meinem Kopf gehen in alle Richtungen, ein wenig wie ein Feuerwerk. In dem Moment, da der schwarze Würfel unter den Regenbogen gelegt werden soll, sehe ich plötzlich einen Würfel der Größe von zehn auf zehn Zentimeter. Seine Linien sind perfekt, die Winkel schön gerade. Die schwarze Farbe des Würfels ist rein, warm, sprechend, seine Erscheinung seidig. Die Schichten des Regenbogens gelangen wieder zusammen und bilden nun ein lichtvolles, leuchtendes Band. Ich unterscheide klar den Anfang und das Ende des Regenbogens. Zu einem gewissen Zeitpunkt werden die Farben so lichtvoll und intensiv, daß ich fürchte, sie würden meinen Würfel verbrennen und ihn wegnehmen. Auf seinen Platz stelle ich einen schwarzen Schemel, die Wirkung ist nicht mehr dieselbe. Die Farben sind weniger heftig. Es gelingt mir nicht, meinen Würfel wieder hinzubringen. Und dann versuchte ich, den Regenbogen in unser Arbeitszimmer zu bringen. Er ist nicht mehr so lichtvoll. Und der Würfel ist zwar äußerlich perfekt, hat aber nicht mehr seine sprechende und warme Farbe, wenn ich ihn in die Hand nehme."

- „Es hilft nichts! Dieser Würfel bleibt nicht schwarzer Würfel. Er verformt sich und schrumpft zusammen. Hingegen habe ich es mit einem schönen, runden, schwarzen Kieselstein versucht, und ich konnte ihn genau unter den Regenbogen legen. Und nachdem ich ein wenig Abstand genommen hatte, empfand ich große Genugtuung beim Anblick des dort liegenden Kieselsteins."

- „Wenn der schwarze Würfel und die schwarze Farbe eine Art Ankerpunkt in der Erde sind, könnte man – so scheint mir – auch einen Ankerpunkt im Himmel haben. Wenn der Regenbogen auf beiden Seiten auf der Erde ruht, verankert er mich dann mitten im Himmel?"

- „Unglaublich, wie oft ich Lust habe, in mehr oder weniger versteckter und bewußter Form der Realität des Würfels zu entwischen. Doch was für eine Kräftequelle: Mit dem schwarzen Würfel finde ich die Kraft zur Verteidigung meines Lebensraumes."

- „Mein Sohn ist im Gefängnis. Ich träumte von einem kleinen Schaf mitten auf einer Wiese, ohne Farben. Das Schaf war von schillerndem Perlmutterglanz, in den Regenbogentönen, doch von einer unvorstellbaren Feinheit. Unter ihm sprudelte eine Quelle hervor, die es umschwemmte, eine graubläuliche, milchige Quelle. Es beunruhigte mich, es durchnäßt, aufgeweicht zu wissen, was seinen perlmuttartigen Anblick in keiner Weise beeinträchtigte. Ich weiß nicht, wer mir geantwortet hat, es müsse naß sein. Seine Freundin ist zu ihm gekommen, und sie sind auf der Wiese gerannt, die grün geworden ist."

Sich von Schwarz befreien

„Es ist nicht schwer, ins Schwarz hineinzugehen, doch wie mühsam ist es, wieder daraus herauszukommen, nicht darin gefangen zu bleiben!"

Es ist für ein Kind leichter, sich am Tag im Spiel Angst zu machen, als einmal allein im Bett wieder zur Ruhe zu finden. Als wir mit Schwarz arbeiteten, sahen wir, wie schwierig es ist, ich von Schwarz, vielmehr vom negativen Aspekt von Schwarz, zu befreien, und trotzdem hatten wir uns freiwillig damit auseinandergesetzt. Einige Leute haben sich insbesondere mit dieser Befreiung von Schwarz beschäftigt.

„Schwarz hält uns fest, und am Ende verfolgt es uns. Eine zentripetale Kraft zieht uns immer weiter nach unten. Das ist ermüdend, und es ist besonders spürbar, wenn man müde ist."

Wie der Gefangene in seiner Zelle fühlen wir uns unserer Mittel beraubt. Es gibt trotzdem noch welche, hier einige davon:

- Um die Unterstützung der andern bitten und sie akzeptieren. Die Demut haben, anzuerkennen, daß man Hilfe braucht.
- Wassergrün wachrufen, um sich zu erfrischen.

- Raum geben, Distanz nehmen, was unbedingt nötig ist. Die Wirkung dieser Befreiung von Schwarz: Wiedergefundene Leichtigkeit, natürliche Atmung. Die engen Eingrenzungen völlig aufgelöst. Ein allgemeines Aufatmen, frohe Erleichterung.
- Wenn es sich zeigt, dem Schwarz mit einem bestimmten „Nein" antworten. Das Licht herbeirufen.
- Mit den kleinen Foulards spielen und starke Kontraste bilden, um das Licht hervorbrechen zu lassen.
- Die Wiederauferstehungsmesse erleben, die in der völlig dunklen Kirche beginnt. Die Kerze, die zu allen Zeremonien des Jahres dienen wird, brennt dort, und jeder zündet seine eigene Kerze daran an.

Die Loslösung hat den nötigen Abstand vermittelt, um Schwarz anders zu verstehen. Wir wissen nun, daß Wachheit, Aufmerksamkeit und der Ruf an die Licht- und Energiekräfte nötig sind, damit Schwarz als Basisstruktur, Kraft der Verwirklichung, an seinem Platz bleibt und uns nicht aufs neue einfängt. Da wir dies verstanden haben, fühlen wir auch eher das Bedürfnis, diejenigen zu begleiten, welche alles schwarz sehen und keine Mittel zur Befreiung haben. Selbst eine kleine Anregung – vom Inneren begleitet – kann nützlich sein.

Schwarz und andere Farben

- Wenn man sich mit Schwarz vertraut macht, ist einer seiner Grundeffekte, den anderen Farben Wert zu verleihen, ihnen als Stütze zu dienen.
- Man könnte sagen, daß sich alle Farben zwischen Weiß und Schwarz, zwischen Licht und Schatten bewegen, und dabei sowohl des einen als auch des anderen bedürfen. Wenn man sich ohne das angemessene Gegengewicht von Schwarz und Dunkel ins Weiße stürzt, läuft man Gefahr, jeglichen Bezugspunkt, jegliches Raumgefühl zu verlieren und sich in einer verschwommenen Weite aufzulösen. Wenn man ins

Schwarze hineingeht, ohne im Lichtweiß verankert zu sein, riskiert man, von den Ungeheuern verschlungen und von chaotischen Urenergien erfaßt zu werden.

Zwischen dem leuchtenden Weiß und dem leuchtenden Schwarz, die untereinander in Beziehung stehen, erstreckt sich ein Schwingungsfeld, in welchem wir uns bewegen lernen. „Schwarz auf seinen Platz setzen: unter das Weiß."

Wenn wir auf dieses Schwarz-Weiß-Spiel eingehen können, erhalten wir etwas sehr Belebendes, das erlaubt, frei zu sein. Eines Tages spielt ein amerikanischer Freund auf der Gitarre ein auffallend nostalgisches Lied. Wir fragen ihn, warum er es bis jetzt nie vorgespielt hat. „Es ist der Gesang, den man zu meinem Begräbnis singen wird. Und es wird auch eine Überraschung geben, einen Gesang, der Marguerite (seine Frau) zum Lachen bringen wird. Es ist sehr wichtig, daß sie an jenem Tag auch lachen kann."

- „In guten Tagen führt mich Schwarz zum Gold. Keine Wiederauferstehung ohne Grablegung. Keine Sonne, die nicht aus der Nacht aufsteigt. Und der goldene Faden, der uns auf geheimnisvolle Weise führt, bahnt sich einen Weg durch das Schwarz unserer Unwissenheit, unserer Zweifel. Das Schwarz, das selbst ein Gewebe ist und nicht das Nichts; manchmal ist es von Sternen übersät, das Schwarz oder das Dunkelgrau unserer konzentrierten Energien."

Einsatz von Schwarz

Die Farbe entsteht durch die
wechselseitige Wirkung von Licht und Finsternis.
Je stärker das Licht ist,
desto dunkler muß seine Grundlage sein.
G. OSHAWA

- Schwarze Tiefe: Versteckte Kraft. Anziehungskraft und Angst.
- Schwarz hat das Bedürfnis aufzuliegen. Es ist ein Bezugspunkt, der uns die Erde bewußt macht. Das genau im Lichte unter dem Regenbogen plazierte Schwarz befreit eine Ener-

gie, die es erlaubt, gewisse Kämpfe des Alltags anzugehen. Schwarz macht dasjenige klar bewußt, was sich in uns zu entziehen und sich in Illusionen zu flüchten sucht.

- Schwarz ist doppelsinnig: Lebendig ist es wie im Lichte zur Befruchtung zugewandt. Leblos ist es wie von der Dunkelheit zur Zerstörung angezogen, das Schwarz, das wir mit dem ursprünglichen Chaos verbinden, dem Unbewußten, der Unwissenheit, den versteckten Ungeheuern, dem, was uns Angst macht und uns gleichzeitig anzieht.

- Unser Zurückweichen vor Schwarz hängt auch mit seiner begrenzenden, einschränkenden, unerbittlich bestimmenden Seite zusammen („Es steht schwarz auf weiß geschrieben"). Es verkörpert auch all das, was wir nicht mit einem Zauberstreich auslöschen können: Die materiellen, persönlichen oder kollektiven Zwänge, die Gegebenheiten unserer Zeit, unsere Bedingtheiten.

- Trotzdem: Wenn Schwarz wohl erkannt und wie z. B. im Würfel eingeschlossen und an seinen Platz gewiesen ist, gibt es uns die nötige Basisenergie, um mit dem, was da ist, zu wirken. Es erlaubt eine sichere, präzise Handlung, eine Führung ohne Illusionen, die den im Spiel stehenden Gegebenheiten Rechnung trägt und Zwänge ertragen kann.

- Das Schwarz an den Tag bringen, damit es sichtbar wird und sein eigenes verborgenes Licht ausstrahlt. Der schwarze Diamant ist schwarz, doch trotzdem durchsichtig.

- Das Schwarz in sich erkunden. Die Demut nötigt zu diesem Schritt; eine Schule der Toleranz.

- Schwarz ist auch alles in sich selbst Verhärtete, das nicht locker lassen, sich nicht ergeben will.

„Durch all die Notizen hindurch, die ich während dieses Winters in meinem Heftchen über meine Begegnungen mit Schwarz gemacht habe, werde ich von einer schwarzen Amsel begleitet, die oft kam und sich auf den Schnee setzte, wenn dieser hoch war und glitzerte. Ich hörte dem schwarzen Gesang zu mit dem Wunsche, mein Schwarz ebenfalls anzubieten."

Bemerkung: Lassen Sie sich in einer Periode der Ermüdung, der Überanstrengung, der Entmutigung nicht von Schwarz fortreißen. Rufen Sie ein belebendes Farbenspiel herbei, das selbst ohne Ihr Zutun Leben spendet. Schauen Sie, wie das Licht auf einem reinen Gelb, auf einem zarten Rosa, auf einem intensiven Blau spielt.

Wann soll man Schwarz herbeirufen?

- Ein sehr schwarzes, spiegelungsloses Schwarz wachrufen, um sich auszuruhen, um die Sehkraft zu stärken (wie bei der Palming-Übung, wo man einen möglichst schwarzen Punkt visualisiert). Man kann dann den Blick klarer und sicherer auf die Umgebung richten.
- Vielleicht wenn man sich für zu weiß hält. In jedem Fall ein kombiniertes Spiel mit Weiß, um sich zu erkennen, und nicht die Illusion zu schüren, es sei immer der andere, der im Unrecht ist.
- Um eine Tatsache, eine gegebene Situation, mit ihren Schatten und ihren Lichtern anzuerkennen.
- Um alle Farben singen zu lassen.
- Um eine feste, präzise Handlung einzuleiten.
- Um ausdauernder zu sein, damit die Stütze fest und beständig ist.
- Um eine reifere Haltung in bezug auf das eigene und auf fremde Leiden zu finden.
- Um reifer zu werden, wenn einer der Schlüssel zur Reife darin besteht anzuerkennen, daß Weiß und Schwarz zusammenspielen und daß selbst die Nacht funkeln kann.

15. Kapitel

WAS ZWISCHEN DEM APFEL UND DEM TELLER IST, ODER DIE ÜBERGANGSFARBEN

•

Auch was zwischen
dem Apfel und dem Teller ist
wird gemalt.
Und es ist genauso schwierig,
den Zwischenraum zu malen.

GEORGES BRAQUE

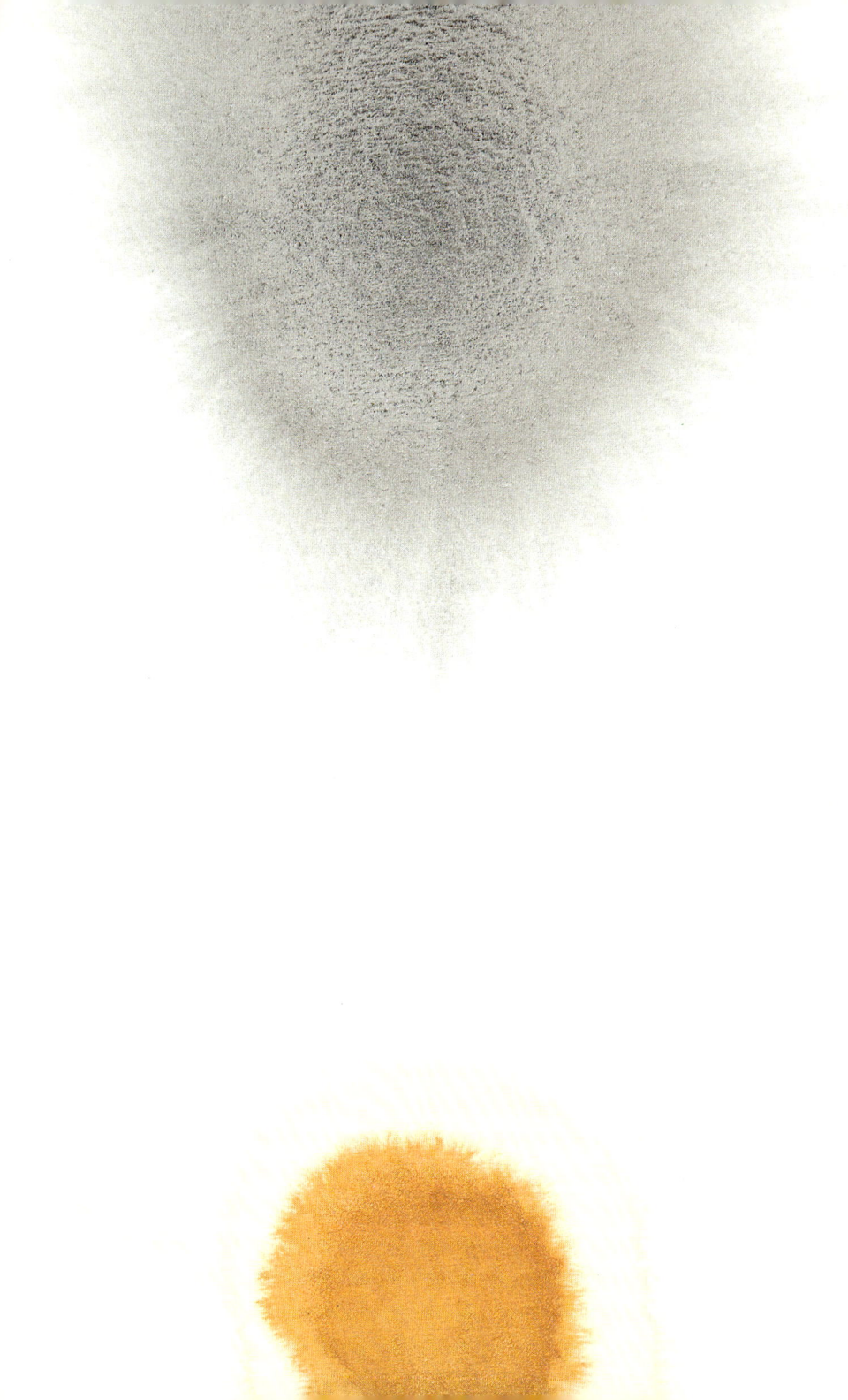

Was soll denn zwischen dem Apfel und dem Teller schwierig zu malen sein? Und für uns Nichtmaler, wie sehen wir diesen „Zwischenraum"? Wenn ich den Apfel durch mich ersetze und den Teller durch einen Freund und mir eine Begegnung vorstelle... Wie Sie erlebe ich, daß Begegnungen aus scheinbar nichtigen Gründen gelingen oder mißlingen – vielleicht eben auf Grund dieses Zwischenraums –, ein Tisch, der nicht die richtige Form hatte, die Farbe eines Teppichs, ein gutes oder schlechtes Licht, ganz zu schweigen von den Emotionen, die den Raum füllen, all diese Elemente zwischen uns und um uns herum, die in der Gesamtsituation ihre Rolle spielen und denen wir kaum große Aufmerksamkeit schenken. Der Zwischenraum, dieses gemeinsame Gebiet, ist die Gegend der Übergangsfarben wie Grau, Beige oder auch Rosa. Nach den eindeutigen Farben wollen wir uns dieser Halb- und Viertelstöne annehmen, die in den Übergangsfarben leben und im Zusammenspiel so wichtig sind. Auch sie haben in ihrer Feinheit und Abstufung einen eigenen Charakter. Es handelt sich nicht um Gräulich, Bräunlich oder Bonbonrosa. Sie bieten insbesondere ein offenes, ebenes Feld ohne Stolpersteine, eine Art ausgerollten Teppich, der den andern Farben erlaubt, klar zu schwingen. Man sagt von den Übergangsfarben oft, daß sie durch den Kontrast den andern Farben Wert verleihen. Also wie Schwarz? Nicht wirklich, denn Schwarz drängt die andern Farben, absolut klar zu erscheinen, während Grau, Beige und Rosa ihnen *erlauben,* sich zu erklären, sie dazu verlocken, sich zu erklären, indem sie ihnen einen offenen, freien, feingestimmten Raum ohne Druck bieten. Sie erhalten ihre aktive Rolle aus den zarten Schwingungen, mit denen sie das Gesamte zusammenhalten, und wenn man beginnt, sie zu riechen, zu schmecken, welch eine Quelle von Köstlichkeiten, welch feine Nahrung!

Tanizaki Junichiro erklärt es genau, wenn er über die winzigen Grundfarbenunterschiede zwischen den verschiedenen Zimmern einer japanischen Wohnung spricht: „Es handelt sich nicht um einen Unterschied der Farbe, sondern eher um eine Variation von deren Intensität, kaum um mehr als um eine Veränderung der Laune dessen, der sie anschaut." (Lob des Dunkels).

„Die rosenfingrige Morgendämmerung" ... so hieß es in einem alten Gedicht, das uns ziemlich aus der Mode geraten schien! Und trotzdem, wenn man sich von der Zartheit des Morgenrots berühren läßt, rufen diese Rosenfinger Echo hervor!

Die Morgendämmerung. Erst eine Art frische, reine Leere, die sich dort auftut, wo die Sonne aufgehen wird, dann eine Zeit der Schwebe – das Gefühl von Kälte nimmt zu, der Himmel wird noch weißer, Erwartung – dann ein erstes Schillern, kaum ein Rosa, ein Gold, bläuliches Grau, alles zart und durchsichtig. „Die so eigentümliche Stille und Schwingung der Morgendämmerung, Boten einer andern Welt, die mich ansprechen. Dort, wo ich bin, hält sich die Erde in silbrigem Graublau. So vorsichtig weckt der Himmel die Erde! Die Zärtlichkeit der Dämmerung berührt den Horizont, und mit Gelb kündigt sich die Freude des Lichtes an." (So erlebte es eine aufmerksame Reisende auf dem Moses-Berg im Sinai, in einer Septembernacht, nach zwei Stunden ermüdenden Aufstiegs).

„Sich von diesen unendlich zarten Tönen berühren lassen und mit der Morgendämmerung neu geboren werden, bis uns die Fülle der Sonne neu erleuchtet und erwärmt."

Unter freiem Himmel zeigen Grau, Beige und Rosa – die für Kleider, Möbel und Wände oft als uninteressant angesehen werden – ihren Reichtum: Die Graue einer Mauer oder eines Schieferdachs, diejenigen eines Kieselstrands. Und meine bretonische Freundin ist von den bei entfesseltem Meer wie Pferde flüchtenden Wolkenmassen so entzückt, daß sie ihre gelbe Regenhaut überzieht, und hinein ins Strandfest der Graue!

Unter freiem Himmel singen alle Graue, es hat davon nie zuviel, wie es auch in der Wüste nie zuviel Beige hat. Es gibt sogar eine tiefe Befriedigung, durch diese ausgebreiteten Beiges zu laufen, die schlechte Beobachter monoton nennen, wo im klaren Licht der kleinste Rosa-, Ocker- oder Violetton schwingt und uns mit Freude erfüllt.

Dann beginnt man Kieselsteine, Sand und Schalen zu sammeln, um etwas von den Schätzen, die bei diesem Fest entdeckt wurden, unter unseren Alltagshimmel heimzutragen.

Grau, Beige und Rosa

Eine Farbe bekommt ihren Wert erst
im Zusammenklang mit ihrer Nächsten.
Was in der Farbe zählt,
sind die Beziehungen.
Ein Ton allein ist nur eine Farbe,
zwei Töne sind schon
ein Akkord, ein Leben.

HENRI MATISSE

Mit den drei Begriffen, die Matisse hier zusammenbringt, „Beziehung", „Akkord", „Leben", ist das Wesentliche über die Übergangsfarben gesagt, aus welchen wir Grau, Beige und auch Rosa herausnehmen. Erinnern wir uns, daß eine Farbe nie allein spielt, was man oft vergißt, wenn man sich ans Üben macht und sich auf eine Farbe fixiert und die andern und ihre Akkorde dabei ausschließt. Bisher haben wir eine Farbe nach der andern einzeln behandelt, um unsere Basis-Skala festzulegen, doch nun an die Akkorde!

Akkorde können sich zwischen zwei zarten Farben bilden, zwischen zwei starken oder im Zusammenspiel von Stark und Zart. Wie soll man sich bei so viel Reichtum zurechtfinden?

Am besten ist die direkte Methode, die darin besteht, selbst die Farben, die man zusammenbringen will, zu malen und sie während einiger Zeit zu betrachten, um ihre Zusammenklänge und ihre Mißklänge zu spüren. Man stellt fest, daß einen bestimmte Akkorde durch die Lebensqualität überraschen, die von ihnen ausgeht. Selbst wenn sie uns auch nicht besonders gefallen, entsteht durch sie eine dynamische Wirkung, eine Stimulierung, die wir wie von außen empfangen. Andere Male überraschen uns die Zusammen- oder Mißklänge mit einer vielleicht schwer zu definierenden Präsenz, die uns anhält, zurückhält. Sie berührt in uns etwas noch nicht klar Offenbartes, das durch innere Resonanz antwortet.

Auf dem einen wie dem andern Weg üben wir, uns selber zu offenbaren, in unser völlig alltägliches Erleben etwas von dieser Lebensqualität, dieser Präsenz einfließen zu lassen, die wir im Farbakkord erahnt oder wahrgenommen haben, weil sie in uns gegenwärtig sind.

Grau, Beige und Rosa. Diese drei Farben haben starke versteckte Eigenschaften, die es ihnen erlauben, in Einklang zu schwingen, ohne sich zu verdünnen oder sich zu widersetzen. Wir preisen hier die Übergangsfarben nicht, weil sie „nie schmutzig werden" oder weil sie „zu allem passen". Diese Punkte sprechen vielleicht für sie, doch verwendet man diese Bemerkungen im allgemeinen auf langweilige Töne ohne eigenes Leben. Statt Perlgrau, Taubengrau, Stahlgrau, Schiefergrau, intensivem Grauschwarz kommt man zum Gräulichen. Statt eines leuchtenden Beige verliert man sich in einer vagen, beigen Suppe, und Rosa wird zum Rosa der Babywäsche. In der Tat wird Grau bei Müdigkeit und Trägheit, dem Ursprung der Negativität, leicht matt und klebrig; Beige verliert seine Bestimmtheit und macht unentschlossen; und die Zartheit des Rosa ist ohne seine Klarheit und Freiheit lästig.

Haben Sie in diesem Moment Graubeispiele mit Charakter, mit Glanz? Beiges, die eine sanfte subtile und interessante Modulation ergeben? Rosas, die gleichzeitig zart und bestimmt sind? Können Sie eine dieser Farben wachrufen? Und wenn Sie sich machtlos fühlen, suchen Sie Gegenstände, Abbildungen, Landschaften, Kleider, die Ihrem Interesse an diesen Übergangswerten weiterhelfen. Malen Sie, zeichnen Sie Farbenmuster. Sie werden Gefallen daran finden.

Ein erweckter Traum mit Grau

Vorbereitung: Wenn sie sich schnell von einem matten Grau einnehmen lassen, lenken Sie Ihre Aufmerksamkeit erst auf die Sonne oder das Licht, bevor Sie den Traum durchgehen.

- Mehrere tiefe Atemzüge, Strecken, Entspannen.
- Rufen Sie zuerst ein lebloses, mattes Grau wach / Es ist klebrig / finster. / Ein verwischendes Grau, das Reliefs und Formen auflöst.
- Wenn es Ihnen nicht gelingt, dieses Grau wachzurufen, denken Sie an eine Situation, die Sie erlebt haben oder erleben, in der Sie sich düster, wirr, matt, gehemmt fühlten.

- Wenn möglich, stellen Sie sich genau vor, in Grau gefangen zu sein, vom Grau bedeckt zu sein, vielleicht von ihm fortgerissen zu werden.
- Und in diesem Grau, so wie es war, rufen Sie nun einen hellen, leuchtenden Punkt wach. / Im Grau beginnen Spiegelungen aufzutauchen.
- Verdeutlichen Sie den hellen Punkt, der zum Lichtpunkt wird. / Ein Lichtstrahl ergreift dieses Grau und gibt ihm Leben. / Das ganze Grau gerät unter der Berührung des Lichts in Bewegung.
- Das Licht siegt über das erste Grau, das sich verändert. / Es wechselt. / Das Grau belebt sich ... wird schillernd ... / ein völlig anderes Grau erscheint.
- Ein lebendiges Grau bildet sich. / Und Sie selbst? / Wie empfinden Sie den Übergang vom ersten zum zweiten Grau? / Hat er stattgefunden, oder sind Sie vom ersten Grau gehalten worden?
- Wenn eine Veränderung stattgefunden hat, wo fühlen Sie sie? / Visuell / In Ihrer Muskelspannung? / Im Körper? / Im Kopf? / In Ihren Gedanken und Plänen?

- Wenn es für Sie diesmal schwierig oder unmöglich war, Ihr Grau lebendiger und leuchtender zu machen, können Sie – um den Weg zu bereiten – sich ab und zu wieder sagen „Grau geht gegen das Licht".

„Ich sah mich in einer Höhle. Sie war grau, etwas bimssteinig und sehr trocken. Es hatte Stalaktiten und Stalagmiten. Der Boden grau, sehr sauber gewischt. Es war kahl und erfüllt, erfüllt von diesem Grau. Ich befand mich in der Mitte, allein auf der Erde kniend, und schaute auf einen sehr kleinen, doch sehr lebendigen leuchtenden Punkt. Dann war es aus, ich habe unglücklicherweise begonnen nachzudenken. Wenn ich mich ins Grau hineinsetze, gibt es mir einen großen Frieden, einen aktiven Frieden. Vielleicht ist es der Weihnachtsfrieden. Ein unbekannter Aspekt von mir, oder vielmehr ein nicht anerkannter. Eine Freude aus Lichtstückchenstaub, aus grauen Lichtern, die so leicht und froh sind, daß sie gleich ins Herz gehen."

Einsatz der Übergangsfarben

Das Grau, das in der Mitte unseres Farbenkreises lebt. Das Wort „Frieden", das im obigen Kommentar mit Grau in Verbindung gebracht wird, macht darauf aufmerksam, daß in der Entstehungsgeschichte der Farben das Grau anscheinend an erster Stelle von uns wahrgenommen wird und daß das Grau im Zentrum unseres Farbenkreises bleibt. Das Neugeborene lebt im Grau. Grau ist demnach unser erstes Farbenbad.

Es scheint wichtig, mit Grau Frieden zu schließen, anders gesagt, sich nicht von ihm bedecken zu lassen, wenn es uns mit sich reißt, sondern in ihm diese Übergangsfarbe zu sehen, die mit ihren zwölf (oder mehr) genauen Stufen von einer großen Subtilität ist. Sie läßt uns die Leiter von Schwarz nach Weiß auf- oder absteigen und erlaubt uns so, uns auf der Strecke zwischen Dunkelheit und Licht zu orientieren.

Grau vor den andern Farben. Dumpfes oder lichtvolles Grau läßt uns in seiner Intensität zum Licht der Töne aufsteigen, die aus der irdischen Dunkelheit herausgezogen wurden, zu seinen starken Strukturen. Wer im Grau die Farben des Planeten vibrieren spürt und sich dank dem Grau mit der Erde in beständigem Einklang befindet, kann trällernd unter dem Regen spazierengehen.

Beige, empfangende Erde
Dieses sehr helle Braun, das bis zur sogenannten Eierschalenfarbe gehen kann, trägt immer einen Anstrich von Erde, lokkerer, reicher, fruchtbarer Erde. Ich sehe Beige als Decke, als Empfangsteppich, als mütterliches Begegnungsgebiet.

Mit „Erde" und „Nahrung" verbunden – doch Ihre Assoziationen sind vielleicht völlig andere –, berührt Beige den Körper, für den es Basissubstanz zu sein scheint, eine schon vorbereitete, leicht aufzunehmende Substanz, wie wir das schon ein paar Mal bei der Begleitung von Kranken gesehen haben. Am Anfang wunderten wir uns, daß sich während Tagen allein Beige mit der kranken Person verband. Dieses Beige war oft sehr bleich, manchmal von einem zarten Rosa belebt, doch nie monoton, und die leidende Person konnte sich daran nähren und sich manchmal sogar darauf ausstrecken!

Erinnern wir uns daran, daß für diese „Begleitungen" mit unseren Farbausstrahlungen, wenn die Person nichts verlangt hat, man sich aber bereit fühlt, etwas zu tun, wir jedes Mal, wenn das möglich ist, mit ihr darüber sprechen.

Ist sie einverstanden? Worum handelt es sich? Entspricht es ihr? Ist sie in dieser Sache gehemmt oder verunsichert? Kurz, wir bereiten uns zusammen vor und schauen, was sie, sie selber, tun kann, denn es handelt sich hier um eine Zusammenarbeit, und es ist wichtig, daß die kranke oder bedürftige Person auf ihre Art teilnehmen kann. Oft besteht für sie diese Teilnahme einfach darin, sich aufrichtig der Möglichkeit einer unterstützenden Begleitung zu öffnen.

Sich mit Rosa um das Leben kümmern
Das Rosa, das nackt ist, zärtlich, wehrlos, verwundbar, ruft
nach der Feinheit, Zärtlichkeit und der Rücksichtnahme, die
eine innige Gemeinsamkeit unter Menschen erst möglich
machen. Wenn man sich Zeit nimmt, es aufzunehmen, wenn
man wagt, es in sich und in den Beziehungen mit den andern
spielen zu lassen, findet man fast ein wenig zum Paradies
zurück. Wir kennen Rosa kaum. Es reicht vom unaussprech-
bar feinen bis zu den sehr kräftigen, sehr eigentümlichen indi-
schen Rosas.

„Wenn man dieses Rosa mit Indien in Verbindung bringt, bis
zu den Himalayagebirgen und seinen Frauen, findet man da
eine bei Rosa unerwartete Widerstandskraft, die aber bei diesem Rosa nicht überrascht, das andere Stufen erlebt hat und
immer wieder erneuert aus dem Weiß aufgetaucht ist. Dieses
kräftigere Rosa ist eine eigentümliche Kraft; es verbindet nicht
nur das Individuum wieder mit dem Universum, sondern das
ihm vom Rot Gegebene verleiht ihm auch die Spannkraft, um
sich in der Zerbrechlichkeit zu behaupten. Es nimmt den
Kraft-Liebe-Strom des Rots in sich auf und drückt sich in einer
Vielfalt von Nuancen aus, die keine Dauer haben. Seine klä-
rende Kraft ist vorübergehend da, es bietet sich in dem gegen-
wärtigen Moment in seiner Zerbrechlichkeit an. Es zwingt zu
feiner, scharfer Aufmerksamkeit für die ersten geheimen und
kostbaren Regungen des Lebens.

Das Rosa von Fruchtbaumblüten (von Blüten der Pfirsich-
bäume, japanischen Kirschbäumen bis zu den Apfelblüten)
hat eine flockige Struktur, die den Grundlagen des Lebens
entspricht. Wenn die erste Haut aus Licht war, so war die
zweite aus diesem blassen, flockigen, nährenden Rosa. Es ist
das Rosa des Lebens, das als Hülle, Haut, Stoff geboren wird.

Rosa, Beige, Grau oder die Macht des Sanften, des Feinen, das,
ohne etwas zu zerbrechen, überall eindringt und das
Getrennte wieder verbindet.

16. Kapitel

DIE BEIDEN SUPPEN

•

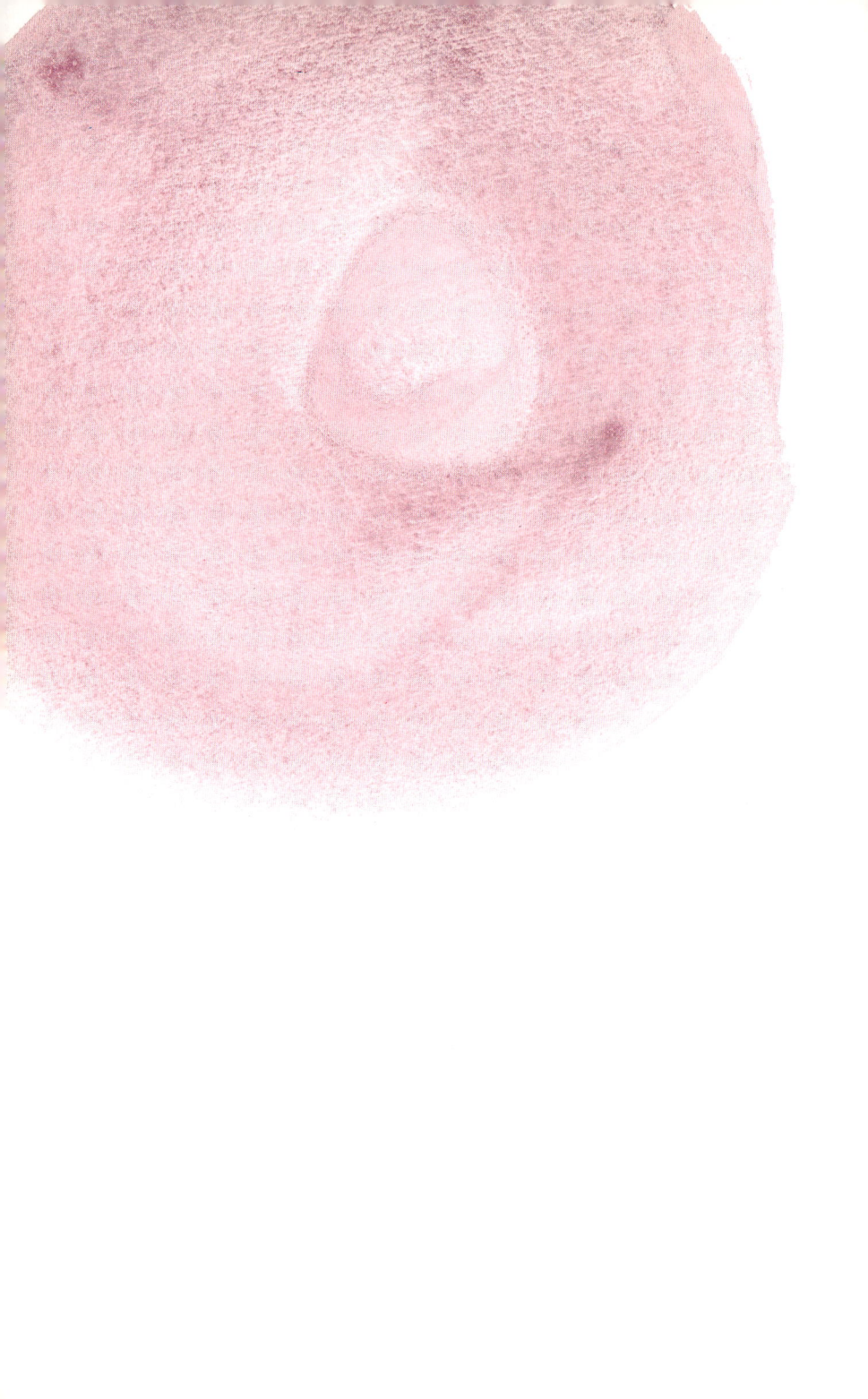

Nach zwei Jahren gemeinsamer Arbeit mit den Farben tauchte der Traum auf, der später „Traum der beiden Suppen" getauft werden sollte, obschon er nur von einer handelte. Ein für die andern klarer, für mich rätselhafter Traum: „Ich stehe mit der Suppenkelle in der Küche vor einem hohen Kochtopf voll dicker und gut riechender Suppe. Es hat davon einen ganzen Kochtopf voll, die Herstellung der Suppe ging mühelos, sie ist zum Servieren bereit. Und da... beim Servieren, welch eine Anstrengung! Ich kann knapp zwei Teller füllen. Soweit bin ich gekommen, aber mehrere Leute, die hinter mir am Tische sitzen, erheben sich und strecken mir einen leeren Teller entgegen.

– Du hast nur zwei gefüllt!

Ich bin verblüfft! Soviel Arbeit, um zwei Teller zu füllen! Ich habe noch immer die Suppenkelle in der Hand, doch das Servieren ist wirklich zu anstrengend, ich kann nicht einmal mehr die Schöpfbewegung ausführen. Trotzdem hat sich die Suppe ganz von selbst hergestellt. Die Zahl der Teller, das Gewicht der Kelle, die Illusion, alle bedient zu haben, die Anstrengung des Schöpfens... worum kann es sich nur handeln?"

Ich warte mehrere Tage darauf, daß sich der Sinn des Traumes verdeutliche, und spreche endlich mit einer Freundin darüber. Für sie ist es „von mehr als zwei Personen an eine Gruppe, und in einer Gruppe sollte nicht dieselbe Person die Suppe kochen und servieren."

Das ist ein erster Punkt, doch es ist nicht nur das. Was würde eine der Arbeitsgruppen sagen? Um etwas über die Tönung des Traums, die Atmosphäre der Küche sagen zu können, finde ich eine ziemlich aussagekräftige Karte: Eine provenzalische Spülecke alter Mode. Die dominierenden Farben: Die Kacheln und Vorhänge in orangegetöntem Rot, eine blaugrüne Gießkanne, auf einem Brett trocknendes Geschirr, ein sorgfältig ausgebesserter Scheuerlappen und ein schönes blaugrünes Tuch. Es ist nicht die Küche aus dem Traum, doch strahlt das Ganze eine gewisse ländliche Gastlichkeit aus für den Wanderer, den Arbeiter. Die Farben der Karte selbst rufen den Duft und die Konsistenz der Suppe aus dem Traum schön hervor.

Wir betrachten die Karte, sprechen über den Traum, nichts Entscheidendes, doch wir sind uns über einen wichtigen Punkt einig: Wir fühlen uns alle von der Farbensuppe wohlgenährt, und jeder kann oder könnte sich selbst mit dieser Überfluß-Suppe bedienen.

Doch es ist noch nicht fertig. Einige Tage darauf ziehe ich aus einem Umschlag die bekannte wunderschöne Karte: Dunkles Nachtblau auf goldenem Boden, zwei Tauben am Rande eines Brunnenbeckens voll blauen Wassers. Intensität und Reinheit der Farben sind in Mosaiksteinen festgehalten: ein Detail aus dem Mausoleum von Galla Placidia in Ravenna. Begleitend die Worte: „Diese Karte, weil sie mich an unsere Suppe erinnert. Ich bin so froh, das Glück zu haben, sie zu kosten."

Die gute dicke Suppe des Traumes und die reine Suppe, die erquickt! Welch ein Unterschied zwischen diesen Bildern, und wie sie sich ergänzen! Die Tränen kommen mir in die Augen. Die Suppe von Ravenna schüchtert mich ein, und plötzlich erscheint mir der Sinn des Traumes klar: Die blaugoldene Suppe erschöpft sich nicht, sie erneuert sich von selbst, man braucht nur zu schöpfen. All das, was uns wiederbelebt, ist gegeben. Die tägliche, die dicke und duftende Suppe müssen wir selber zubereiten, selber erneuern, und wir brauchen sie beide. Für die eine wie die andere ist es an demjenigen, der danach Lust hat, sich selber zu bedienen!

Sogenannte „substantielle" und sogenannte „reine" Farben

Wir betrachten zusammen die beiden Karten, die beiden so verschiedenen Suppen, die dicke und die durchsichtige:

„Für die erste bedarf es unserer Hände, für die zweite nicht."

„Wenn es nur die zweite gäbe, würde man davonschweben!"

„Das ist Martha und Maria."

„In der ersten ist man zusammen, es ist gemütlich. In der zweiten ist man seelisch miteinander verbunden."

Wir versuchen uns innerlich den Geschmack der ersten zu verdeutlichen, dann denjenigen der zweiten. Welchen Weg gehen sie?

„Bei der ersten mache ich „mmh" und streiche mir vor Befriedigung über den Bauch. Bei der zweiten geht es vom Kopf längs der Wirbelsäule hinunter."

Dann kommen wir soweit, für die erste von „substantiellen Farben" zu sprechen und für die zweite von „reinen Farben". Was wollen wir damit sagen? Was für ein Unterschied besteht zwischen substantiellen und reinen Farben? Sind sie entgegengesetzt? Ergänzen sie sich? Schließen sie sich aus?

Suchen Sie doch auch unter Ihren Dokumenten – und die Postkarten eignen sich sehr gut, da wir heute das Glück haben, daß Natur- und Museumsschätze auch in unsere Schubladen hineinpassen – Kartenpaare, die Ihnen diese beiden Pole zu illustrieren scheinen: Was sehen oder fühlen sie, wenn auch unbestimmt, wenn Sie einerseits „substantielle Farbe" und andererseits „reine Farbe" sagen?

Noch zwei drei Ergänzungen:

– Wir kommen überein, gewisse Farben „substantiell" oder „rein" zu nennen, um in uns die Unterschiede im Empfinden, in den von diesen Farben hervorgerufenen Wirkungen zu verdeutlichen. (Unterschiede der Intensität, der Dauer, der von der Schwingung berührten Punkte, der Emotionen usw.). Es ist eine einfache Übereinkunft, um klarer zu sehen, vielleicht werden Sie Ausdrücke finden, die Ihnen besser zusagen.

– Wozu dient das?

• Unsere Aufmerksamkeit zu erregen;

• Das Feld zu öffnen, das wir erforschen;

• Unsere Farbskala zu erweitern, statt uns im Bekannten zu verschanzen;

247

- Um das Farbempfinden zu üben, es soweit zu verfeinern, daß wir uns seiner bewußt werden.
  - Daher unsere „Antwort" auf eine bestimmte Farbqualität. Und da die Farbe für uns lebendig ist, kann man von ihrer Strömung sprechen, denn man nimmt sie dann wirklich wie einen (Lebens-)Strom wahr.
  - „Ist substantiell besser als rein?" „Sicher nicht! Keine Hierarchie, sondern Bezugspunkte, die verdeutlichen helfen, was ich von einer bestimmten Farbe empfange, und die erlauben, daß ich eine Farbe möglicherweise aus gründlicherer Kenntnis ausstrahle."
  - „Gibt es kein Kriterium, um auszumachen, ob eine Farbe rein oder substantiell ist? Man könnte sich da verlieren!" Auf unserem Weg der Annäherung gibt es kein Kriterium. Die Farbe empfangen Sie. Die Farbe geht durch Sie, das Prisma, hindurch. Wenn Sie zerstreut oder wenn Sie aufmerksam sind
  - ist das noch derselbe Sonnenuntergang, dasselbe Plakat? Je nach Auge, Zeitpunkt, Beleuchtung, Spiegelung, ihrem gesamten Erleben, kurz im Zusammenspiel der augenblicklichen Bedingungen wird eine Farbe als „rein" oder „substantiell" oder als beides zusammen angesehen.

Warum sind gewisse Bilder von Matisse, die eher matt und sogar ein bißchen trübe, einfarbig, ohne Lichtglanz sind, für mich „reine Farbe"? Das Licht ist darin verkörpert, versteckt, doch gegenwärtig. Es ordnet den Raum durch die Farbe. Die große Skala spielt, alles ist verhalten, daher ein eigentümliches Gefühl von Gleichgewicht in der Fülle.

Kurz: Ich sage „rein" oder „substantiell" in bezug auf mich, die ich das Instrument bin. In einem andern Augenblick oder unter andern Bedingungen könnte es anders sein. Wenn ich also sage „Das Brunnenbecken mit den Tauben ist reine Farbe", will ich sagen, daß ich es als rein empfinde, und ich könnte hinzufügen: „In diesem Moment!"

Steigende und sinkende Farben

Kann man zum mindesten erklären, was man unter reinen und substantiellen Farben versteht? Stürzen wir uns hinein, trotz der Gefahren der Fachsprache, denn es ist ein wichtiger Punkt; vor allem weil die reine Farbe, wenn sie uns berührt, direkt in die Mitte des Wesens hineindringt.

Ich nehme den Satz eines Physikers auf: „Die Farbe bewegt sich wellenförmig bis ins Unendliche." Sie ist flüssig, sie ist Welle, sie schwingt, sie treibt, sie erregt in uns Bewegungen. Ihre Schwingung geht durch mich hindurch und verfogt weiter ihren Weg... ins Unendliche, wenn ich dem Physiker glaube!

Durch die Freude an der Farbe und durch Übung sensibilisieren wir uns dafür, um in einer Farbe den Teil des Lichtes und den Teil des Trägers dieses Lichtes zu unterscheiden; einen mehr oder weniger faßbaren, dichten, stabilen, dunklen Träger, der aber nötig ist, damit uns das Licht erscheint.

Manchmal „sinkt" die Farbe – die Farbwelle. Indem sie das tut, sieht man sie, je durchsichtiger sie war, sich verlangsamen, schwerer werden. Sie wird substantieller. Der Teil des Trägers beginnt zu überwiegen. Die Verbindung mit der Erde wird deutlicher. Man kann sich dann durch die Farbe genährt fühlen.

Die Farbe – die Farbwelle – kann auch „steigen", nein, das ist nicht das richtige Wort, sie kann sich auch dem Raum öffnen, sich dem Raum hingeben. Indem sie das tut, verliert sie von ihrer Substanz, sie wird schneller, vibrierender. Sie ist reiner. Der Teil des Lichts überwiegt.

Man kann sich dann entblößt, in der Mitte getroffen fühlen – manchmal quellen die Tränen von selbst hervor – und gleichzeitig von einem Strom anderen Lebens erquickt.

„Sie scheinen zu sagen, es gäbe eine materiell-substantielle Farbe und eine Lichtfarbe, wie?" ruft eine Teilnehmerin einer Anfängergruppe aufgeregt aus. Ich sehe, daß sie aufrichtig ist, ihr in Worten zu antworten ist kaum möglich. „Ich werde versuchen, Ihnen direkt, ohne Worte zu antworten. Sie werden sehen, ob Sie etwas aufnehmen. (Zeit der Stille). Sehen wir ... ich bin matt, entmutigt. (Indem ich diesen Zustand nenne, erlebe ich ihn.) Alles bedrückt mich. Ich bemerke es und versuche, mich davon zu befreien. Ich habe zu einem bestimmten Orange gegriffen ... (Ich strahle ein dem Fruchtorange möglichst nahes Orange aus. Kurze Zeit verstreicht.) Können Sie etwas fühlen?"

– „Ja."

„Gut. Nun fahre ich fort. Ich stelle fest, daß es mit Orange einfach angenehmer, jedoch kaum lebendiger in mir ist als vorher. Die Mattigkeit bleibt ... Also nehme ich ein anderes Orange. Ich versuche ein anderes, verschiedenes. (Ein lichtvolles Orange von extrem feiner Struktur.) Nehmen Sie etwas auf? Einen Unterschied?" (Was ich ausstrahle, ist wegen Müdigkeit nicht stark, aber deutlich.)

Die Person, sichtbar berührt über das, was in ihr vorgeht, sagt ohne zu zögern „ja". Und durch die Erfahrung kann ich sehen, daß sie sich tatsächlich auf etwas im zweiten Orange eingestellt hat, daß sie darauf geantwortet hat.

Beim Weggehen drückt sie ihre Freude über das fast ohne Worte vor sich Gegangene aus, und ich frage sie: „Haben Sie mit der Farbe besondere Übung?"

„Nein, ich liebe sie, das ist alles. Aber der heutige Kurs zeigt mir, daß ich die Farben rein intuitiv empfinde, denn was Sie mir mit den beiden Oranges „geantwortet" haben, schien mir einleuchtend, natürlich. Ich sehe keine andere Möglichkeit, als die Farben in sich hineinzunehmen, das habe ich zweifellos immer gemacht, aber ich wußte es nicht."

Für diejenigen, die nicht viel gefühlt haben oder so begierig waren, etwas zu fühlen, daß sie dadurch blockiert waren, habe ich nachher genauer beschrieben, welche Oranges angewendet worden waren: Zuerst ein demjenigen der Frucht möglichst nahes leuchtendes, weiches Orange, das den Körper erwärmt und erfüllt und das Herz weckt. (Was ich im ersten Augenblick substantielle Farbe genannt hätte.)

Dann habe ich ein materienfreies, intensiv leuchtendes, durchsichtiges, tanzendes Orange von äußerst feiner Struktur herbeigerufen. Der Körper bekommt davon seinen Teil ab, aber die Schwingung geht über den Körper hinaus und bildet darum herum etwas wie eine weite orange Puppe, gegen oben vibrierender, unten nährender. Ein Beispiel dessen, was man ein Farbenbad nennen kann. (Dominierend die reine Farbe, mit einer guten Dosis substantieller Farbe.)

Das Wort „rein" ist hier nicht im herkömmlichen technischen Sinn von ungemischter Farbe gebraucht, wie rot, gelb und blau. Rein wendet sich auf eine Farbe an, die in uns direkt und überraschend einen zentralen Punkt berührt. Eine reine Farbe ist ein Geschenk. Das Wesen wird berührt. Es bekommt einen Impuls von Licht und Liebe und antwortet mit einem unbestimmten oder präzisen Schwung, je nach Fall. (Ich würde darin die manchmal erkannte Analogie zwischen einer gewissen Haltung gegenüber der Farbe und dem Gebet sehen.) Dort, wo wir bewußter sind, drücken sich dieser Schwung, diese Dankbarkeit aufs schönste in freien Taten aus.

Der Teil Licht hat in einem ersten Abschnitt den Impuls geliefert, und wenn man von dort zu den Taten geht, wird der Träger nötig, damit diese Taten möglich werden und den Bedürfnissen des Augenblicks entsprechen.

Ebenfalls wird das Wort „substantiell" hier in seinem Sinn von „Nahrung" genommen.

Noch ein paar Hinweise

- In den reinen Farben dominiert das Licht. Man nimmt ihre Transparenz, die Intensität ihrer Schwingung wahr. Ihre durchdringende Wirkung. Man nennt sie auch „unverhüllte Farben".

- Von einer wachsenden Verinnerlichung aus, durch feine, sensible und ultrasensible Wahrnehmungen stellt man sich auf die reinen Farben ein. Diese Verinnerlichung geht mit einer festen und präzisen Aufmerksamkeit einher, in der die Qualität und der Zustand des Nervensystems eine wichtige Rolle spielen.

Was geben die reinen Farben? Man könnte sagen: eine Lichtenergie. Es kommt vor, daß man eine reine Farbe wie eine unsichtbare kleine, farbige Feuerkugel empfindet, die einen aufs genaueste trifft. Der Impuls gibt eine Richtung. Man nimmt es wahr bei gewissen augenblicklichen Wechseln der Einstellung unter der Wirkung dieser Farbe. (Beispiel: Aus einer negativen, blockierten oder zerstörerischen Haltung herauskommen und klar sehen, was im Spiel ist. Manchmal zusätzlich mit der Kraft, das Nötige zu tun.)

- Mit den reinen Farben ist uns eine klare, freie, von einer unpersönlichen Ebene herkommende Energie gegeben.
- Um selbst diese reinen Farben in Schwingung zu versetzen, muß man von der Quelle, von einer Grundbewegung ausgehen.
- Wenn ich von Konflikten belastet bin (Wünsche, Ängste usw.) und ich diese Konflikte nicht sehe, ist es falsch, ans Aussenden einer reinen Farbe zu denken. Den Vorrang hat der Gang durchs Weiße, diese Rückkehr zu dem Ort, wo man sich vorbereitet, wo man Ordnung macht, wo man in eine gewisse Ruhe eintritt.
- Eine reine Farbe in Schwingung zu versetzen heißt eine freie, direkte Energie zu liefern, die natürlich aus uns herauskommt. Dies dauert nicht an, und trotzdem bleibt für uns Lehrlinge nachher oft der Eindruck, tüchtig gearbeitet zu haben, und eine echte Müdigkeit. Fehlende Übung? Widerstände?

Zerbrechliche Nerven? Normale und nötige Erholungszeit? Die Entdeckung geht weiter, doch es ist gewiß, daß es eine nervliche, mentale und emotionelle Stabilität erfordert, mindestens im Augenblick und am fraglichen Punkt, um mit den reinen Farben zu antworten.

In den (manchmal auch „natürlich" genannten) substantiellen Farben dominiert das Lichtspiel in der Materie, der Substanz. Die Wirkung der substantiellen Farben in bezug auf die reinen Farben ist indirekt, reflexiv. Sie spielen in der Zeit. Man spricht oft von ihrem Korn, ihrer Masse, ihrem Gewicht, ihrer Struktur, man benützt Wörter wie tastbar, fühlbar, nährend.

- Wenn die reine Farbe nackt ist, so ist die substantielle bekleidet: Der ganze Reichtum des Universums, der Schöpfung.

- Um das zu fühlen, um damit bereichert zu werden und um die Farbe selber in Schwingung versetzen zu können, müssen wir uns mit Interesse und Liebe demjenigen öffnen, mit dem wir in Beziehung treten, so wie es uns möglich ist, von Augenblick zu Augenblick.

Der Geschmack der Suppe hat uns weit fortgerissen, ohne andere Anstrengung, als die Suppenkelle zu nehmen und zu schöpfen, denn das Fruchtbarste in der Licht-Farbe-Arbeit geschieht unbewußt, unter der Wirkung des Lichts.

Zum Beispiel sich der gegenseitigen Ergänzung öffnen. Klar zwei Extreme unterscheiden, die spezifische Art eines jeden anerkennen, sich nicht durch den beruhigenden Ausschluß des einen oder andern arm machen!

Dies ist der Sinn dieses Kapitels mit dem Gegensatz „substantiell" und „rein". Im folgenden erweckten Traum werden mögliche Einklänge von „zart" und „stark" gesucht.

Erweckter Traum von den beiden Halsketten

Mit diesem erweckten Traum können Sie zwei Farbqualitäten zum Spielen bringen, zwei Strukturen gegeneinander oder miteinander, wie Sie wollen. Da es schwierig sein kann, die eine oder andere der beiden Halsketten zu fühlen, nehmen Sie sich zuerst den ersten Teil des Traumes vor – die Perlmuttkette – und kommen Sie, wenn nötig, darauf zurück, bis es lebendig ist, bevor Sie weitergehen. (Ja sicher, dieser Traum ist auch für Männer, für diejenigen wenigstens, die sich die Frage stellen!)

Wenn es Ihnen nicht gelingt, eine der Halsketten anzunehmen, und Sie das stört, seien Sie sich bewußt, daß Sie ihr in sich vielleicht nicht den nötigen Raum geben. Das (Bewußtseins-)Feld ist zu knapp gefaßt. Öffnen Sie es weiter.

Bemerkung: Der Traum ist schnell beschrieben. Nehmen Sie sich alle Zeit, um ihn zu erleben.

Vorbereitung:
Lösen Sie sich von dem, was Sie soeben im Begriffe waren zu tun, zu denken, vorwegzunehmen. Es kann dafür zu verschiedenen Mitteln gegriffen werden: Den Ort wechseln / die Bewegungen fortschreitend verlangsamen / ein ruhiges oder frohes Lied singen / sich die Stirne erfrischen, die Vorderarme bis über die Ellbogen in kaltes Wasser / draußen oder am Fenster frische Luft schnappen / plus alle erfindlichen Mittel zu Ihrer Entspannung.

Und was immer grundlegend ist: Sich strecken – ausatmen – die Luft ohne Anstrengung wieder einströmen lassen – wieder ausatmen und wieder von vorn beginnen.

Die schillernde Perlmuttkette

- Legen Sie sich eine schillernde Perlmuttkette um den Hals – oder fühlen Sie, daß sie schon da ist.

- Fühlen Sie sie? Ist sie lebendig? Auch wenn sie kaum fühlbar ist, leben Sie weiter mit dieser Kette, so wie man einer Geschichte weiter zuhört, ohne zu wissen, wohin sie einen führt.

- Ist der Hauptton ihrer Kette eher weiß / oder rosé / oder bläulich? usw.

- Können Sie ihr Gewicht fühlen / oder das Fehlen eines Gewichts?

- Wenn es Ihnen möglich ist, spielen Sie mit der Länge der Kette. Sie ist ganz nah an Ihrem Hals, Sie fühlen ihre feinen, zarten, frischen Perlen gegen Ihren Hals.
  Sie kann sich verlängern, und wenn sie bis zur Höhe des Herzzentrums hinunterreicht, macht das für Sie einen Unterschied? / Nehmen Sie sich alle Zeit.

- Wenn Sie die Kette gut fühlen, denken Sie an eine Situation, einen Lebensumstand, wo Sie sie tragen würden.

- Erleben Sie diese Situation . . .: Ist es Ihnen möglich, eine Wirkung auszumachen?

- Am Schluß, wenn Sie können, legen Sie die Kette in Ihre Handfläche, um sie auf andere Weise kennenzulernen. Genießen Sie den Kontakt. Genießen Sie bewußt, was Ihnen diese delikate Perlmuttkette gibt.

Die glitzernde Perlenkette

Den zweiten Teil des Traumes, denjenigen mit der glitzernden Kette, können Sie anschließend an den ersten oder zu einem anderen Zeitpunkt durchgehen, wenn Sie das Bedürfnis verspüren, bei den erhaltenen Eindrücken zu verweilen.

• Legen Sie sich eine Kette mit funkelnden, glitzernden, vielkantig geschliffenen Perlen um den Hals – oder fühlen Sie, daß sie schon da ist.

• Wenn es für Sie lebendig ist, können Sie mit kräftigen Farben spielen: Die Kette ist von einem intensiven Blau / lichtvollem Rot / leuchtendem Weiß usw.

• Gönnen Sie sich die Zeit, sich mit einer Farbe vertraut zu machen, die Sie vielleicht überrascht oder schockiert hat. Sind Ihre Farben durchsichtig oder lichtundurchlässig? Welche behalten Sie? / Und was gibt sie Ihnen?

• Wie bei der schillernden Kette spielen Sie mit dem Gewicht / der Struktur / der Temperatur der Kette / ihrer Länge.

• Nehmen Sie sie lange in Ihre Handfläche. Durch kleine Eindrücke bereichert sich der Kontakt mit der Kette.

• Sehen Sie eine Situation, in der Sie diese glitzernde Kette tragen, oder können Sie sich diese vorstellen? / Was erlaubt sie, was unterstützt sie in Ihnen?

Nach dem erweckten Traum ist es interessant zu sehen, ob die eine oder die andere der Ketten ganz natürlich lebendig bleibt, wie wenn Sie sie noch tragen würden.

Denken Sie unter gewissen Lebensumständen daran, diese beiden Ketten herbeizurufen, die Schwingungen bewirken, die eine eine zarte, feine, die andere eine kräftige, offensichtliche. Diese beiden Extreme, das Zarte und das Kräftige, sind zwei notwendige Qualitäten, die zusammenspielen können, in bestimmten Momenten, in denen man inspiriert ist, oder wenn man die Meisterschaft besitzt. Dann gibt jede ihren spezifischen Beitrag zu einem weiten Akkord. Ich denke insbesondere an gewisse Krisensituationen, wo nach langem Herumwinden und hundertfachem Hin und Her von einem Extrem zum andern in uns eine Öffnung entsteht und wo die beiden extremen Arten, indem sie zusammenspielen, in Klangwechsel treten und eine neue Situation herbeiführen.

- „Die glitzernde Halskette, ich habe sie nötig. Dort, wo ich mich erdrücken lasse und wo mich trotzdem innerlich eine ungezähmte Kraft, ein Zorn erfüllt, weiß ich nun, da ich es im erweckten Traum erlebt habe, daß ich es akzeptieren kann, sie zu tragen, so glitzernd und grell und hart sie auch scheinen mag. Und wenn ich sie trage, bin ich an meinem Platz, aber ich fühle mich sehr groß, und das macht mir Angst."
- „Mit der Perlmuttkette in der Hand ist etwas in mir geschmolzen, das seit Monaten wie ein Eisblock lastete. Ich konnte wieder den Namen meiner Tochter aussprechen, und die Tränen sind geflossen. Unter dem Eis ist es voll frischen Wassers. Ich wage noch nicht, mir die Kette um den Hals zu legen, denn ich habe den Eindruck, daß mich das zum Verzicht auf gefestigte Ansichten zwingt und zum Öffnen der Hände."
- „Bevor ich hierhergekommen bin, hatte ich jemandem, der mich anflehte, ihn anzuhören, gesagt: ‚Nie!' Und ich war sehr sicher, währenddem ich jetzt, nach den Halsketten, nicht mehr so sicher bin."

- „Wenn das Gewicht gewisser beruflicher und politischer Aufträge oder der Ärger darüber zu stark werden, nehme ich die funkelnde Kette, ohne daß sie jemand sieht! Zuerst das Blau, um wieder in mich selbst zu finden, dann Weiß, um klar zu sehen, dann Rot, um Feuer in die Versammlung zu schleudern und diejenigen aufzuschrecken, die einschlafen."

  – „Hände weg von der blauen, geschliffenen, funkelnden Kette mit ihren scharfen Kanten! Das ist nichts für mich. Ich will nichts davon wissen! Ich werde von einer Wut ergriffen... und sogleich kommen die Worte wieder, die ich noch immer nicht geschluckt habe, diese Worte, die man mir schon vor mehreren Monaten gesagt hat: ‚Wann wirst du dich endlich entschleiern und über dich eindeutige Klarheit geben?' Klarheit, die klar geschliffenen Kanten... was für ein Echo das bewirkt! Selbst wenn man gewohnt ist, die Ohren taub zu machen!"

- Mit der Perlmuttkette, ein frischer Atem. Mit der funkelnden Kette ein heilsamer Wind... Ich fühle, daß sich für mich gewisse Dinge ändern werden und daß ich neu geboren werde."

17. Kapitel

DURCH DIE DUNKELHEIT

•

*Der Hang zu sich selbst
verstärkt die Undurchsichtigkeit
des Lebens.*

PHILIPPE JACCOTTET

•

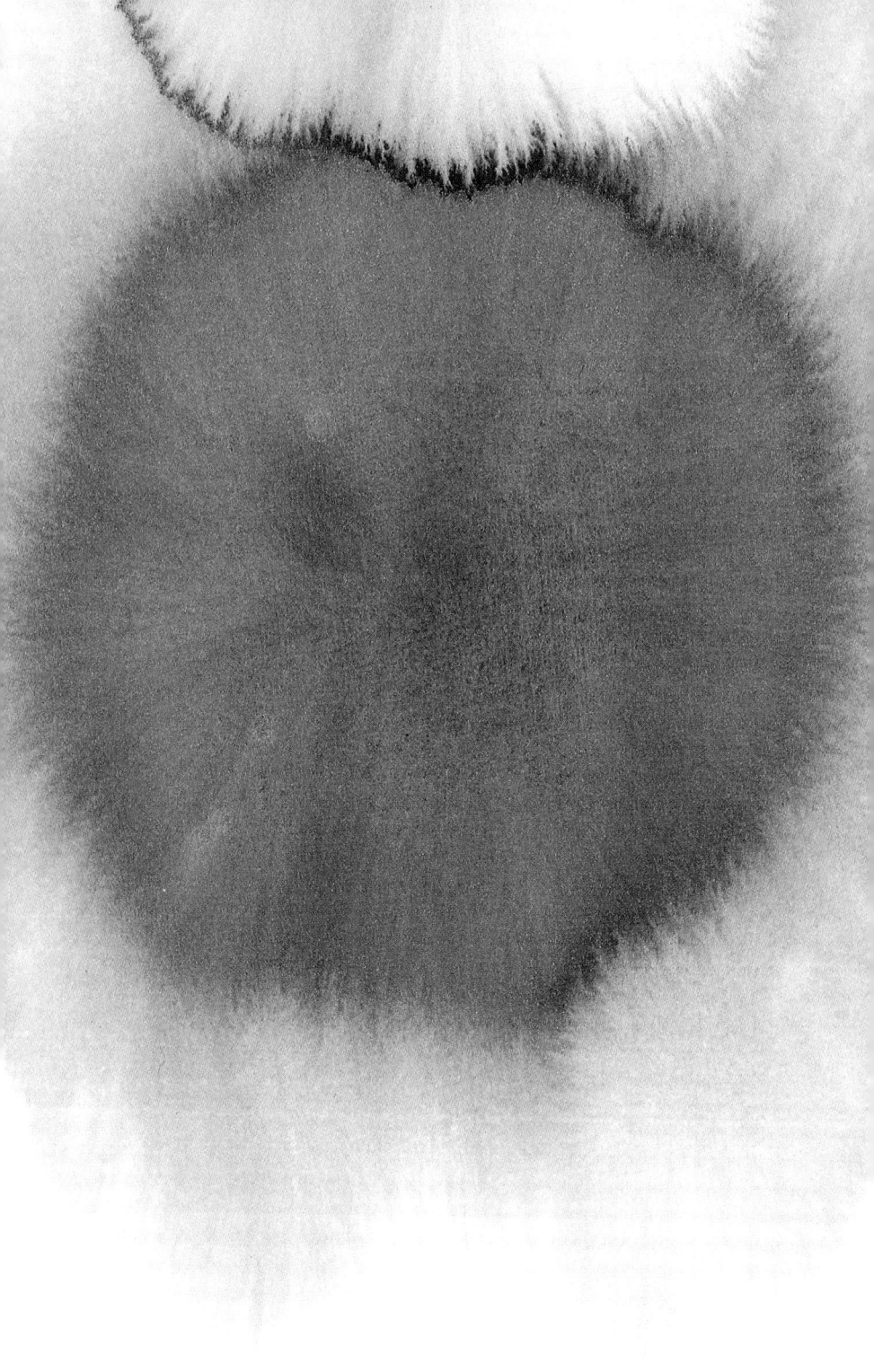

Eine Legende der Pima-Indianer (Nordamerika) über den „Beginn der Welt"

Hören wir also, was der erste Pima-Indianer in einer Zeit tat, wo es gemäß der Legende nichts als „überall Dunkelheit" gab.

„Zu Beginn gab es überall nichts als Dunkelheit – Dunkelheit und Wasser. Und die Dunkelheit versammelte sich, wurde an gewissen Stellen ganz dicht, teilte sich dann, bis daß endlich an einer der Stellen, wo sich die Dunkelheit verdichtet hatte, ein Mensch zum Vorschein kam.

Dieser Mensch ging in der Dunkelheit umher, bis er zu denken anfing: Nun erkannte er sich selbst, wußte, daß er ein Mensch war, da zu einem gewissen Zweck. Er legte seine Hand auf das Herz und zog einen starken Stock daraus hervor. Er gebrauchte den Stock, um sich beim Durchschreiten der Dunkelheit behilflich zu sein, und wenn er müde war, ruhte er sich darauf aus.

Dann tat er noch andere Dinge. Und alles was er machte, zog er aus seinem eigenen Körper hervor, so wie er den Stock aus seinem Herzen gezogen hatte."

Kurzes Gespräch mit Leuten, die interessiert und von der Farbe berührt wären, aber auch von der Kargheit der Resultate entmutigt sind.

„Ich kann alles tun, ich sehe nichts." (Oder „Ich fühle nichts")

Sie tun vielleicht zuviel! Lassen Sie die Farbe machen! Zu Beginn entdeckt man, daß sie die aktive ist. Nehmen Sie sie als Bad, tauchen Sie sich hinein, lassen Sie ihr Zeit zu handeln und sich zu entfalten.

Was das „ich fühle nichts" betrifft, so weiß man oft nicht, daß man etwas fühlt, weil man sich auf etwas anderes einstellt. Durch Wiederholung, Fragen, Austausch, Beobachtung kann man sich klar werden und lernen, sich mit feinen Empfindungen zu begnügen, mit Gefühlen, die man nicht nennen kann. Wenn die Farbe Sie berührt, heißt das jedenfalls, daß

Sie etwas fühlen, ahnen oder empfinden, das durch sie in Ihnen lebendig ist. Sonst würden Sie aufgeben.

- „Das ist alles ganz schön und gut, doch ist es nichts für mich. Ich bin zu ... oder zu wenig ... (intelligent, unglücklich, arm, begabt, kultiviert, jung u. s. w.)"

  Wenn jemand, zu dem Sie volles Vertrauen haben, Ihnen einen Schatz zeigte und Ihnen sagte: „Hier, bediene Dich, es ist Dein natürliches Erbe. Du brauchst nur zu schöpfen!" Was würden Sie tun?

- „Bei dem schweren Leben, das wir haben, was kann es uns nützen?"

  Es hilft uns zu entscheiden, demjenigen Sorgfalt, Zeit und Liebe zu gewähren, was wir wichtig finden und dennoch vernachlässigen. Gute Gründe rechtfertigen unsere gewohnte Trägheit oder Hetzerei. Wie sehr möchten wir trotzdem wirklich „leben"!

„Und wenn wirklich nichts geschieht?"
Nichts in den Farben?
„Ja, genau. Nichts in den Farben!"
Es ist möglich, daß in den Farben nichts geschieht. Für den Augenblick. Aber vielleicht sind Sie sensibler als vorher? Für einen Klang, eine Melodie? Sie seufzen und verspüren öfter das Bedürfnis, tief zu atmen, wie wenn Sie mehr Luft, mehr Raum benötigten? Hat es morgens beim Erwachen manchmal ein kleines Licht, das die ersten Schritte erleichtert? ... Ja, kommt das vor? Lebensströme ziehen vorbei, Farbe oder nicht Farbe, in der einen oder andern Form, freuen Sie sich daran! Und wenn Sie die Farbe interessiert, selbst wenn „nichts geschieht" – und was wollen Sie eigentlich damit sagen? – entdecken Sie sie weiter, führen Sie sie sich vor Augen, lassen Sie sie über Ihre Haut, durch Ihre Hände gehen. Nehmen Sie Stifte, Kreide, Pinsel zur Hand, vergessen Sie die Resultate und

stürzen Sie sich in die Farbe! Vor allem wenn es Ihnen sehr schlecht geht!"

Eher als von Resultaten könnte man von Früchten sprechen. Wenn Sie auf diesen oder jenen Punkt im Buch zurückkommen und sich während Tagen oder Wochen mit derselben Farbe beschäftigen, werden Sie erstaunt sein zu sehen, was sich von selbst verarbeitet hat, von selbst gereift ist. Ihre Aufmerksamkeit ist geweckt worden, lassen Sie die Zeit und die Farbe arbeiten.

„Am Anfang war ich voller Freude, die Farben wiederzufinden, die ich vielleicht seit meiner Kindheit vergessen hatte. Aber jetzt werden sie von neuem trübe, was tun? Der Alltag wird wieder grau. Ich habe Angst!"

Die Farbenfreude kommt und geht. Wie eine Blume. Die keimende Kraft der Farbe selbst bleibt aktiv, selbst ohne Freude. Sie handelt im Teig des Alltags, auf ihre Art, und wo wir sie nötig haben. Sehen Sie zum Beispiel die folgende kleine Bilanz:

„Es gibt die großen Momente der Freude und der Einsicht in die Dinge und in sich durch die Farbe, und es gibt den Alltag. In den schwierigen Klassen, wo ich arbeite und besonders wachsam und ausdauernd sein muß, habe ich Beobachtungen gemacht:

- Ein zerbrechliches Gleichgewicht aufrechterhalten, nichts ist erworben, nie. Jeden Tag und vielleicht jeden Augenblick kann alles auf unvorhersehbare und dramatische Art in Frage gestellt werden.
- Notwendigkeit äußerster Wachsamkeit und gleichzeitig einer losgelösten, entspannten Haltung (Gang durchs Weiße).
- Sich nicht vorstellen oder träumen, daß dies eines Tages endgültig erworben werden könnte. Die Fortschritte können sich an dieser Fähigkeit messen, jeden Augenblick mit dieser Geisteshaltung zu leben.

- Die einzige wirksame Arbeit besteht darin, sich der Zerbrechlichkeit dieses Gleichgewichts bewußt zu sein und darauf hin zu arbeiten, es zu erhalten. Also:
- Das Erworbene in Frage stellen
- Sich nicht an etwas Gewonnenem festklammern, es wieder ins Spiel bringen, Risiken eingehen.
- Spielen, es nicht tragisch nehmen, sondern als natürliches Spiel des Lebens.
- Positiver Aspekt: Die schwierigste, sich als sehr mühsam zeigende Situation verbirgt in ihrem Keim auch die gegenteilige, erhellte Situation!
- Sich also auch nicht in diesem schwarzen System einschließen lassen. Es existieren auch unerwartete, unvorhergesehene Mittel um herauszukommen.
- Diese schwarzen Momente leben und „kosten". Kosten heißt nicht masochistische Lust, sondern diskrete Aufmerksamkeit, neutrale Beobachtung der im Moment im Spiel stehenden Phänomene und Abstand gegenüber dem sich abspielenden Ereignis.

„Und was mache ich mit jenen kleinlichen Gedanken, jenen mürrischen Regungen, diesem manchmal so starken Abstoßen des Lichts?" Ja, was machen Sie damit? – Und im übrigen könnte man ganz einfach daran erinnern, daß das Zusammenspiel von Licht und Schatten Reliefs ergibt.

„Diese Suche nach Licht bringt normalerweise die Schattenzüge – meine eingeschlossen – in Bewegung, und da ich etwas ‚schwammig bin', überfallen mich oft diejenigen der andern und wecken solche, die ich für erledigt gehalten hatte. Deswegen kann ich nicht mit einer Gruppe arbeiten. Ich bin nicht fest genug, wenn ich mich Personen gegenüber befinde, die dasselbe Problem wie ich haben, und sich dessen nicht bewußt sind oder es auf andere Art angehen oder erleben. Neulich war ich in einer Versammlung bereit, aufs freundlichste zuzuhören, begriff aber sehr schnell, daß mich Negatives durchdringen würde, daß ich mich aggressiv verteidigen, vielleicht die Rolle des machtlosen Opfers übernehmen würde.

Ich versuchte, nicht mehr zu hören, was diese jungen Leute sagten, indem ich mich sammelte, und da geschah etwas Bedeutsames: Das Violett, das im erweckten Traum vor mir war, plazierte sich hinter mir, über mir und um mich herum, wie ein Schutz. Grün breitete sich vor mir aus, eine Wiese, auf der Blumen sprießen konnten. Indem ich dieses Gesamtbild wacherhielt, konnte ich mich beruhigen und den andern auf neutralere Art zuhören."

Es wimmelt von Fragen. Auch sie sind Keimzellen. Das Feld ist nun halb geöffnet, wir arbeiten gemeinsam darin. Ob Sie es spüren oder nicht, Sie sind Teil der großen Gruppe von Leuten, die aus dem Bedürfnis, ihrem Leben Sinn zu verleihen, es wagen, unbedeckt daher zu gehen. Es ist wahr, daß man sich verletzlicher fühlt, wenn man aus den gewohnten Schemen heraustritt und das Risiko eingeht, sich zu entblößen. Wir bemerken die äußeren und inneren Verdunkelungen eher. Wir glauben uns auch hilfloser als wir sind. Doch die erste Entdeckung eines in der Dunkelheit spielenden Lichtes – das ist etwas! Als der erste Pima-Indianer „einen starken Stock aus seinem Herzen herauszog", bediente er sich seiner, „um sich beim Durchschreiten der Dunkelheit behilfich zu sein" (Kraft, Erkenntnis), und (was mich noch mehr berührte, da es eine uns wenig bekannte Bewegung ist) „um sich darauf auszuruhen, wenn er müde war" (Vertrauen, Entspannung).

Oft beginnt man sich nach dieser letzten Klippe weniger einsam zu fühlen. Verletzlich, ja, aber mit einer Kraft, die nicht von einem äußeren Element abhängt. In diesem neuen, vielleicht leicht zu irritierenden Vertrauen ahnt man auch, daß andere vor uns einen Weg geöffnet haben; daß auch wir für unsere Nachfolger Neuland erschließen; daß wir in Wirklichkeit zusammen vorangehen. Eine Veränderung in der Tiefe: Das Gefühl der Brüderlichkeit wird substantieller.

18. Kapitel

VOR DER FARBE
DAS LICHT
IN DER FARBE
DAS LICHT
ALLEIN DAS LICHT BLEIBT

•

Das Buch ist ein großer Pelikan
mit weitgeöffnetem Schnabel
wo sich Unmengen
verschiedener Vögel bedienen!
Man muß die Farben
im Universum suchen gehen.

ZWEI MIT DER FARBE VERTRAUTE

•

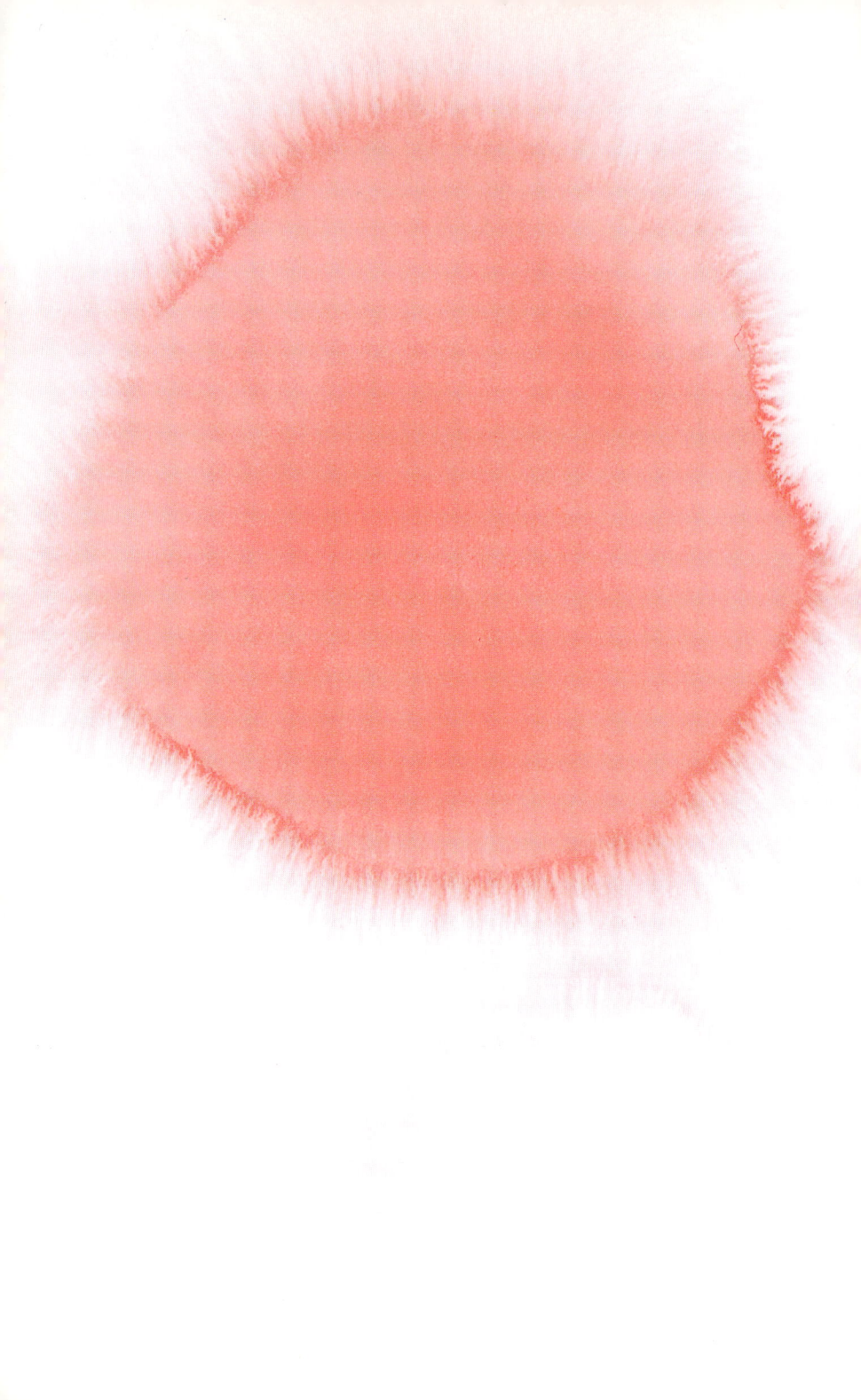

Wegbemerkungen

Nun sind wir am Ende dieses Buches angelangt. Wir sind zusammen durch Gelb, Blau, Rot, Grün, Orange, Violett, Schwarz, Gold, Rosa, Beige und Grau gegangen, haben dabei Weiß einen zentralen Platz zugewiesen, haben uns ohne Gebrauchsanweisung und ohne vorgefaßte Ansicht der Licht-Farben-Welle ausgesetzt, wie man sich nach den Wintermonaten der Sonne aussetzt, und jeder konnte sich im Regenbogen und unter den verschiedenen Anregungen frei bedienen.

Zuerst bedient man sich noch schüchtern; kritischer Geist und skeptisches Zurückweichen bewirken, daß man noch nicht ganz daran glaubt. Man hätte wohl lieber, das Buch würde mehr genaue Rezepte liefern, dann geht man doch das Wagnis ein, bis die Zeit reif ist zum Gang durchs Weiße, der uns erlaubt, wirklich auf Entdeckungsreise zu gehen. Zuerst sich selber sein wahres Wesen entdecken! Die Farben dienen zur Enthüllung unserer Einstellungen und dessen, was tiefer in uns steckt als die oberflächlichen Reaktionen. Entdeckung unserer inneren Reichtümer durch die Begegnung mit den Grundfarben. Man fühlt sich vielleicht substantieller und sicher lebendiger, wenn man sich mit Gelb, Blau und Rot beschäftigt, und riskiert dann, beim Gang durch Weiß alles zu verlieren!

Dies geschieht nicht von selbst, und auch nicht auf einen Schlag! Verlangen Sie von uns nicht zuviel! Ich möchte ja Sie sehen in der Situation, in der ich bin ... Kurz, der Eintritt ins Weiße geschieht über einen ganz besonderen Zugang, den man die weiße Schleuse nennen könnte, und den zu erklären hier am Ende des Weges vielleicht nützlich ist.

Wissen Sie, was eine Schleuse ist? Ein Ort des Druckausgleichs, des Übergangs von einer Tiefe zur andern. So wird aus der Schleusenkammer der U-Boote die Luft abgesogen, damit sie sich mit Wasser füllt und so einem Froschmann ermöglicht wird, das U-Boot zum Meer hin zu verlassen.

Dieses Buch hat Sie bis zu dieser besonderen Zone geführt: die „weiße Schleusenkammer" ermöglicht als ein innerer, neutraler Raum zwischen zwei Welten den Übergang von der einen zur andern.

Die erste Welt ist die alltägliche, mit mehr oder weniger Freuden und Leiden, unsere heutige. Dieser alltägliche Rahmen, mit dem wir uns identifizieren, geht mit uns in die Schleusenkammer, wo wir, um weiterzukommen, akzeptieren müssen, ihn fahren zu lassen.

Jenseits der Schleusenkammer erwartet uns die Welt, in der Licht-Farbe-Ströme zirkulieren. Diese Welt ist durch die Ahnung, die wir von ihr haben, schon in uns präsent. Wir haben sie in diesem Buch erforscht, sie ruft uns, sie belebt uns schon.

In der weißen Schleusenkammer legen wir unser Gepäck nieder und pumpen die Luft aus; Das Bekannte verschwimmt, und wir werden aufmerksam, aufnahmefähig, verfügbar. Verunsichert? Ja, wenn wir zurückschauen. Frei, wenn wir nach vorne, d. h. hineinschauen. Eine offene Welt ist dort, wo das Licht rinnt; es ist auch diejenige unseres neuen, wiedererkannten, wirklich gewordenen Gesichts. Diejenige eines neuen Bezugswerts: des Umfassenden, Weiten.

Das Umfassende erwartet uns, damit wir frei, in Verbindung und Übereinstimmung mit dem, was uns umgibt, darin leben. Weiter Himmel, den von einem unsichtbaren Faden gezogene weiße Vögel durchziehen; weite Erde, die uns fordert, uns stärkt, uns schützt und uns nährt.

In der weißen Schleusenkammer, diesem neutralen Ort, der trotzdem die Wahl bietet, sind wir nun bereit, froh und ernst die Licht-Farbe-Ströme zu empfangen, die Träger erneuerten Lebens.

Man kann das Licht nicht sehen.
Es ist, was uns sehen macht.
HENRY CORBIN

Nachdem ich durch so viele Regenbögen, so viele Nordlichter gegangen und in so viele Farbkessel hineingetaucht bin, halte ich mich derzeit öfters in einem nackten Licht auf. Ich weiß, daß das Farbenbad existiert, doch für den Moment will ich nur dieses nüchterne und reine Licht, das selbst das an den Tag bringt, was ich gar nicht sehen möchte! Licht und Wahrheit arbeiten in uns zusammen.

Zeitweise, ganz kurz, wird die Beleuchtung ein wenig sanfter, und ich trete ins Weiße. Viele von uns haben bemerkt, daß die Farbe in schweren Zeiten während der Krisen eine sehr untergeordnete Rolle spielt. Es bleibt das Licht und manchmal das Weiß.

Sollte die ganze Beschäftigung uns etwa bloß zum Weißen, zur großen Öffnung führen?

- „Statt mich zu betrüben, zu verdrießen, zu toben, komme ich soweit, mir oft zu sagen ‚Du gehst wieder ins große weiße Land, du gehst im großen weißen Land herumspazieren.' Ich wage mich hinein und fühle mich gut darin. Ich habe ein großes Rosenfeld mit einem belebenden Strom, den ich sehr nötig hatte, gesehen – physisch. Dann sah ich mich im Mohn: Das Schwarz für die Wirbelsäule, mit den Blütenblättern bekleidet, um die Kraft des Rots zu haben."

- „Hilft Ihnen das im Moment etwas, diese jahrelange Arbeit mit Licht und Farben?" fragte ich eine Frau, die mit ihrer Familie soeben von dramatischen Ereignissen heimgesucht worden war.

„Es hat mir geholfen zu wissen, daß man im Leeren hängt!" antwortete sie geradewegs.

Ein aussagekräftiges Bild für eine prekäre, schlimme Situation; trotzdem wurde es bei dieser Frau, so wie sie es gesagt hat, zur Erklärung der Kraft und des erneuerten Lebenssinns. Ihr Blick, ihre Haltung haben mich zu den ersten Pima-Indianern zurückversetzt! Weder siegreich noch geschlagen, doch nach vorn gerichtet.

- „Diese letzten Monate habe ich durch das Weiß hindurch ein mächtiges und immaterielles Licht entdeckt und in diesem Licht eine Art Freude. Ich erlebte dieses lichtvolle und immaterielle Weiß und bemerkte eines Tages, daß ich nicht mehr ‚Farbe' dachte. Als ich indessen zur ‚Farbe' zurückging, war dieses lichtvolle Weiß da und machte Gelb, Blau, Rot viel schwingender, freier und prall von Leben."

Zuerst ist immer das Licht

Die ausschlaggebende Vision, jene Säulen, jene Unterbauten aus Licht, die unserer Welt als Grund dienen und sie stützen und mit Farbfeuern funkeln, diese Vision hat im Verlaufe der jahrelangen Arbeit mit Licht-Farben nichts von ihrer vibrierenden Kraft eingebüßt. Für viele enthält das Wort „Licht" etwas von dieser Realität, die als starke, belebende Präsenz empfunden wird, in der Tiefe abgestützt, gewissermaßen dahinter.

Wenn man die Vision selbst heute betrachtet, unterscheidet man (dank der bewußten Arbeit aller) jenseits einer Architektur des Lichts (die Säulen, Unterbauten) einen Kreislauf des Lichts, Flüsse, die Städte umspülen, und davonziehend in der Ferne Punkte verbinden, die uns noch unbekannt sind.

Mit zwei Muscheln

Eines Tages fand ich auf einem blendend weißen Sandstrand die Hälfte einer Auster, auf der sich so gut es ging acht oder zehn andere Muscheln festgesetzt hatten. Eine einzige Halbmuschel ihrer Art in einer Bucht, wo ein Silberreiher zwischen zwei lange ausgehaltenen, feierlichen Posen mit schnellen Flügelbewegungen auf das Wasser schlug und silberne Fische daraus herauszog. Hatte ein Kind dieses merkwürdige Gebilde von irgendwo hergebracht?

Mit den Füßen im Wasser gehend drehe ich es wieder und wieder um, verblüfft. Etwas entfernt dann eine andere Austernhälfte derselben Art: Mindestens zwölf Mitmieter auf der

Basiseinheit! Ich kann nicht davon lassen, die beiden Hälften im Gehen in allen möglichen Kombinationen zusammenzusetzen, und es gibt welche! Im übrigen, bilden sie ein Ganzes? So? Nein, das paßt nicht zusammen. Vielleicht so? Ganz ruhig versuche ich weitere Kombinationen. Da – klick! – fügen sich die beiden Hälften plötzlich ineinander! Mehrmals setze ich das Gebilde zusammen und nehme es auseinander, und jedes Mal, klick, ein leiser hohler klarer Laut, und es funktioniert: das Ganze beginnt zusammenzuhängen. Es steht sogar aufrecht wie eine Pyramide von aufeinander abgestimmten Muscheln. Etwa zwanzig Weichtiere haben darin gelebt.

Was für ein Gefühl der Zufriedenheit im Augenblick, da es funktioniert, obschon es sich nur um ein Spiel handelt! Wenn man in sich einen Licht-Farben-Strom spielen läßt, wenn man mit demselben Strom jemanden begleitet, gibt es dann nicht auch, wie bei diesen beiden Muschelhälften in der Hand, eine verfügbare, geduldige Aufmerksamkeit gegenüber der Komplexität dessen, was im Spiel ist? Es kommt eine kleine Idee, es zeigt sich eine Regung, dann nichts weiter, man experimentiert, ist verblüfft, bis daß man einen Punkt, eine Lösung findet. Wenn man in Ruhe bei den Menschen verweilt – wie bei einer Situation, einem Gefühl – kommt ein Augenblick, wo sich etwas klärt und befreit. Es gibt Raum, man nimmt ganz natürlich durch eine Geste, ein Wort, ein Zusammenspiel teil, auf dem eigenen Platz und mit den eigenen Mitteln, und freut sich auch, daß das komplexe Ganze seinen Teil an Unerforschbarem voll behält. Wenn ich nun die vereinigten oder getrennten Muscheln in der Hand halte, bin ich reich, reich an dem allem.

...und auf weißen Flügeln

Ich erwarte sie jeden Morgen. Kurz vor dem Sonnenaufgang, der Himmel bildet im Osten eine Höhle, die Luft wird frisch, und die ersten Scharen von Wasservögeln kommen aus dem Mangrovenwald, den man hier Dschungel nennt. Sie fliegen ohne zu zögern, direkt und flach nach Süden gegen den Golf von Mexiko, etwa dreißig oder vierzig Meter über der Salzwasserebene vor uns. Flüge in strengen Formationen, lose in die Luft geworfene Gruppen. Keine Einzelgänger. Die Enten, die Kreuzen gleichen, haben kurze und rhythmische Flügelschläge, andere – Ibis, Reiher – zeichnen mit ihren Flügeln lange geschweifte Klammern. Wenn eine Gruppe über uns vorbeizieht, hören wir manchmal ein „Fffffffrrr..." und ein „Uiuiuoh...".

Während einer Stunde verfolgen sie sich, bis die Sonne hinter dem Wald aufsteigt. Schar auf Schar, Hunderte, Tausende, sie fliegen geradeaus, magnetisch angezogen durch ein einziges, für uns unsichtbares Ziel. Ich werde nicht müde, sie zu betrachten, und dieser gerade, reine Flug in dem flüssigen Morgenlicht, in dem sie alle weiß scheinen, berührt mich tief und erfüllt mich mehr und mehr mit einer seltsamen ruhigen Kraft. Sie gehen geradewegs nach Süden, sie folgen einem unsichtbaren Faden, sie ziehen dorthin, wo sie sich ernähren können; wir folgen ihrem Flug, fliegen mit ihnen. Auch wir Menschen „erfinden" manchmal unseren Flug, der einem unsichtbaren Goldfaden folgt und uns dorthin führt, wo wir zu tun haben, getragen und geleitet von einem direkten Antrieb.

Der Tagesanbruch kann ein besonderer Moment neuer Verbindung sein. Jeden Morgen gehen wir von einem Fenster zum andern, um die allerletzte Gruppe vorbeiziehen zu sehen, dann beginnt das Wasser rosa zu spiegeln, die Sonne erscheint, der Tag beginnt.

Wozu hier Geschichten von Muscheln und Vögeln erzählen, sagen Sie vielleicht? Für nichts! Um uns zu erfrischen, aus Freude am Erzählen, an der Schönheit, an der Stille.

Den ganzen Tag bleiben die Vögel – außer den Pelikanen – in ihren Fischrevieren. Doch abends zwischen fünf und sechs Uhr kehren sie heim. Von Süden herkommend tauchen sie zu unserer Rechten auf und verschwinden gruppenweise in den

Wäldern oder Seen. Sie fliegen langsamer als am Morgen, fast unmittelbar über dem Wasser. Zwischen den Gruppen oft ein unregelmäßig fliegender Einzelgänger, schwerfälliger, ein wenig näher beim Wasser. Am Abend hat es in der Beleuchtung dort, wo sie sind, nur noch graue und schwarze Vögel. Der Wald beschützt sie in seiner Wildnis von Wurzeln und Wassern; und spät, wie schon bald die Nacht einfällt, kehren noch einige Gruppen und Einzelgänger heim, langsam, von der Erde, dem Wasser und der nächtlichen Stille aufgenommen.

Flüge weißer Vögel, von einem unsichtbaren Faden gezogen... Sie bringen einen lichtvollen, weiten Raum näher, in dem wir uns ausruhen und neue Kraft schöpfen; ein Raum, der in uns schwingt.

ERKLÄRUNG
DER VERWENDETEN
AUSDRÜCKE

•

Aussenden: Siehe empfangen, aussenden

Bewegungen (siehe auch Position und Positionswechsel)
Eine Farbe wachrufen, eine Farbe aussenden, Position wechseln, sich auf das Licht einstellen, sich dem Weißen hingeben usw. All das nennen wir Bewegungen.
Bewegungen im Licht selbst? Bewegungen in der Farbe? Bewegungen in uns? Alle drei gleichzeitig, in Wechselwirkung! Die Farbschwingung kann als unsichtbare dynamische Linienführung wahrgenommen werden, als Bewegung im Raum, auf die wir uns sensibilisieren. Unsere eigenen Bewegungen (physische, psychische) schließen sich mit denjenigen der Farbe zusammen, und das Ganze bekommt seine Bedeutung durch die Natur, Qualität und Intensität des diesen Phänomenen innewohnenden Lichts.
Diese sichtbaren oder unsichtbaren Bewegungen der Farbe, unserer selbst, im Lichte sind wirklich. Es vollzieht sich eine punktuelle oder tiefere Wandlung. Arten des Seins und Handelns werden dadurch verändert. Es kommt vor, daß unter dem Impuls gewisser Licht-Farbe-Ströme in einem etwas ins Fließen gerät. Das „neue Gesicht" ist wie in Arbeit, und man kann davon selbst etwas wahrnehmen.

Empfangen / aussenden: Im Kapitel 6 „Eine Farbe in Schwingung versetzen, eine Illusion?" erwähnte Schlüsselworte. Die hier genannten Wörter beziehen sich auf das freie Spiel der Licht-Farbe-Ströme, in denen sich Empfang und Sendung auf natürliche Weise antworten.
Etappen:
a) eine Farbe empfangen: Die Farbe kann bewußt oder unbewußt empfangen, gesehen werden. Die Übung in der Beobachtung der Bewegungen, die in uns entstehen, wenn wir uns willentlich einer Farbwelle aussetzen, erlaubt dann zu erkennen, ob wir feinere, bewußtere und neutralere Empfänger geworden sind. Um die Farbe wachzurufen, auszusenden, in

Schwingung zu versetzen, ist das Bewußtsein nützlich, sie empfangen zu haben.

b) eine Farbe wachrufen, herbeirufen: bewußte, aktive Haltung. (Nach „Petit Robert": „wachrufen; heraufbeschwören, kommen lassen, wecken, auferwecken, erregen / jemandem im Geiste durch Bilder und Ideen-Assoziationen erscheinen lassen.")

c) Die Schwingung einer Farbe aufnehmen (im Sinne von „innerlich notieren, registrieren"): Eine Farbe berührt uns. Eine Empfindung, dann eine Wahrnehmung, die Unterschiede festhält (hell/dunkel, kalt/warm, gekörnt/glatt, grob/fein u. s. w.). Diese Wahrnehmung enthält sowohl von der Farbe selbst als auch von uns herkommende Elemente. Mit der Übung prägt sich eine Wahrnehmung, auch wenn sie komplex ist, in uns ein: Sie wird aufgenommen, registriert. Man wird für die Schwingungen der Farbe empfindlich, unabhängig von ihren verschiedenen Wirkungen, von unserem Geschmack und von jeder Deutung, die wir später vornehmen können. Man nimmt die Schwingung der Farbe auf, ihre spezifische Note, wie wenn es eine Musiknote wäre.

Man kann dabei bleiben. Man kann auch absichtlich diese Farbe zum Aussenden wählen, was einem Singen der gehörten Note gleichkäme.

d) Deine Farbe aussenden: Nach Petit Robert „nach außen führen, in Umlauf setzen / spontan aus sich herausprojizieren, durch Strahlung (Strahlen, Wellen)". Mit einer Farbe in bewußten Klangwechsel treten und sie in sich schwingen lassen. Sie möglicherweise mit einer Person, einer Situation u. s. w. in Verbindung bringen.

e) eine Farbe in Schwingung versetzen: gleiche Bedeutung wie aussenden.

Energie-Strom: In unserem Sprachgebrauch werden die Schwingungen des Lichts und der Farbe als Energien wahrgenommen. Ein vorhandenes, zur Verfügung stehendes Potential. Was tue ich damit? In dem Augenblick, da ich mit dieser Energie bewußt Kontakt aufnehme, kann sich zwischen dem Licht und mir, zwischen den Farben und mir, ein Strom bilden. Da ich mich auf die entscheidende Präsenz des Lichts in den Farben sensibilisiert habe, kann ich auch von einem Licht-Farbe-Strom sprechen. Der hier gemeinte „Strom" ist die bewußte Beziehung mit Licht-Farben.

Farbtonleiter: Siehe Ton

Innerer Sinn: Die uns innewohnende Fähigkeit, uns zu orientieren, zu lokalisieren, einzuschätzen, zu erkennen, zu empfinden, kommt aus der Übung der inneren Sinne, die sich vornehmlich aus der von unseren fünf Sinnen gelieferten Information nähren.
Gleichwie die fünf Sinne schwach werden oder durch Aufmerksamkeit und Übung sich entwickeln können, so verfeinern und stärken sich auch die inneren Sinne durch angemessene Übung. Man kann dann von „gebildeten" inneren Sinnen sprechen. In dieser Feinheit, in der die inneren Sinne funktionieren, hat es eine Struktur und eine Schärfe, die immer fühlbarer werden.

In Schwingung versetzen: Siehe empfangen / aussenden.

Licht: Das hier behandelte Licht ist lebendig, inspirierend. Gleich an eine Definition zu gehen, ist sicher nicht der beste Weg um es kennenzulernen: Vielleicht ist es nützlicher z. B. zu sagen, daß man das Licht „bemerkt, wenn es fehlt". Zuerst die Aspekte dieses Lichts erleben, und wenn man dann will, für sich Ausdrücke suchen, die ihm gerecht werden. Was durch diese Licht-Präsenz erlebt wird, ist nicht unbedingt in Worten und schon gar nicht in religiösen Begriffen definierbar. Hinter all den verschiedenen Lichtern besteht ein anderes Licht, das durch alles hindurchwirkt.

Nuance: Siehe Ton

Position und Positionswechsel (siehe auch Bewegungen):
Diese Begriffe beziehen sich auf die Möglichkeit, innerlich wie äußerlich verschiedene Standorte einzunehmen, um anders zu sehen, um dasselbe Objekt (Person, Situation, Gesamtheit usw.) verschieden wahrzunehmen und um freier zu handeln.

Man kann Position wechseln:
a) indem man sich physisch verschiebt: sich nähert, sich entfernt, hinausgeht u. s. w. (wie ein Künstler, der malt und nicht klar sieht, zurückgeht, sich verschiebt um besser beobachten zu können, was ihn interessiert. Er wird zu diesem Positionswechsel von einem Durst nach Klarheit gedrängt.)
b) indem man seine Aufmerksamkeit umlenkt; sich ablenken, etwas betrachten oder tun, was uns aus unserer engen Welt herausholt (Wirkung auf psychologischer Ebene).
c) indem man an Ort bleibt: durch eine Veränderung in der körperlichen Haltung, eine Entspannung. Atmung und Streckung sind die Mittel zur Entspannung.
d) durch einen erweckten Traum: ein nützliches Mittel um zu dem Positionswechsel zu gelangen.
e) indem man ganz da ist: einen Augenblick in einer umfassenden Aufmerksamkeit leben, indem man seine Sinne der Umgebung öffnet. Erfrischt und mit neuem Atem zur Situation zurückkommen, die in einem neuen Licht erscheint.
f) indem man die Ebene wechselt, was eine klare und präzise Bewußtseinsbildung verlangt. (Dieser Wechsel kann direkt oder auf eine der vorangehenden Bewegungen folgend geschehen.)
Jeder dieser Positionswechsel offenbart eine Freiheit in der Wahl der Bewegung. (Beispiel: Sich in einer schmerzhaften Situation dem Lichte zuwenden.)

Strom: Siehe Energie

Tiefe / tief: „Ich weiß nicht, was ein Tiefblau ist", hat jemand gesagt. Ist die Tiefe im Blau oder in uns? Hier geht Tiefe mit Raum (Raumgefühl) einher. Diese Tiefe kann in irgendeiner Richtung erlebt werden (hinter sich, in sich, über sich, vor sich, um sich herum u. s. w.). Sie schließt Verinnerlichung und Weite mit ein. Physisch hat die Tiefe ihr Fundament in der Wirbelsäule.

Mit der Tiefe geht auch Stille einher. Man versenkt sich in die Stille, wie in die Tiefe, in die Ruhe. Eine tiefe Farbe wird wie ein Raum ohne Ende empfunden.

Ton, Nuance, Tönung, Farbtonleiter (Farbskala), Farbwert:

Ton: die primäre Empfindung der Farbe, die mit deren Wellenlänge variiert.

Nuance: Farbton-Nuancen nennt man die Variationen dieser Farbe, wenn man ihr eine geringe Menge ihrer Nachbarin im chromatischen Kreis hinzugibt.
Beispiele: Gelb + ein wenig Orange = Orangegelb.
　　　　　　Gelb + ein wenig Grün = Grüngelb.
Man erhält so warme und kalte Nuancen.

Tönung: Die verschiedenen Intensitätsgrade einer Farbe werden Tönung genannt. Die Tönung ist die Farbe in Hinblick auf ihren Glanz, d. h. ihre Intensität, ihre Kraft, ihre Brillanz betrachtet. Die Farbtönung wird verändert, indem man Weiß, Grau oder Schwarz hinzugibt; helle Tönungen haben mehr oder weniger Weiß, dunkle Tönungen mehr oder weniger Schwarz.

Farbtonleiter: Die Gesamtheit der Tönungen einer Farbe

Farbwert: Der Begriff des Werts ist an denjenigen der Helle und der Dunkelheit, Schatten und Licht gebunden. Er hat einen Zusammenhang mit der Nähe oder Weite der Entfernung der

Lichtquelle. Es ist die unter dem Gesichtspunkt ihrer Helle oder Dunkelheit betrachtete Farbtönung.

Zum besseren Verständnis Johannes Ittens „Kunst der Farbe" konsultieren, insbesondere die darin enthaltene Farbwerttabelle.

Das Umfassende, Weite, sich ins Umfassende geben, sich dem Umfassenden hingeben, sich einbezogen fühlen

Ins Umfassende geben: Durch eine Entspannung, ein Gehenlassen, einen Akt der Bewußtwerdung von der Illusion, eingesperrt, abgetrennt, blockiert zu sein, zur Wahrnehmung einer Gesamtheit gelangen, deren Teil man ist, in die man einbezogen ist (ob das nun Familie, Menschheit, Planet, Leben, Göttliche Realität usw. ist). Ein Strom höheren Lebens, der uns durchzieht und uns enthält, beginnt fühlbar zu werden. In diesem Umfassenden, Weiten läßt man Tatsachen, Erlebnisse, Schmerzen, Niederlagen, Erfolge usw. zurück. Die Beleuchtung, in der sie erscheinen, verändert sie vor unseren eigenen Augen.

Sich dem Umfassenden, Weiten hingeben: Es kommt ein Augenblick, wo wir wirklich akzeptieren, daß wir Teil eines Ganzen sind. Selbst wenn wir es nicht fühlen, wissen wir, daß es eine Tatsache ist, und sind uns dessen bewußt.

Das Umfassende wird zur Quelle der Tat. Wenn man wie auf natürliche Weise aus dieser Tatsache heraus handelt, fühlt man sich einbezogen.

Psychologisch ausgedrückt heißt „sich dem Umfassenden, Weiten hingeben" von einer egozentrischen Haltung zu einer universelleren Auffassung der eigenen Existenz und Rolle übergehen. Das heißt: reifen.

Vision: Eine fast wie unbewußt vor sich gehende Wahrnehmung einer Realität durch ultrasensible Organe. Diese Wahrnehmung geschieht von einem Augenblick auf den andern.

Sie ist weder Halluzination noch Träumerei noch Illusion, geht jedoch in der Intensität, der Bedeutung und der Lichtfülle über dasjenige hinaus, was man zu wissen glaubt. Trotz der Erschütterung, die sie hervorrufen kann, trotz der die Vernunft schockierenden Elemente, besitzt sie gleichzeitig einen Charakter von Klarheit, einer Realität, die tiefer ist, als was wir sonst erkennen. Viele kennen diese Wahrnehmungen.

Eine Vision kann während Jahren klar und aktiv bleiben, wie eine Energie, die noch nicht all ihre Kraft hergegeben hat.

Wachrufen: Siehe empfangen / aussenden

Das Weite: Siehe das Umfassende

Zusammenspiel: Ein zentraler Begriff in dieser Abhandlung, mit folgenden Schwerpunkten:

a) Die Existenz von Zusammenspielen erkennen und versuchen, sie in unsere Betrachtung einzubeziehen, wie auch immer unser Interesse oder unser persönlicher Standpunkt gelagert seien.

Sich bewußt sein, daß dieses Zusammenspiel eine Tatsache darstellt. Wir sind Teil einer sehr umfassenden Gesamtheit (alles was auf dem Planeten lebt – der wiederum Teil eines größeren Ganzen ist – in dem alle möglichen anderen Zusammenspiele enthalten sind: Menschheit, Nation, Familie, gegebene Gesellschaft, Bekanntenkreis, Paare, Brüderschaften, berufliches Milieu usw.). Diese Zusammenspiele entwickeln sich und funktionieren harmonisch, wenn eine ausreichende Zahl von Leuten ihre gemeinsame Verantwortung erkennt und gemeinsame Interessen teilt.

b) Sich anstrengen, eine Situation vom Umfassenderen aus zu verstehen, d. h. unter Einbeziehung weiterer Zusammenspiele, die das, was man allgemeines Interesse nennen könnte, nicht vernachlässigen. Es ist wahrlich nicht immer angenehm, sich auf diese andere Ebene zu stellen, wo man diese Wirklichkeit sieht oder fühlt (ein Positionswechsel). Aber es ist nötiger denn je, sich der Tatsache bewußt zu sein, daß wir „zusammen" sind. Es ist wahrscheinlich lebenswichtig.

Das Wort selbst stößt diejenigen ab, die darin als erstes „Anhäufung, Vermischung, totalitäre Zwänge, Vereinheitlichung" sehen. Trotzdem, wenn ich z.B. sage: „Wir sind zusammen auf der Erdoberfläche", erkenne ich für mich wie für jedes menschliche Wesen gleichzeitig die relative Bedeutung und den einzigartigen Platz, den jeder einnimmt, mit seiner eigenen Note und der besonderen Verantwortung, sie zu offenbaren.

c) Sich solidarisch fühlen, auf der uns möglichen Ebene, vom einfachen Gefühl, daß „ich nicht allein auf der Welt bin" bis zur Regung „ich bin hier für das Ganze".

DANK

•

Den verschiedenen Meistern, die mich dazu ermutigten, Lebensrisiken einzugehen, und denjenigen, die mich unterstützten, wenn diese Risiken den Rahmen meiner Möglichkeiten sprengten, Dank.

Dank auch den bekannten oder verborgenen Schöpfern, die uns inspirieren, den kostbaren Freunden.

All denen, die mit uns auf der Suche sind, die die Kurse verfolgten, die ihre Erfahrungen mitteilten; denen, die von nah oder fern an der Entstehung dieses Buches beteiligt waren. Es ist auch ihr Buch, aus der Zusammenarbeit entstanden. Der Beitrag eines jeden hat Erfindung in Gang gesetzt und so ein neues Beziehungsfeld entfaltet. Ich danke Anne Brugger, die uns mit der Öffnung ihrer Yoga-Schule in Genf Gelegenheit gab zu einer vertieften Erfahrung in der Gruppe, zu fruchtbarem Austausch und zur Analyse der Ergebnisse. Ich danke Nicole Tournaire, die seit Beginn an das Buch geglaubt hat und dem Manuskript Gestalt gab.

Mein Dank gilt Jean für sein Verständnis, seinen Farbensinn, der sich sogar in der Nahrung niederschlug, und für die Sorgfalt, die er bis zum Ende unserem Haus angedeihen ließ.

Dank auch Aria Molineaux für die geteilte Arbeitsfreude und die Vogelflüge, mit denen sie unsere Briefwechsel verzierte.